精神障害リハビリテーション

こころの回復を支える

池淵恵美
前 帝京大学医学部精神神経科学講座主任教授

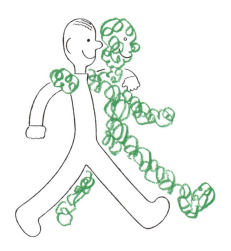

医学書院

こころの回復を支える　精神障害リハビリテーション
発　行　2019年3月15日　第1版第1刷ⓒ
　　　　2021年5月15日　第1版第3刷

著　者　池淵恵美
発行者　株式会社　医学書院
　　　　代表取締役　金原　俊
　　　　〒113-8719　東京都文京区本郷1-28-23
　　　　電話　03-3817-5600(社内案内)

印刷・製本　アイワード

本書の複製権・翻訳権・上映権・譲渡権・貸与権・公衆送信権(送信可能化権
を含む)は株式会社医学書院が保有します.

ISBN978-4-260-03879-9

本書を無断で複製する行為(複写,スキャン,デジタルデータ化など)は,「私
的使用のための複製」など著作権法上の限られた例外を除き禁じられています.
大学,病院,診療所,企業などにおいて,業務上使用する目的(診療,研究活
動を含む)で上記の行為を行うことは,その使用範囲が内部的であっても,私的
使用には該当せず,違法です.また私的使用に該当する場合であっても,代行
業者等の第三者に依頼して上記の行為を行うことは違法となります.

JCOPY 〈出版者著作権管理機構　委託出版物〉
本書の無断複製は著作権法上での例外を除き禁じられています.
複製される場合は,そのつど事前に,出版者著作権管理機構
(電話 03-5244-5088, FAX 03-5244-5089, info@jcopy.or.jp)の
許諾を得てください.

はじめに ── この本を手に取ってくださった方に

- **精神障害リハビリテーションはとてもおもしろい!!**

　おもしろさを伝えたいと思って，この本を書きました。

　筆者が精神障害リハビリテーションにはまったきっかけは，なんと1979年（昭和54年）にさかのぼります。医学部を卒業して精神科に入りましたが，筆者が研修を受けた病院では入院病棟がなく，代わりにデイケアで患者さんたちといろいろな活動をしました。そのなかで，はじめは硬い表情で口数の少なかった人が，生き生きと周りの人との交流を楽しむようになり，それまで見られなかった元気な発言をしたり自信を取り戻す様子を見て，とてもひきつけられ，そうした患者さんの回復を支えるスタッフの活動に興味を持つようになりました。元気になった人たちはやがて学校や仕事へと旅立っていくのですが，そのときの本人や家族の深い喜びにも心を動かされました。精神障害リハビリテーションや，それを提供する場としてのデイケアを勉強したいと強く思ったのです。

　この仕事についてみると，精神疾患やこころの病を持つ人たちは，もともと人づきあいが苦手で居場所のなさを感じていたり，自分に自信を持てず悩んでいたり，なかにはいじめにあったり，生育過程で苦労があったりする人も多いのですが，それに追い打ちをかけるように，疾患によって大きく人生の行路をゆがめられて挫折を味わい，若いうちから人生の理不尽に打ちのめされるつらさも，そばで見ることになりました。そうした人たちが元の生活に戻ろうとするときの社会の壁や，精神疾患であると聞くときの周りの反応などにも，昔から今に続く，社会のなかで不遇な存在となっていることを感じました。このような人たちに，どんな生きていく場を私たちは提供できるのでしょうか。今に続く，筆者の問題意識のひとつであり，リハビリテーションをやっていこうとする思いにつながっています。

　それから，精神疾患やこころの病を持つ人たちが回復してくるとともに，生きることの不器用さや，その不器用さから無理な努力をして自滅してしまうなど，彼らのもろさにも驚かされました。かつては科学的に理解すること

のむずかしい「闇の力」で再発が起こると考えられた時期もありましたが，現在では，本人が環境のなかで感じるなんらかのストレスによって再発は起こると考えられています。なぜそこまで不器用だったり，もろかったりするのでしょうか。これも筆者のずっと抱き続ける問題意識であり，なんとか彼らの生きづらさを解明し，乗り越える方法を見つけたいという筆者の動機につながっています。

　作家が処女作で，その後の作家としての発展を予測できるような方向性をすでに示すのと同じように，医師などの支援者もはじめの数年で，何を経験し，何を学んだか，どんな研修環境に身を置いていたかが，その後の発展を方向づけるように思います。筆者もまた，大学卒業後に経験したことによって，精神障害リハビリテーションに何を求めていくかが決定づけられました。そしてもう40年，ずっと学んだり，経験したり，考えたりしていますが，はじめに感じたおもしろさは続いているし，精神疾患によってもたらされる理不尽さや筆者の抱いた謎はまだ解消されていません。そうと意識していなかったのですが，いつしかその解消に努めることがライフワークとなりました。読者にも，そのおもしろさの一端を少しでも伝えられればと思います。

　実際の精神障害リハビリテーションの現場は，もっと個別性に満ち，波瀾万丈であって，ドラマチックな展開があるのですが，文章にしてしまうとどうしても平板になってしまい，筆者の力量のなさをおわびするしかありません。その分，提示しているケース（筆者の経験をもとに創作したものです）から，実際の現場を少しでも味わっていただけたらと思います。

・この本を読むと何かよいことがある？

　精神疾患・こころの病を持っている人に対して，どのような専門的な援助ができるか，ということについて，この本では，精神療法家とも違うし，認知行動療法家とも違うし，薬物療法の専門家とも違うスタンスを提供していると思います。治療する技のキレ味や，疾患についての知識の豊富さだけでは語れない「何か」について考えるよすがになれば，と筆者は希望しています。それは，精神疾患・こころの病にかかることになって，その人の生活や人生にどのような影響が出てくるのかについて，思いをはせることでもあります。

　障害 disability からの回復は，現在の医療・福祉制度の限界から，当事者や

家族にとって必ずしも納得のゆくものではないかもしれません。そして、薬物療法が必要なくなるくらいに回復してほしい，という専門家の願いもまた，まだ夢の段階で終わっています。いずれはもっと回復を助けていく科学や技術が生まれてくるかもしれませんし，筆者はそれを強く希望していますけれども。そうした現状のなかで，精神障害リハビリテーションに従事していくことは，回復すること＝すっかり症状がなくなって「当たり前の生活」ができるようになることだ，という既存の概念を転換していく必要が出てくるということです。働かなくてもその人なりの人生がある，という考え方は，身体疾患や精神疾患などで障害がもたらされることで，生きていく術（すべ）が制限される人たちが生み出してきた知恵なのです。精神療法では「心的事実」という言葉があります。実際に皆が認識している事実とは違うかもしれないが，ある人のこころのなかで起こっている，感じているもののことです。それはその人にとっては重要な主観的体験です。社会福祉の領域では，「誰でも社会のなかで平等に生きていく権利を持っている」と教えられます。主観的な体験に重きを置きつつ，社会のなかでより望ましいと考えられる生き方や社会のあり方を求めていくことが，精神障害リハビリテーションの専門家には求められます。

　こうした考え方は，日頃の世間の営みにおける常識的な考え方からすると，理屈が勝っているように感じられたり，あくまで理念にすぎないと感じられるかもしれません。しかしそこに，困難を抱えつつより豊かな人としての生き方を求める志を感じてくださる方もおられるのではないでしょうか。精神障害リハビリテーションに毎日どっぷり浸っている筆者にとって，この本を書くことによって，私たちの常識がしばしば世間ではそうではないことについて，考えるよい機会となりました。筆者と逆の視点から，この本が述べることと日頃の生活との乖離を感じる方もいるかもしれません。そのような方にも乖離が生じる意味をぜひ考えていただけたらと思います。筆者にとって，パーソナルリカバリー（本書の第2章でくわしくお話しします）を語る当事者の言葉は，そうした乖離がどのように越えられていくかを物語っています。

　それから，ひとりの専門家ができることとできないこと，チームの大切さや周囲の環境がどのように障害や疾患の経過に影響を与えるかについても，考えていただける機会になってほしいと思っています。

- この本を書くにあたってお世話になった方々

　まず一番に，これまで筆者とリカバリーの道を歩んできた多くの当事者の方々や，ご家族に感謝いたします。筆者をパートナーにしていただいたこと，不安や悩みを相談してくださったこと，不満や焦りを話してくれたこと，ひとつひとつが得がたい体験となりました。

　それから，精神障害リハビリテーションの仕事をいっしょにしてくださったたくさんのスタッフには，これまで本当に支えていただきました。ひとりでは途方に暮れるようなときや，勇気や知恵がわいてこないときに，仲間の存在は大きかったです。ひとりひとりのお名前を挙げることはしませんけれども，書きながら皆さんの顔を思い浮かべています。

　筆者に手ほどきしてくれた多くの先輩——医師も看護師もそのほかの職種の方々もおられます——にも，多くのものを与えていただきました。専門家としての成長には，先輩の存在は欠かせないものなので，筆者自身も若い人を育てることをこれからもしていきたいと思いますし，この本がそれに役に立つことを願っています。

　筆者を丸ごと受け止めて支えてくれ，癒やしてくれた家族には，どう気持ちを伝えていいかわかりません。診療や教育や家事のすき間を縫って，何とか原稿書きができました。家族には大分迷惑をかけたかもしれません。

　最後に，編集に携わった小藤崇広さんに感謝します。この原稿が出版に至ったのは彼の尽力によるものですし，初めての読者として，忌憚のない意見をたくさん述べてくれました。厳しい意見もたくさんあったのですが，よく考えるともっともだと思うことばかりでしたので，ずいぶん加筆・修正をしました。この本は小藤さんとの共同創造でできあがったと言えます。

　皆さん，ありがとうございました。

2019 年初頭に
池淵恵美

目　次

第 1 章　精神の「障害 disability」とは何か……001

1. 統合失調症の人の生きづらさから障害 disability を考える……002
2. 障害・生きづらさはどの程度改善するのか……006
3. 障害 disability をもたらす基盤としての脳機能……013
4. 障害の構造──機能・活動・社会参加……024
5. 環境（文化・社会制度・人とのつながり）は障害を変える……028
6. ノーマライゼーションと障害 disability の克服……032

第 2 章　リハビリテーションとはどういうものか……039

1. リハビリテーションという言葉が示すもの……040
2. リカバリー概念の発展……045
3. エビデンスに基づく実践とパーソナルリカバリー……053
4. 精神障害リハビリテーションの基本的な考え方……065
5. 精神障害リハビリテーションの技術……072
6. 地域におけるリハビリテーション……080
7. 希望を育むこと・成長していくこと……084

第 3 章　精神障害リハビリテーションのプロセス……091

1. 精神医学の治療とリハビリテーションの違いを考える……092
2. 初診のときからリハビリテーションは始まる……093
3. 苦しい症状に対して，まずは本人が楽になることを見つける……095
4. 家族や周囲の人たちに，疾患や障害の特徴を知ってもらい，どうつきあっていくかを学んでもらう……098

- 5 「楽しいこと」「興味の持てること」を見つけ，自信や体力や気力を取り戻していく……100
- 6 本来の自分の力が少しずつ戻ってきたら，社会参加の目標を見つけていく……103
- 7 リアルワールドにチャレンジする……107
- 8 なかなかよくならない症状・障害とつきあっていくやり方を探していく……112
- 9 リハビリテーションから次の一歩が踏み出せない場合がある……115
- 10 再発・再入院への対応……116
- 11 長い目で見て，回復を信じていくことが大切である……118
- 12 人それぞれのリカバリー……121
- 13 早期介入・こころの健康……123

第4章 精神障害リハビリテーションを計画する……127

- 1 治療・リハビリテーションの計画を立てるときの基本的な考え方……128
- 2 初診察（面接）時の治療・リハビリテーション計画……130
- 3 急性期を乗り切るための計画……135
- 4 うまく急性期が乗り切れないときの治療・リハビリテーション計画の修正……138
- 5 日常生活の再開や退院を準備していくための計画……141
- 6 社会参加に向けた計画……146
- 7 外来中断・引きこもりなどへの計画……147
- 8 社会参加の継続を支援する……154

第5章 人生を支援するリハビリテーション……159

- 1 ライフステージと精神障害……160
- 2 就労支援……161

- 3 恋愛・結婚・子育て支援 …… 179
- 4 ひとり暮らしや身体的健康の支援 …… 196

第6章 回復を支える支援者の役割 …… 207

- 1 Personal support specialist …… 208
- 2 リハビリテーションに携わる personal support specialist の視点 …… 209
- 3 定期的な個人面接 …… 216
- 4 リハビリテーションの専門家として知っておきたい技術 …… 223
- 5 精神障害リハビリテーションについて深く学ぶ …… 226
- 6 多職種協働チーム …… 228

第7章 精神障害リハビリテーションをゆたかにする研究 …… 235

- 1 障害 disability の解明 …… 236
- 2 障害 disability を改善するための リハビリテーションの開発と効果検証 …… 239
- 3 「主体」の意欲を育て, パーソナルリカバリーを支援するための研究 …… 248
- 4 有用なリハビリテーションの 実装・普及研究とサービスの効果研究 …… 251
- 5 どのような社会のあり方が, 障害を持つ人の社会参加を促し, ノーマライゼーションにつながるか …… 255

終章 時代の精神を越えて …… 259

初出一覧 …… 266
索引 …… 269

📄 CASE

- 1-1　生きづらさがだんだん大きくなって発症したSさん……… **005**
- 1-2　前節で紹介したSさんのその後
　　──時間がかかったけれど，自分の生きる方向を見つけました……… **012**
- 1-3　Kさんは仕事をきちんとこなしていますが，
　　神経認知機能障害の影響を受けています……… **016**
- 1-4　ご主人のサポートを受けて主婦業をこなしているYさん……… **016**
- 1-5　Mさんは社会的認知の偏りが見られることがあり，時々周りの人と
　　うまくいかなくなります……… **018**
- 1-6　障害の認識がうまくできないため混乱しているKCさん……… **020**
- 1-7　なぜ自分の調子が悪くなるのか，
　　うまくつかめていなかったUさん……… **021**
- 1-8　Vさんは自分の障害について自覚していなかったのですが，
　　いろいろな体験を積み，
　　仲間の話を聞いたり心理教育を受けたりするうちに，
　　少しずつ自分がどうしてつまずいてしまうのか，
　　気づくようになりました。……… **022**
- 1-9　Aさんは仕事熱心で生真面目な会社員ですが，その認知パターンと
　　ストレスとがからみあって時々調子を崩すことがあります……… **027**
- 1-10　職場が変わったら，
　　無口なことが評価されるようになったNさん……… **031**
- 2-1　リハビリテーションを経験し，リカバリーのプロセスも順調で，
　　今は仕事に生きがいを感じているTさん……… **051**
- 2-2　なかなか就労支援がうまくいかなかったXさん……… **062**
- 2-3　家でのお母さんとのやり取りから
　　いらいらして壁を蹴ってしまったUAさん。
　　e-SSTで症状への対処，自分の認知のゆがみ，
　　お母さんとのコミュニケーションを練習しました。……… **064**
- 2-4　自分がやりたいと思っていることを進めていく過程で，
　　リカバリーしていったAIさん……… **068**
- 2-5　Bさんのよいところが見えてきたら，
　　支援もうまくいくようになりました……… **070**
- 2-6　現実とつながらない願望から，
　　実際の希望へと1歩踏み出したRさん……… **087**
- 2-7　あきらめと絶望のなかで，
　　仲間の力によって希望が生まれてきたJさん……… **088**

- 3-1 リカバリーしていく過程のなかで少しずつ
自分の生き方が変わった P さん，
支援者との二人三脚でした ……… **105**

- 3-2 ずいぶん試行錯誤しましたが，
やっと H さんは自分なりの生き方を見つけました ……… **110**

- 3-3 長い入院の後のひとり暮らしで，
英会話が生きがいになった JB さん ……… **119**

- 3-4 50 代に入ってパートナーとめぐりあい，
あたたかい家庭を築いた D さん ……… **120**

- 4-1 苦しい急性期を乗り切ることに難渋した FE さん ……… **137**

- 4-2 単一家族心理教育のなかで，退院後の生活について自分の考えを
周りに伝えられた V さん ……… **143**

- 4-3 母親に頼って自宅で生活し，外に出ようとしない W さん ……… **152**

- 4-4 デイケアでのリハビリテーションからはじまり，学校生活，仕事経験，
恋愛などを通して成長していった M さん ……… **156**

- 4-5 Z さんは「服薬中断実験」などを経験しながら社会での生き方を
自分のものにしていきました ……… **157**

- 5-1 やりたい仕事が見つかるまで長い道程を重ねた YC さん ……… **167**

- 5-2 職場のちょっとした出来事で幻聴がはじまり，
いつも解雇させられると心配していた E さん ……… **170**

- 5-3 病気になったあと，
給料は安くなったがゆったり仕事できる職場が見つかり，
納得して仕事している C さん ……… **174**

- 5-4 恋愛をするたびに大混乱する YK さん ……… **182**

- 5-5 周囲の反対にもかかわらず結婚した JM さん ……… **190**

- 5-6 L さんは病気になって周囲に過敏になり悩みましたが，
パートナーと出会って病気のことも話して結婚し，その後 2 人の子育てを
通してふつうのお母さんの苦労をしています ……… **193**

- 5-7 グループホームでの生活を通してひとり暮らしの技術と
自信をつけた O さん ……… **197**

- 5-8 けんかが絶えない家庭から飛び出して，
グループホームの世話人の支えで仕事もしている N さん ……… **198**

- 5-9 親が亡くなって LC さんは急にひとり暮らしになりましたが，
母方の叔父さんやデイケアの支えを受けて，趣味を楽しみ，
さみしさともつきあって生活しています ……… **200**

5-10	Yさんは20年の長期入院のあと，グループホームで生活をはじめましたが，いろいろ苦戦しています………**201**
5-11	いらいらから食べ過ぎてしまうことを乗り越える練習をしているGさん………**204**
6-1	REさんは自分で試行錯誤しながらリカバリーの道をたどってきました………**212**
6-2	病院に来たくない，自分は病気と違う，と言い続けていたAGさん………**213**
6-3	病気や薬の説明なんかちゃんと受けていないと，治療中断してしまうZCさん………**215**
6-4	しばしば妄想を訴えるLSさん………**219**
6-5	LFさんのお母さんは娘の妄想に悩んでいましたが，ほかのお母さんから素晴らしいヒントをもらいました………**224**
6-6	支援者として力量をつけてきたSKさん………**231**

> この本に出てくるCASEは全例，筆者が実際に経験した多数の方々の例をもとにして創作しています。特定のどなたかをそのまま紹介しているわけではありません。ただしデティールはどなたかのイメージでつくられているかもしれません。筆者にたくさんの回復していくプロセスを教えてくださった方々に，ここで御礼申し上げます。

イラストレーション：fancomi
装丁：加藤愛子（オフィスキントン）

第 1 章

精神の「障害 disability」とは何か

point

この章では，精神疾患・こころの病に伴う，日常生活における「障害 disability」とは何かについてまとめています。なぜ生きづらくなってしまうのか。なぜ「障害」は起こってくるのか。医学的な治療だけではなく，生きづらさを支援することがどうして必要なのか。生きづらさへの支援を行うときの基本的な考え方について理解を深めます。

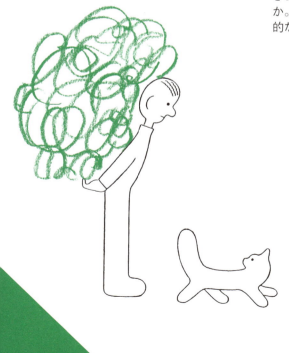

I 統合失調症の人の生きづらさから障害 disability を考える

「どうして生きるのが苦しいんだろう」。

精神疾患・こころの病を抱える人たちが感じることです。不安や焦りや気分の落ち込みも含めておおいかぶさってくる「生きづらさ」はどこから来るのでしょうか。この本では，「生きづらさ」とはなんなのか，そしてそこからの回復はどのようにして起こっていくのかを考えていきたいと思います。

この本では精神疾患・こころの病の代表格として，統合失調症を取り上げます。その理由として統合失調症の人たちにはいろいろな支援が必要であることや，疾患として長い歴史があるため体系的な研究が進んでいることがあります。また，ほかのさまざまな精神疾患にも共通する部分は多く，本書で紹介するリハビリテーションの考え方はそれぞれの疾患の人を支えていくためのヒントとなるでしょう。

統合失調症の人はいろいろな生きづらさを抱えています。たとえば，もともと大学に通っていたのに，病気になってから家に閉じこもりがちになっており，うまく勉強に集中できないし，友達に会う気も起こらない。たまに昔の友人とすれ違うことがあっても，コミュニケーションがとれない。長く大学生活から離れているので，仕事にもつけなくなってしまうし，家族が心配して話をしようとしても負担になって避けてしまう，などの状態です。

こうした生きづらさは，たとえば周りに自分のこころのなかを読み取られている，実際にうわさしている声が聞こえてくるといった統合失調症の症状とともに，「障害 disability」としてまとめて考えられています。

幻聴などの症状があるから生きづらくなるのだと一般的には思われるかもしれません。しかし事実は逆で，生きづらさがあるので，社会生活がうまくいかなくなり，そのなかで緊張や不眠などが高まって（脳が過覚醒状態になって），特徴的な精神症状が始まるのです。そして症状が生きづらさをさらに悪化させるように働きます。精神症状と生きづらさは分かちがたい現象であり，コインの裏表といってよいと思います。そのため精神症状の治療と同時に，生きづらさを軽減するためのリハビリテーションが必要になるのです。

薬が効きすっかり症状が取れて，幸い元気にもとの生活に戻っていける人も一部にはいますが，症状が取れても，生きづらさ（障害 disability）が残る人のほうが多いのです。

生きづらさの基盤にある脆弱性

　中枢神経系の脆弱性（病気になりやすいもろさ）は，ある程度遺伝的に規定されています。統合失調症のリスクを高める可能性のある遺伝子は多数あることが知られています。そこに胎生期のウイルス感染症や出産時のリスクなどで中枢神経系へダメージが加わったり，生育過程でのつらい体験などが重なることで，脆弱性は形成されます。誤解がないようにつけ加えると，統合失調症は遺伝的に決定される病気であると言っているわけではありません。親子で同じ病気に悩まされることは，糖尿病，高血圧などの身体疾患でもよく知られていますが，糖尿病の親を持つ子が必ず糖尿病になるわけではないことと同じです。

　統合失調症の脆弱性を持っている人は，幼児から特徴のある性格・行動特性が見られることがあります（全例ではありません）。神経ネットワークの特性が影響していると考えられています。統合失調気質とも呼ばれますが，自分の世界を大事にして，感情や考えをあまり外に表現しない傾向があったり，対人交流よりはパソコンなどの自分の趣味に没頭することを好んだりするなどの特徴です。こうした人は勉強で成果を上げたり，独創的な仕事をするなど生きていくうえで強みもありますが，一方で仲間から外れてしまったり，周囲からの情報に疎く変化に対応できなかったりすることも起こり，これらは生きづらさの核となっています。

　こうした人がいじめ体験を受けたり，家庭に恵まれないなどの逆境体験をしたり，周囲から過剰な課題を課せられる，もしくは周囲とうまく折りあえないなか，がんばろうと自分に過大な課題を課す（高すぎる自己目標を掲げる）などが重なって，破たんしてしまうと，症状が出てきてしまいます。いきなり症状が出てくるわけではなく，何か月，または年の単位で「危険な状態」が続くことがあり，以前と比べて生気がなく引きこもりがちになったり，不安などが強くなったり，成績が低下するなどの「黄色信号」が見られます。最近ではこの時期の早期介入が重要であると考えられるようになっていますので，第3章（p.123）で説明します。

いじめ体験や逆境体験が，精神病症状を出現しやすくすることは，すでに多くの実証的な研究で証明されています。また精神病症状だけでなく，抑うつ，不安，乖離(かいり)などの症状が出現するさまざまな精神疾患や社会への不適応が起こりやすくなることが研究で示されています。

疾患のはじまりと生きづらさの増大

　こうして出現した病気の症状により，さらなる社会生活の障害が加わります。統合失調症の特徴的な症状である自我障害や陰性症状などが，生活しづらさを高め，生活しづらいなかで不安や孤独から精神症状がよくならない，というようにして，悪循環を形成してしまうことがあります。忘れてはならないのは，病気になったことによって，それもしばしばネガティブなイメージを持たれがちな精神疾患に罹患したことによって，挫折感，絶望感，無力感などが生じ，これらも生きづらさに大きな影響を与えることです。想像してみてください。若いころに，学校に行けなくなってしまうばかりか，友人もいない孤独な生活のなかで，ずっと服薬しながら生活しなければならないとしたら……絶望的な気持ちになるのはよく理解できると思います。

　また，病気による社会的な損失，たとえば交友の喪失，学業の挫折，失業などもまた，生きづらさを高める方向に働きます。そして精神疾患に対する偏見（スティグマ）にも影響を受けます。偏見は外からのものだけではありません。自分や家族のこころのなかにある偏見（内的な偏見）は，社会の価値観が本人のなかに取り込まれた結果ですが，とても苦しいものですし，回復を妨げることがわかっています。たとえば，「精神疾患を持った人は仕事などできない」という社会一般で流布している偏見をそのまま受けいれて，「自分は働くことはできない，だから生きている価値がない」などと自分自身を貶める見方をしていることがあります。また社会の偏見を自分のなかに取り入れているという認識に乏しく，「とにかく自分は差別されて当然の人間だ」などと思い込んでいる場合もあります。そしてそれが自身に与える影響についても気づいていないのです。偏見を批判的に吟味するだけの社会的経験がなかったり，精神疾患を持っている人の立場を擁護する第三者にめぐりあっていなかったりすることも悪い影響を与えると思います。ネガティブな自己イメージほど，回復の障壁になるものはありません。

　中枢神経系の脆弱性，生育体験，そして現在の環境が相まって，生きづら

さを形成し，精神疾患になりやすくなり，精神疾患になることによってさらにそうした生きづらさがつけ加わってしまうのです。こうした生きづらさの総体を，障害 disability と呼ぶわけですが，リハビリテーションを行っていくうえでは，脳機能の障害，日常生活の障害，社会生活の障害に分けて考えたほうがわかりやすくなります（くわしくはのちほど説明します）。ここにさらに，こころの働きの障害を加えることもあります。

📄 CASE...1-1
生きづらさがだんだん大きくなって発症した S さん

　S さんは男性。小さいころから素直なよい子で，絵が得意でした。順調な学校生活でしたが，あまり自分の気持ちを話さないことや，回りに流されてしまうところがみられました。あとで振り返ってみると，「自分はどんな人間なんだろう」と漠然とした不安を持っていたそうです。自己の主体性の確立が遅れていたせいかもしれません。それでも自分なりに，大学を卒業して会社員になるという，将来のイメージを持っていました。大学受験につまずいて予備校に通ううち，大きな不安にとらわれるなかで，勉強に集中できなくなり，徐々に周囲がいつも自分を見ているように感じるようになりました。その後予備校に行けなくなり閉じこもっているうちに幻聴や妄想が始まったのです。

　治療を受けて 1 度よくなったものの再発し，その後ずっと，もう 2 度と大学には行けないのではないか，それでは自分は生きる価値がないという思いに悩み，また妄想がとれないこともあって絶望感が強い状態が続きました。前のような友だちづきあいができなくなり，すぐに不安になるので外出もできなくなってしまいました。

◀ 第 1 節のまとめ ▶

　脳機能や生育環境などの影響で，もともと生きづらさ（精神疾患やこころの病へのなりやすさにつながります）がみられることがあります。そこにストレスが加わって精神症状が出現し，発症します。その後，症状や生活のしづらさが絡まりあって，生きづらさが大きくなります。社会生活の挫折も加わります。そうした生きづらさの総体を，障害 disability と呼びます。

2 障害・生きづらさはどの程度改善するのか

前節で，精神疾患・こころの病に伴う障害 disability について述べました。これは治療やリハビリテーションによってどの程度よくなるのでしょうか。

統合失調症の人の回復の経過についての研究

統合失調症の人の 10 年，20 年，さらには生涯にわたる長い経過を調査した研究はたくさんあります。しかし結果は必ずしも一貫していません。その一番大きな理由は，統合失調症が異なる原因を持つ複数の疾患の集まりからなっている可能性があるということです。つまり，よい経過の人と悪い経過の人とが統合失調症と診断された人のなかに含まれる，ということです。

これはそもそも，ドイツの精神医学者 オイゲン・ブロイラーが「統合失調症」という病名をつけた際に，「Schizophrenien」と複数形で命名したところからすでにはじまっています。幻聴，妄想，陰性症状，自我障害などの特徴的な精神症状があり，一定期間そうした症状が持続して社会生活の障害があり，ほかに明らかな脳の疾患がないときに統合失調症の診断がつけられます。つまり，ある特徴を示すひとまとまりの人たちを「統合失調症」と呼んでいるわけで，特定の病因が対応しているわけではありません。「ある特定の病因⇒特徴的な症状や障害」という 1 対 1 の関係ではないのです。実際に特定の遺伝子異常で統合失調症の症状が出現するタイプも知られていますが，それは統合失調症のごく一部でしかありません。もっと医学が進んで，複数の病因が明らかになってきたときには，「ある原因 ⇒ ある症状 ⇒ 特定の治療や障害」という関係性がわかりやすくなると思いますが，脳はとても複雑な臓器ですので，残念ながらそこまで解明されるにはまだ時間がかかると思います。

研究の結果が一貫しない別の理由として，追跡調査の方法が一定していないことも挙げられます。調査対象にしても，たとえば病院に長く入院していた人の退院後の調査研究と，地域で生活している人の調査研究では，明らかに重症度の違う人たちを調べている可能性があります。さらに時代によって，

診断基準が変わってきていることも影響しているでしょう。

　そこでここでは思い切って，たくさんある長期経過の追跡研究ひとつひとつを紹介するのではなく，たくさんの研究を眺めて，筆者が共通項として考えていることを紹介したいと思います。統合失調症という診断がつけられるようになってからほぼ1世紀が経過し，治療法も，原因の究明研究も格段に進歩し，生きづらさを抱えた人たちが暮らしやすくなるように社会制度の仕組みも大きく発展してきました。スティグマに挑戦する試みも，障害を持つ人の権利を保障する条約も整えられてきています。しかし,統合失調症になった人がもれなく順調に回復する，というところまでは来ていません。脳の脆弱性を確実に改善するための手段を私たちはまだ持っていませんし，社会で暮らしていく人たちが皆当たり前の生活を送れるようなほどには，私たちの社会は成熟していません。そうした現実を踏まえつつ，回復の経過を考えてみます。

大づかみに統合失調症の回復の経過を考える

　これまでの多くの長期追跡研究ではっきりしていることがあります。それは薬物療法が発達しておらず，リハビリテーションの考え方もまだみられなかった20世紀初頭から現在まで一貫して，統合失調症と診断されても，その後ふつうに社会生活を送ることのできる人が統合失調症全体の2〜3割存在するということです。そのなかには，回復しているために薬物療法を受けていない人たちもたくさん含まれます。こうした人たちは，もともとの中枢神経系の脆弱性が比較的低く，回復力の高い人たちであると考えられます。実際にこうした人たちの特徴は，病気になる前の社会適応が良好な状態で,こころの機能が十分に発達した状態であることが多いです。そのためストレスによって急激に症状が出現しても，回復が速やかであるなどの特徴があります。社会生活の障害もほとんど見られません。なお，持続的な幻聴があっても，または症状や障害は一部残っていても，その人なりの生活を送っており,特に治療を受けていない人の存在も知られています。自立心が旺盛であったり，自分なりの適応の仕方を見つけていることが理由と思われます。幻聴などに対しても自分なりの個性だと考えて，生活が混乱しないでやれているのでしょう。こうした人たちは，精神疾患とどうつきあっていくかという知恵を，私たちに教えてくれます。

重い経過の人たち

一方で,現在においても1〜2割の人は,重い精神症状が続いていたり,食事や家事などの簡単な日常生活の維持にも人の助けが必要であるなどの生活障害の重い状態が,治療を受けているにもかかわらず持続してしまいます。欧米ではこうした重い障害があっても,なるべく地域で当たり前の生活ができるようにサポートしていこうとする考え方が一般的で,サポート役のスタッフが常駐するグループホームでの生活を勧めたり,毎日ケアマネジャーやヘルパーなどが訪問したり,医療もアウトリーチで届けたりという工夫をしています。病院のなかで暮らすことによって社会から隔離されるのを,最低限にしようと試みられているわけです。

英米ではこうした「脱施設化 deinstitutionalization」の動きがすでに1960年代からはじまっていますが,残念ながらわが国では,こうした人たちに対して継続して入院治療を行うことを,これまでずっと行ってきました。そのために,たとえば20年も長期入院を強いられている人がいたりして(治療の効果が現れないにもかかわらずです),問題となっています。そうした人たちは,支援を受けて退院できると,「やはり自分の家で生活できたほうがよい」と話す人がほとんどです。

統合失調症の多数派の人たち
(回復していくがいろいろな支援や福祉制度が必要)

それでは残る約6割の人はどうでしょうか。この人たちは,時々再発して入院したり,ある程度の障害があるために,生活のサポートが必要ですが,その度合いは個人差が大きく,また治療やリハビリテーションや周囲の環境の影響によって,経過は変動します。誤解がないようにつけ加えますが,今まで述べてきた経過のとてもよい人たちも,残念ながら経過の悪い人たちも,治療やリハビリテーションや環境の影響によって経過が変動することではいっしょだと考えています。特に地域で生活できる住居や年金の整備など,どのような回復をしていけるかに与える社会制度の影響は,障害が重い人たちにとっては大きいと思います。

社会制度や福祉制度の整備状況が回復と大きく関係する

　たとえば仕事について言うと，先進諸国では，統合失調症の人たちの約2割ほどが一般の会社で一般の人と同様に仕事をしています。先ほど述べた経過のとてもよい人たちが多く含まれていると思いますが，そのほかに，障害があってもよい支援を受けられれば，一般の会社で働き続けられる人たちがいることもわかっています。よい就労支援については，第5章でくわしく説明します。さらに，障害者雇用を利用して人並みの賃金を得る働き方もありますし，ソーシャルファームなど利益追求が目的ではない福祉事業所で，自分なりの働き方を見つけることもできます。また発展途上国で主要産業が農業などであったり，家族のなかでの労働が主な役割であったりすると，かえって仕事をしている人の割合が高くなることも知られています。

　仕事と同様に恋愛や結婚も，精神疾患のために障害がある人でもその人なりの社会参画ができることの1つの目安になります。しかしながら，障害がある人たちが家庭を持ったり子供を育てることに対して，本人および周囲の人たちがどう考えるかがその実現には関係しますし，社会や文化の影響を大きく受けます。もちろん今の時代，恋愛や結婚を選択しない人たちも増えており，生き方における自由の範囲は広がっています。しかしここで述べたいのは，もし「恋愛したい，結婚したい」と考えたとしても，精神の障害のためにそれがむずかしくなる場合がある，ということです。それは「する/しない」を選択する自由が奪われてしまっている状態と考えることができます。貧困のために，進学する自由を奪われてしまっているのと同じように，です。つまり，選択することができる・のぞむ人生に向かうことができる可能性を問題にしているのです。

　わが国では，男性は結婚にあたって経済力を期待されることが多く，そのため男性の統合失調症の人ではなかなか結婚しにくい状況があります。いっぽうで女性は結婚への社会的障壁は低いものの，妊娠・出産による再発や精神症状の悪化があり，そのために離婚という結末を迎えることがあります。総じて仕事と同様に，結婚にもまた，統合失調症の人には大きなハードルがあります。そのハードルは，こころの病を持たない人と比べてだけでなく，うつ病などの他の精神疾患と比べても大きいものです。しかしこうしたこと

はわが国でも，住む地域によって違う調査結果が出ていますし，もちろん国によってずいぶん違います。インドでは統合失調症の人のなかでむしろ男性のほうが婚姻率が高いという調査もあります。いずれにしても，仕事や結婚を望む人は多く，回復に寄与することも多いので，あとでくわしくどのような支援が役立つか述べたいと思います。

回復していくことと，脳機能や回復していく主体の価値観との関係

　私たちの存在は，脳・こころ・身体を備えた個性であると言えます。そして，その人なりの価値観や自己認識や希望を持っています。その個性が周囲の環境と相互作用しながら日々生活をしているわけです。そうした個性は過去のさまざまな体験によってつくりあげられてきましたが，私たちはそこにとどまることなく，未来にむけて，その人なりの価値観に基づいた目標を持って，行動を選択していきます。

　こうして環境に対応して生きていくことを可能にしているのが「脳の可塑性」です。環境からの要請に対し，学習などを通して脳のネットワークが変化し，新たな行動が引き起こされることが多くの研究からわかっており，それを脳の可塑性と呼びます。この脳の可塑性が回復の基盤となります。また脳の機能を改善するうえでは，薬物療法をはじめとする生物学的治療がある程度役立ちます。一方，こころの働き方に対しては，精神療法などの人と人との関わりあいで生まれる，認知や感情の変化によって，よりよい方向へ働きかけることができます。脳機能の変化によってこころの働き方が改善して満足感や幸福感が改善したり，心理社会的治療によってこころの働き方が変わることによって脳機能に影響を及ぼすという双方向の影響があります。たとえば，74頁で述べる認知機能を改善するための介入方法で，いくつかの脳機能の指標が改善する（つまり，こころの働き方が変わると，その結果として生物学的な脳機能の変化が測定できる）ことがすでに研究成果として報告されています。こうした医学的治療と並行して，リハビリテーションでは脳・こころ・身体を備えた個性が生きやすくするためのさまざまなスキルの改善・獲得や，本人がより力を発揮できる環境を見つけたり，暮らしやすい環境にしたりという介入を行います。

　たとえば下肢に麻痺がある人を思い浮かべていただくとわかりやすいので

すが，麻痺がさらに起こらないような予防的な薬物療法と並行して，麻痺を回復させるための練習を行い，麻痺があっても生活できるようスキルの獲得を目指します。そして生活を支援するために車いすを提供し，車いすでも働くことができるよう本人のスキルや周りの環境を準備します。これらすべてがリハビリテーションの役割です。こころの病においては，支援とは道具ではなく人からの支援であり，環境とはしばしば周囲の人との関わりであることがほとんどです。一番大切なのは，こうした試みが，本人の思い描く未来に向けてなされるということです。本人の意欲や希望なしには，回復に向けたリハビリテーションや治療の試みは成功しません。意欲や希望を失っている人たちがどのようにまた回復の道を進んでいくのかについては，次章以降でくわしくお示ししたいと思います。

統合失調症の多くの人たちは，図1-1に示した脳とこころと社会行動の連関に影響されて，その経過が変動します。治療・リハビリテーションのよしあし，環境の様相によって変わってくるということです。またその人が価値観や意欲に基づいた選択をしたときに，それが回復に向かう契機になることもあれば，かえって負担を大きくしたり，再発をもたらすことになることも起こりえます。ただし，人知を超えた思わぬ出来事によって回復・再発することも少なからずあります。たとえば思いがけない異性との出会い，肉親の突然の死，職場環境の個人の力を超えた変動などです。

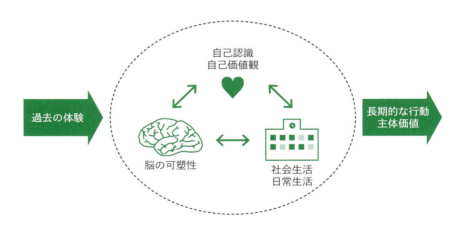

図1-1　脳とこころと社会行動の連関

再発は回復の経過に影響する

　統合失調症では再発は経過に悪影響をもたらすことがよく知られています。症状が治りにくくなることがありますし，障害が重くなることもあります。本人や家族の意気阻喪につながりますし，仕事を失ってしまったりするかもしれません。再発を防止することは，したがって，統合失調症の経過を改善するうえでは大きな鍵になります。だからといって，再発の契機になることのある就職やひとり暮らしなどへのチャレンジをあきらめてしまったり，周りが心配して手を出しすぎてしまうことは，かえって回復の妨げになります。未来に向けて自己が行動しようとする動きそのものを止めてしまうからです。本人・家族・支援者がそのあたりをどう考えていくのか，エビデンスと，本人の価値観や希望とに基づいて，ていねいに戦略を練っていくことがとても大事だと思います。

📄 CASE…1-2
前節で紹介した S さんのその後
――時間がかかったけれど，自分の生きる方向を見つけました

　Ｓさんは，近くの病院のデイケアになんとか通っていましたが，症状でつらいことが多く，自分の思うように活動できていませんでした。しかしいっしょに活動してくれる仲間ができて気持ちのよりどころになるとともに，デイケアスタッフが，つらいときの対処法をいつもいっしょに考えてくれました。十数年，大きな改善を見ないままにデイケアに通っていたので，Ｓさんも半ばあきらめの気持ちと，このままでは終わりたくない気持ちで悶々とすることがありました。家族はいつも「焦らないで」となぐさめてくれました。

　薬物療法が本人に合うものに変更されたことや，少しずつ対処法が上手になってきたことなどが重なって，症状で調子を崩すことが減ってきて，できることが徐々に増えていきました。そこでデイケアスタッフが後押しして，週20時間の障害者雇用にチャレンジしました。幸い好意的な職場環境であり，上司にも恵まれ，途中で調子を崩すこともありましたが，5年継続することができました。気持ちも明るくなり，職場の仲間と遊びに出かけたりするようになってきました。

ほんとうは大学に行きたい気持ちもあったのですが，仕事が続いた結果，本人が希望する次の職場にチャレンジできました。自分の意見に自信がつき，たくましくなりました。症状に苦しむこともほとんどなくなってきました。失恋した，というのが今のSさんの悩みになっています。

▶ 第 2 節のまとめ ◀

　精神疾患のなかで統合失調症を例にとると，社会生活に支障なく暮らしている人が2～3割程度，大きな困難があり，生活にさまざまなサポートが必要な人が1～2割程度，その他の約6割の人は時々再発したり，日常生活の生きづらさを抱えながら，支援を受けて生活しています。こうした経過は固定したものではなく，脳機能に影響を与える治療と，こころに働きかける治療やリハビリテーション，そして適切な環境へと整える支援によって変わってきます。脳・こころ・身体を持つ主体である個々の人が，希望や目標を持って生活していくことを，支援する考え方が大切です。

3 障害 disability をもたらす基盤としての脳機能

　これまでに，精神疾患・こころの病には，障害 disability が伴うこと，それによってさまざまな生きづらさが起こってくること，障害は，脳の脆弱性・生育体験・現在の環境によって形づくられ，さらに病気による脳機能の低下や，社会生活の不十分さから起こる二次的な障害が加わることを述べてきました。この障害は，脳機能の次元，日常生活機能の次元，社会生活の次元に分けて考えることができます。これは客観的に把握できるものですが，さらに本人の主観的な体験としても障害をとらえることができます。これについては次節でくわしく説明します。
　それでは，脳機能の次元から見た障害とはどのようなものでしょうか。私たちの脳は主体的に生活していくために活動していますが，その機能をおおざっぱに分けると，①掃除をする，料理をつくるなど**物事を処理するための**

機能，②人の気持ちを理解したり，相手の意図を推測したりする**対人交流の機能**，③自分のなかにある感情を考えたり，自分の状態を認識したりする**自己認識の機能**の3つがあります。そしてこの3つの機能に加えて，「認識していることについて認識する」メタ認知や，自己制御の機能が私たちには備わっています。そして図1-1に示したような，未来に向かって意欲を持ち，活動を計画し，実行していくという，ヒトをヒトたらしめる活動がこれらの機能の総体として可能となります。

物事を処理するための機能

まず①物事を処理するための機能ですが，②の社会的認知機能と区別するために，**神経認知機能**と言われることがあります。この領域には膨大な研究がありますが，ここでは障害がどのように形づくられるかをつかんでいただくために，ごく簡潔に紹介します。優れた成書がたくさんありますので，興味のある方は章末の「本章の理解を深めるために」に挙げた文献を参照してください。

神経認知機能はいくつかの機能に分けて研究されていますが，その主なものは以下のようになります。

・**学習と記憶**　記憶には視覚や聴覚など，感覚領域別に分けるやり方と，脳機能の発達の系列に沿って，手続き記憶，意味記憶，短期記憶，エピソード記憶，ワーキングメモリなどに分けるやり方などがあります。統合失調症の人では領域別に違いが見られますが，おおむね重い障害がみられることが多いです。重いと言っているのは，健常者の平均的な成績よりも，統計を取ったときに1〜2標準偏差くらい，統合失調症の人たちの平均値が低くなることを指しています。

・**ワーキングメモリ**　何かしようとしたときに，一時的に保存されて活動のために利用される記憶のことです。料理をしようとして，材料や手順を頭に浮かべることをイメージしてください。統合失調症ではワーキングメモリの処理容量低下など，いくつかの側面で重い機能低下が見られることがわかっています。

・**実行機能** 課題の解決の道筋をつけたり，解決に必要な認知機能の調整を行います。ウィスコンシンカード分類テストなど，実行機能を測るための有名な検査が複数知られていますが，多くの検査において統合失調症の人では健常者の平均より成績が悪くなることが報告されています。

・**注意機能** 関連した刺激を検出し，必要な刺激を選択し（選択的注意），処理するまで刺激に注意を維持する（持続的な注意）などの複数の機能があり，統合失調症の人ではやはり機能低下があることが知られています。発症への脆弱性のある人では，症状が始まる前から選択的注意や，持続的な注意に機能低下があることがわかっています。

　ここまで書いてくると，統合失調症の人は認知機能が多くの領域で低下していることがわかります。しかしあくまで統合失調症の人たち全員の平均として，健常な人と比較した場合ですので，機能低下が見られない人もいるし，障害の程度についても個体差が大きいことに留意してください。たとえばある認知機能検査では，約3割の人は健常者の平均値と同等の成績であるし，健常者でも統合失調症の人よりも成績の悪い人が存在します。

　また記憶機能ひとつとっても，どの領域の障害が重いか（軽いか）は，一様ではありません。たとえば手続き記憶は統合失調症の人でも保たれていることが知られています。またこれも個人差が大きいので，その人それぞれの認知機能領域の障害のプロフィールをよく確認する必要があります。つまり，得意なこと，苦手なことは（健常者と同様に）個人差が大きいのです。

　神経認知機能の低下は，個体差が大きく，認知機能領域によっても差がありますが，総じて情報処理に必要なさまざまな認知機能の障害が見られることは事実です。そのために，必要な情報を選び出して，それを記憶して作業に利用したり，段取りをつけて手順よく進めたり，複数の作業を並行して行ったり，失敗の原因を考えて次に役立てるなどのことが苦手です。日常的な家事でも，料理などはかなり複雑な作業ですので，いろいろ支障が出てきます。仕事でも，うまくやれること，苦手なことが出てきます。目的を持って全体の認知機能を統制していく，前頭葉などからのトップダウンコントロールの機能が低下していると言われています。

　ふだんの生活や仕事の様子をていねいに尋ねたり，実際の様子を家族など

から聞いたり，デイケアなどでいっしょに作業をしていくことで認知機能の障害をつかむことができます。その改善を効率よく行うための認知機能リハビリテーションについては，のちほど紹介します。

📄 CASE... 1-3
Kさんは仕事をきちんとこなしていますが，神経認知機能障害の影響を受けています

　Kさんは清掃の仕事に就いていますが，欠勤がなくまじめに仕事に取り組むので周りから高く評価されています。あまりにも根を詰めるため，熱中症にならないように，休憩して水分補給するようにアドバイスされるほどです。ただ自分で段取りを立てることは苦手なので（実行機能の低下），新しい場所の清掃のときには，上司が手順を紙に書いて，それを見ながら順番に行えるようにしています。うまくいかなかったときに，「自分で考えて」などと言われるのも苦手です。

📄 CASE... 1-4
ご主人のサポートを受けて主婦業をこなしているYさん

　Yさんは主婦ですが，やることをうっかり忘れてしまいがちなので，冷蔵庫にやるべきことを貼っておくようにしています。やるべきことがたくさんあるときには，ご主人が優先順位をつけてくれます。家族の家計を管理して予算を立てたりすることも苦手です。銀行振り込みなどはできますが，ふだんしたことがない手続きについて，電話で問いあわせる，近所の人に聞いてみるなどの問題解決は苦手です。そのために，ご主人が，出勤前にその日の行動予定を打ちあわせるなどして，見守りやサポートをしています。

対人交流の機能

　ヒトが社会的な生活を営むうえでの機能で，社会的認知機能や，社会脳などと呼ばれます。生物学の研究では，動物の群れの大きさは，動物が生存するうえで重要な「群れ（同種の生物の集団）を守る機能」に直結することや，群れの大きさが脳の体積と相関しているという研究があります。ヒトほど大きな

群れを持っている動物は他にありません。社会的認知機能は，他者の意図や性質を理解する人間としての能力や，対人関係の基礎となる精神活動であり，自分と同種の生物への対応を支える過程であると考えられています。また，神経認知機能とは異なる脳神経系ネットワークの基盤を持っており，そのネットワークは前頭前野－上側頭回－扁桃体ネットワークをはじめてとしていくつかが知られています。

統合失調症の人の場合，被害妄想などの特徴的な症状からもわかるように，いくつかの社会的認知機能にゆがみが生じやすいことが知られています。ここでも個人差が大きいこと，あくまでも平均値としての話なので，人によってどのような障害を持っているかは大きく異なることに十分注意してください。

図 1-2 をご覧ください。統合失調症の人が，社会的行動を起こしていくうえで障害となる要因をまとめています。以下では4つの社会的認知のゆがみについて説明します。

・表情・情動認知のゆがみ　統合失調症の人では，相手の恐怖や悲しみなどの不快な情動の認知が低下していることや，あいまいな表情や認知がうまくできないことがわかっています。

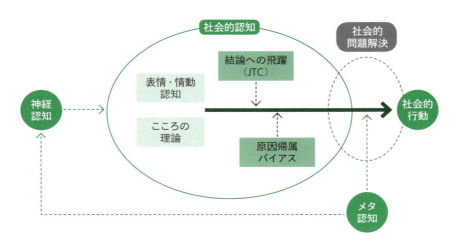

図 1-2　統合失調症の人の社会的認知の障害
池淵恵美, 他：統合失調症の社会的認知：脳科学と心理社会的介入の架橋を目指して. 精神神経学雑誌 114：489-507, 2012 より一部改変して転載

・**結論への飛躍傾向**　なんらかの出来事に対して結論を出す際に，どの程度の情報で結論を下すのか，またそれが正しいかどうかをどの程度確信しているかを見た場合に，統合失調症の人では少ない情報で早く結論する傾向があります。また誤った結論の可能性があっても正しいと確信する度合いが高いことと，妄想的になりやすい傾向とは関連していることがたくさんの研究結果から報告されています。

・**「こころの理論」の障害**　他者のこころの動きを類推したり，他者が自分とは違う信念を持っていることを理解したりする機能で，自閉スペクトラム症ではその発達が遅れることがよく知られています。統合失調症ではそこまでではないものの，健常者と比べ機能低下が見られると報告されています。

・**原因帰属バイアス**　何か不都合なことが起こったときにその原因を何に帰属させるかには傾向があることが知られています。帰属先には3つあり，その出来事の原因が自分自身にあると考える内的要因（例：自分のせいで相手を怒らせてしまった）と，相手になんらかの原因があると考える外的要因，偶発的な出来事だと考える情況因があります。妄想のある人では外的要因に帰属させる傾向があり，外的帰属バイアスと呼ばれています。

> 📄 **CASE... 1-5**
> ### Mさんは社会的認知の偏りが見られることがあり，時々周りの人とうまくいかなくなります
>
> 　Mさんは朝デイケアに出かけましたが，顔なじみのスタッフがパソコンで作業をしているのに気づいて，「おはようございます」と声をかけました。ところが，返事がもらえず，そのうちいらいらしてきて，そばにある椅子を蹴って家に帰ってしまいました。Mさんはスタッフが怒っているように感じ（表情・情動認知のゆがみ），すぐに昨日の自分の言動でスタッフが怒っているに違いないと思い（結論への飛躍傾向，原因帰属バイアス），いらいらしてきたのでした。スタッフが忙しそうに書類を見たり，時間を気にして時計をちらちら見たりして急いでいる様子であることには気がつきませんでした（「こころの理論」）。
> 　Mさんが椅子を蹴ったのでびっくりしたスタッフは，「どうしたの？」

と尋ねましたが，Mさんはその場では，スタッフが怒っていると思い込んでいたので（結論への飛躍傾向），何も言わずに帰ってしまい，あとになってその理由がわかったのです。スタッフが，Mさんの声が小さかったので，急ぎの仕事に集中して気づかなかったことをわびると，はじめMさんは驚いたようでした。しかしスタッフから前にも同じようなことがあったことを説明されたりするうちに，自分がそういう傾向があることに少し気づいたようでした。

自己認識の機能

自分のこころの状態，たとえば感情や考えや意図を認識できる能力には，これまで述べてきた神経認知機能や，社会的認知機能とはまた異なる神経ネットワークが働いており，ヒトとしての重要な能力です。自分自身の状態をこころのなかで考えたり思い浮かべたりする（一次表象）能力は，前頭前野内側部が担っているとされています。また自分が何をしようとして行動しているのか，ということがわかるためには，目標を自覚しながら，一次表象との照合作業をしていくことが必要であり，背外側前頭前野が大きく関わっていると考えられています。

精神疾患・こころの病になっている人は，しばしば自分の置かれている状態に気づけないことが多く，そのことが精神疾患の治療やリハビリテーションをむずかしくしています。その理由として，脳機能の障害が背景にある場合もあれば，否認（嫌な感情を引き起こす出来事を「なかったことにする」ことで自分を守ろうとするこころの働き）などの心理的防衛が大きく作用している場合もあり，さらには周囲の偏見や本人の知識不足から誤った考え方をしている場合，そしてこれらが複合的に働いている場合もあります。

統合失調症，双極性障害，依存症，摂食障害，パーソナリティ障害などは，自身の疾患に気づきにくく，なかなか治療を受けることができません。また治療から脱落しやすいため，周囲からは扱いにくいと思われたり，本人の思いとは違って経過が悪くなり苦労することになります。病気についての認識，つまり病識が不十分な状態と考えられます。これらの病名に共通しているのは，しばしば「ネガティブなイメージを伴うラベル」であるということです。誰でもそうしたラベルはつけてもらいたくないと思うでしょう。心理的要因

と社会的要因を取り除くためには，社会に定着したそうしたラベルのネガティブなイメージを変えていく必要があるのです。ここでは病識についてこれ以上ふれませんが，関心のある方は章末に挙げた「本章の理解を深めるために」の文献をご覧になってください。

それではこれまで述べてきた脳機能の障害が，どのように日常生活に影響を及ぼすでしょうか。Greenら[2]は，191人の統合失調症または統合失調気分障害の人たちを調査しましたが，以下の図式があるという分析結果を報告しています。

初期視覚情報処理（神経認知機能）の障害 ⇒ 社会的認知の障害 ⇒ いつも自分は失敗するに違いないという非機能的な認知 ⇒ 意欲・発動性，および社会的興味の低下（陰性症状）⇒ 日常的な役割能力の低下

つまり，脳機能の障害や，こころの働きの偏り，精神症状があいまって，ふだんの生活にネガティブな影響を与えているという結果でした。これは統計的なつながりについての解析ですので，必ずしも因果関係を示しているものではないことに留意してください。いずれにしても，ふだんの生活の障害は，いろいろな要因の影響によって起こることがわかります。

📄 CASE…1-6
障害の認識がうまくできないため混乱しているKCさん

KCさんは，仕事で切羽詰まっている状態が続いてよく眠れなくなっていました。そのうちに耳元で自分の噂話が聞こえてきました。はじめはちょっと何か言っている程度でしたが，そのうちはっきりとした悪口となり，自分の部屋にいても聞こえるため，KCさんはすっかり混乱してしまい，誰かが自分の脳に盗聴器をつけているのではないかと感じるようになりました。

＊ 脳機能の混乱に伴う周囲の誤認識があり，それに対しての本人の誤った理解が精神症状と考えられます。精神疾患とは考えていない点が専門家からは障害認識の障害ととらえられます。
＊ 幻聴は，本来自分自身のなかで発生してくる言葉（内言）が外部からの知覚として誤って認識（聴覚の幻覚）されてしまう現象と考えられています。感覚系と脳内実行系をつなぐ脳内ネットワークの障害によりこうした現象が起こりやすくなるのではないかという研究があります。

CASE...1-7
なぜ自分の調子が悪くなるのか，うまくつかめていなかった U さん

　U さんは，会社勤めをしていますが，時々体調がよくない，体の具合が悪いといって欠勤してしまいます。U さん自身は体の病気があるのではないかと心配して，内科やあちこちの科に相談しに行きますが，いつも検査などで異常はありませんでした。U さんにとっては，なぜ急に体調が悪くなるのか，よくわからないままでした。そういうときは，ふだんと違って，職場の同僚の悪口を U さんが話したりすることがみられます。会社の上司は，たびたび声をかけていても，「大丈夫です，調子いいです」といっているのに，急に休んでしまうので不審に思っていました。

　ジョブコーチが職場に出かけては本人や上司とよく話してみたところ，U さんは調子を崩す前にかなりはりきって仕事をしていることが多く，そうするうちに不眠になってくるようでした。調子を崩す前の黄色信号があるのです。黄色信号が点灯するきっかけもだんだんわかってきました。同期の仲間が仕事で目立っていて焦る気持ちになったり，比べられているように思えて引け目を感じたり，同僚からのちょっとした言葉でけなされていると感じたりすることがきっかけのようでした。そうしたきっかけがあって黄色信号が点灯する（脳が過覚醒状態になってくる）ことに U さんは気づくことができず，むしろ焦りからがんばって仕事をして体調を崩すまで止まれないため，突然の欠勤になることがわかってきました。

　支援する人が，本人の目線で，周りの環境を観察したり，本人の気持ちがどうなっているかを推測したりすると，きっかけがつかめるようになります。それをもとにして，U さんと話しあいを続けることで，だんだん U さんも黄色信号に気づけるようになり，体調が悪くなったときには支援者に相談する，ということを学んだのでした。

　ここまで，障害の脳基盤について述べてきました。神経認知機能障害があるなどと書くとなんだか固定的であると思われがちですが，回復や再発などの状況に伴って，また成長や加齢などに伴い生涯にわたって変動します。

　改めて説明しますが，障害が実際にどの程度生活のしづらさを規定するか

は，環境要因の影響も大きいのです。歩行がひとりでできなくても，車いすを利用し，バリアフリーの環境であれば，職場でばりばり働くことができるように，精神の障害も周囲からの支援によって，また周囲が障害をどう受け止めるかによって，大きく変わります。

　特定の原因⇒特定の障害 という1対1の関係ではありません。疾患横断的に障害は存在します（いろいろな疾患で同様の障害は起こってきます）。個人差が大きく，疾患の診断名だけで障害を推しはかることは無理があります。

　精神医学では，神経認知機能障害，社会的認知機能障害などに対して，治療法を開発・向上させる試みが日々続けられています。近い将来，障害が大きく改善する治療法が出てくる可能性があります。現状では最善の治療とともに，リハビリテーションによって，持てる力の発揮や，こころの成長や，うまく障害をカバーするスキルを身につけることによって，生きづらさを減らしていくことが可能です。

CASE...1-8

Ｖさんは自分の障害について自覚していなかったのですが，いろいろな体験を積み，仲間の話を聞いたり心理教育を受けたりするうちに，少しずつ自分がどうしてつまずいてしまうのか，気づくようになりました。

　Ｖさんは中学校のころに不登校になり，その後サポート校の経験などを経て，20歳で高校卒業の資格を得ることができました。友達づきあいで苦労することが多く，「嫌われている」と感じてしまうととても不安定になり，マンションから飛び降りようとしたり，車道に飛び出そうとするなどの衝動的な行動があるために，やむなく入院となることが何回かありました。

　入院したときの主治医に勧められて，25歳のときに就労支援を受けました。まったくアルバイト経験などなかったので，はじめは実習体験をしましたが，そこで作業ののみこみが悪く，ひとつの作業をするにしてもかなり時間がかかることなどから，上司ががっちりサポートしていました。しかしその上司に，理解してくれない，わかってくれない，などと被害的になってしまうことがあり，ジョブコーチが苦労していました。うまく仕事ができない自分にＶさんは気づいておらず，嫌われているからではないかと受け止めていたのだと思います。

実習がうまくいかなかったので，勧められてVさんは認知機能リハビリテーションに参加しました。コンピュータゲームを利用したトレーニングとともに，言語グループのなかで，自分のうまくできていることを話したり，ほかの人からうまくいくコツを教えてもらったりする体験をしました。また認知機能がどのように実際の生活に影響するか，認知機能リハビリテーションで学んだことでそれをどうカバーできるかなどを勉強しました。そのなかでVさんは，「何かをやっているときに，別のことをやらないといけないと混乱してしまう」「間違いは少ないけれど，ゆっくりで時間がかかる」という特徴に，支援者といっしょに気づけるようになってきました。そこを手がかりに，どんな仕事の仕方をするとうまくいくか，話ができたのです。それからVさんはもうひとつ大事なことにも気づきました。「ゲームでうまくいかないときに，馬鹿にされているように思う」という特徴です。どんなときに被害的になるか，気づけるようになったのです。

　Vさんはその後いろいろな経験を積んだ後，B型就労継続支援事業所で，仲間とのパンづくりを選びました。自分の障害を気にしないで，仲間と作業できるのがよいようです。診察のたびに，「いつも監視されている感じがしてすごく苦しいけれど，それは自分の症状なんだと思っています」と話しているので，主治医は，「しんどいとは思うけれど，自分のことをしっかり理解されているのは素晴らしいです」と伝えています。

＊Vさんのように，リアルワールド（実世界）での体験や，仲間とのお互いの交流，心理教育などの専門家からの情報提供を通して，自身の障害や精神症状に気づけるようになります（メタ認知）。もちろん生きづらさが減るわけではないですが，支援を受け入れやすくなったり，うまく生活するコツを考えたりしやすくなります。

第 3 節のまとめ

　脳機能の障害として，神経認知機能障害，社会的認知障害，自己認識の障害が知られていて，またこれらを制御するメタ認知や自己制御の機能の障害もあります。たとえば統合失調症では，これらの障害がいずれもあることが報告されています。ただし個人差が大きいこと，同じ個人でも回復の経過などによって変動すること，置かれている環境によっても影響を受けることがわかっています。

4 障害の構造——機能・活動・社会参加

　ここまで，精神疾患・こころの病に伴う「障害 disability」について述べてきました。また前節では，脳機能の障害について具体的に説明しました。ここではもっと目を広げて，私たちがリアルワールドで生活していることと，障害との関係について考えてみたいと思います。
　図 1-3 を見てください。この図は WHO が作成した国際生活機能分類（International Classification of Functioning : ICF）の生活機能モデルです。このモデルでは，私たちが生活していくあり方を眺めたときに，次の3つのレベルに分けて考えます。

①生物としての体の構造や心身の機能のレベル
②歩行する，食事をするなど，個体としての活動のレベル
③家族としての役割を果たす，会社のなかで働く，地域の皆のための当番をするなど，社会参加のレベル

　これらのレベルは相互につながっていて，お互いに影響を与えあっていることは考えてみればすぐわかると思います。身体の機能がなければ活動は成り立ちませんし，もちろん社会のなかで役割を持つことはできません。いっぽう社会のなかでなんらかの意味があるからこそ，活動の目的が生まれるし，体の機能が必要になってくるのです。「心身機能・身体構造⇔活動⇔参加」という相互方向の矢印はそういう意味です。
　それぞれの枠のなかに小さく，障害 disability（機能障害，活動制限，参加の制約の3つの水準に分けて図では記載されています）が書き込まれています。障害もまた3つのレベルで眺めることができるし，相互方向の矢印があります。一般的に，「足の筋肉の萎縮がある ⇒ 歩行ができない ⇒ 会社員として働けない」という方向を考えがちですが，「会社員としての役割を失ってしまう ⇒ それを支えていたいろいろな活動が縮小してしまう，体力も低下する ⇒ 筋力低下が出てくる」という方向もあります。こころの病だとこの関係はもっ

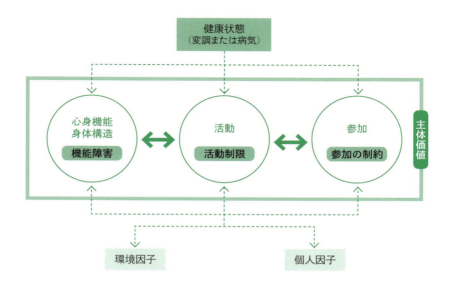

図 1-3 国際生活機能分類（WHO-ICF）の生活機能モデル（2001 年）と主体価値

とわかりやすいかもしれません。学校でのストレスによって，不登校になり，日常生活へも影響が表れて，脳の脆弱性のある人では意欲低下，抑うつ気分などが起こってくるという流れです。

　小さく障害が書き込まれていることの意味はもうひとつあります。障害は私たち，社会で生きている個体が持っている能力のなかの一部分だという考えです。やれないこともあるけれど，やれていることのほうがたくさんあるという見方です。本書のテーマであるリハビリテーションは，やれていないことを改善していくだけでなく，やれていることを伸ばしていくことに力を注ぎます。私たちの生活を3つのレベルで捉え，それが相互方向に影響しあっているということと，やれているいろいろな能力のなかの一部として，障害があるのだということが，この生活機能モデルの大事な考え方です。WHOではもともと，障害モデルとして，「疾患・変調⇒機能・形態障害⇒能力障害⇒社会的不利」という，障害だけに着目した，一方向のモデルを考えていました。それが WHO のなかでの長い議論の末に，図 1-3 のモデルに変わりました。そのことの重要な意義については，第 2 章の「リハビリテーションとは何か」という説明のなかで，くわしくお話しすることになります。

私たちの「心身機能・身体構造⇔活動⇔参加」には，健康状態が影響します。健康状態にはさまざまな病気のほかに，加齢や妊娠など病気以外の要因も含まれています。環境因子もまた大きな影響を及ぼします。こころの病には，社会の文化が大きな影響を与えるでしょうし，家族など近い位置にある人間関係もまた影響を及ぼします。たとえば，小さいときに複数の虐待を受けた子供たちには，そうではない子供たちと比べて高い割合で精神病症状が出現しますが，防御因子として働くのは，相対的に高い知的な能力，肯定的な家庭の雰囲気，近所との社会的なつながりの強さであったという報告があります[1]。

　筆者はこの「心身機能・身体構造⇔活動⇔参加」を統合しているものとして，個性としての主体（わかりやすく言えば，「私」です）を想定しています。その人の個性，個体としての特性や考え方などです。図 1-3 では「心身機能・身体構造⇔活動⇔参加」全体を大きく枠で囲ってありますが，この枠はもともとの WHO の生活機能モデルにはなかったもので，筆者が独自に付け加えています。人それぞれの価値観を持ち，長い人生のなかでその人なりの目標に向かって行動していく主体価値は，脳・身体を持った個人のなかで，過去に受けた周囲からの影響を受けながら成長・発展していくのです（図 1-1）。

　話が抽象的になってしまったので，もう少し説明します。もともと社会で自分の希望を求めつつ安全に生きるためには，その人の生きる方向性を定める基準，すなわち主体的な価値観（主体価値）が重要な役割を果たします。主体価値が健全で安全であるかどうかは，その人の精神の健康度を左右するのです。たとえば周囲から促されて根づいた，過剰な評価や適応を必要とする価値観を持つ人は，気分障害やうつ病になりやすいと思われます。また，脳内には価値観に応じた脳神経ネットワークが形成されるので，生物学的な基盤として保持されることになり，本人にはあまり自覚されない深いところでその人の行動を左右します。主体価値は思春期のころに確立していくと考えられますが，そこで十分な発達ができず，親の世代の価値観に適応的な修正が加えられないまま，柔軟性のない生き方や，自己主張的でない生き方をしているとき，自立のストレスにもろいことが想像されます。統合失調症の病因のひとつとして，そうした主体価値の不十分な発達が根底にあると考えられます。主体価値に関心のある方は章末に挙げた『思春期学』をお勧めします。

📄 CASE…1-9

Aさんは仕事熱心で生真面目な会社員ですが，その認知パターンとストレスとがからみあって時々調子を崩すことがあります

　Aさんは中年の男性会社員です。まじめな働きぶりで会社でも評価されています。きちんとやらないと気の済まないところがあり，自分に厳しいので，仕事に時間がかかってしまうところがあります。会社で新しいプロジェクトを任されて，全身全霊を捧げてがんばっていました（個人因子，主体価値）。ところが毎日帰りが遅く，十分睡眠がとれないし，帰宅しても妻は受験期の子供のことで頭がいっぱいで，Aさんが仕事ばかりしていることにむしろ不満を持っています。会社でも，仕事ばかりのAさんは煙たがられる上司です。そのためもっとがんばってほしいと部下に期待しても，あまり言うことを聞いてもらえません（環境因子×個人因子）。

　あるとき，プロジェクトが会社の期待通りに進まずにいるところに，住んでいるマンションの役員をしなければならなくなり，がんばれない，もうだめだと感じてしまいました。だんだんAさんは，短い睡眠すら満足にとれなくなり，いつも頭が張り詰めていると感じるようになりました。集中力が落ち，うまく段取りがつけられないし，周りの見る目も非難しているように感じてしまいがちです（機能障害）。だんだん何をするのもおっくうで，いつも気分が滅入るようになり，食欲がなくなって体重も減ってきました（機能障害）。会社での仕事の能率が落ちて，同期の仲間との飲み会も行かなくなったし，好きだった休日のゴルフも行けなくなりました（活動制限，参加の制約）。周囲からつらそうな様子を心配されて，精神科を受診したところ，うつ病と診断されました。会社の仕事やマンションの役員などは当分やらないほうがよいということになりました。この状態が続けば，Aさんは社会での役割を失ってしまっていたかもしれません（参加の制約）。

＊Aさんの例のように，個人因子（本人の価値観や認知の仕方）と環境要因が絡まりあって，状況が悪化していくことが，精神疾患ではよくみられます。
＊うつ病を発症すると，さまざまな精神症状が出現し，機能障害が悪化してしまいます。検査法が確立していないので，病院で脳機能を調べて，機能障害を診断することはまだできません。しかし研究が進んでいますので，そう遠くない将来，ストレスに伴うホルモンや脳機能の変化を，血液や髄液検査などによって調べることや，脳血流の測定や生理学的な検査によって，脳内ネットワークの変化を診断できるようになると思います。

> **第 4 節のまとめ**

　私たちの生活は，「心身機能・身体構造⇔活動⇔参加」という3つのレベルが双方向に関連していると考えられます（WHOの国際生活機能分類・生活機能モデル）。この3つのレベルを統合しているのが，主体的な価値観や希望をもった個体（個人因子）です。そして私たちを取り巻く環境がこれらに影響をあたえています。障害は，私たちが生活している3つのレベルのなんらかの制約として考えることができます。また，回復していくためには，保持している能力が大切です。

5 環境（文化・社会制度・人とのつながり）は障害を変える

　第4節でWHOの生活機能モデルについて見てきましたが，そのなかで環境要因について説明しました。環境によって，私たちの機能や活動や社会参加が大きな影響を受けることについて，本節で改めてお伝えしたいと思います。リハビリテーションでは，その人が持てる力を最大限発揮できるような，最適な環境を探して，それを提供する努力をすることは，優先課題のひとつです。車いすの人の例で言えば，車いすでも外出できる交通環境や，車いすでできる仕事を提供する会社を整備すること，つまりバリアフリーです。

　こころのバリアフリーについて言えば，周囲の人が，個性と障害を持っている人に対して，どう対応していくか，精神の障害を持つ人自身がどうその障害を認識するか，ということが大きいように思います。筆者はもう40年，精神の障害を持つ人への就労支援をしてきましたが，いろいろな人をうまく「使える」職場・上司は，障害を持っている人に対しても対応が優れていると感じます。考えてみれば，精神疾患を持っていない人でも，多様な個性や特性を持っていますし，精神疾患を持っている人でも多様な機能や活動性を持っています。どううまくその人の力を伸ばしていくかが，大切なのだと思います。たとえば，あるパチンコ店の店長さんは，たくさんのアルバイトを雇っていて，そのなかには聴覚に障害のある方や，精神の障害を持つ方もい

ます．それぞれの人の持ち味をほめることがとても上手で，お店の人たちは店長さんをしたっています．パチンコ店の仕事は，あまり待遇がよくなくて，また騒がしかったり，大勢の人が出入りしたりするので，良好な労働環境とは言えず，アルバイトが長続きしないそうなのです．人がすぐ辞めてしまう環境をばねにその店長さんは，だんだん人をうまく動かすコツを覚えたそうです．障害ではなく，その人の持っている能力を伸ばしていくことが，社会参加を向上させるということは，リハビリテーションでも，そして一般的にも言えることではないかと思います．しかしリハビリテーションではどうしても，目の前の障害に目を奪われて，そこを改善する方向に傾きがちですので，改めて強調しておきたいと思います．

　周囲の人たちの持つ精神疾患・こころの病に対する偏見（スティグマ）や，それがこころの内に取り込まれる内的なスティグマ（セルフスティグマ）は，こころのバリアフリーの環境を提供するうえでは避けて通れない問題です．私たちは気づかないところでいろいろな偏見を持っています．それが普遍的に存在するように感じ，「社会の常識」と誤認していることもよくあります．さまざまなアンティスティグマの講演や本やマスコミによる報道が行われており，一定程度効果を上げています．しかしそれは，知識レベルですので，普段の行動や態度までは簡単に変わらないのがふつうです．街中で「変わった」行動をする人や，職場でも皆と違った風変わりな考え方をする人に接すると，簡単に「もしかして病気の人？」と考えたりします．このような私たちの価値観が変わるには，実際に精神疾患を持つ人といっしょに行動し，その人たちの生き方や考え方にふれ，それを助けたり支援したりするプロセスが必要だということがわかっています[7]．それは障害を持つ人へのリスペクトを育てることであり，多様な個性的な生き方を受け止めるということです．

　そうは言ってもそれは簡単ではありません．これまで行われた調査でも，社会のなかで精神疾患を持つ人たちが生活していくことに一般論としては寛容であっても，たとえば「あなたの隣に精神障害者が引っ越してくるのをあなたは受け入れますか」「あなたはあなたの子供がうつ病を持っている人と結婚してもよいと思いますか」など，社会的距離が近い関係について問われると，ためらうことが多いと報告されています[3, 4]．残念ながら，精神疾患を持つ人を支援する専門家のほうが，むしろそうした社会的距離が近い場面では寛容になれないという現象すらあります．わが国では，社会で障害を持

つ人たちを支えるしくみが少しずつ発達してきています。たとえばクラブハウスやソーシャルファームなど，障害を持ちつつ地域で生活することを支えていくしくみを，わが国の土壌で実現することを目指す多くの人たちの実践が展開されてきました。創意にあふれたさまざまな事業が全国各地で報告されています。こうした活動が，私たちの文化を少しずつ変えていくのではないでしょうか。

　セルフスティグマは，障害を持っている人の意欲をそぎ，自己価値を傷つけ，回復を妨げるものです。このようなセルフスティグマを減らす取り組みを長年行ってきたのが，「浦河べてるの家」であると筆者は思っています。べてるの家は北海道浦河町にある，精神の障害を持つ仲間たちと専門家の共同体で，昆布の販売に象徴されるように，地域の力を生かしつつ，医療と連携しつつ，福祉・地域活動を展開しています。章末にわかりやすいべてるの家の入門書を載せていますので，興味のある方はご覧ください。べてるの家では仲間たちによるミーティングがしばしば行われ，自分たちの障害を自分たちの言葉で語ることがよしとされています。障害を持つ人たちが自ら，仲間の助けを得て行う当事者研究では，かつて語ることが治療につながらないと考えられてきた幻覚・妄想や，さまざまな生きるうえでの困りごとを自身で探求し，対処する技を仲間と編みだし，自分なりの生き方を探していきます。認知行動療法などの成果を活用しつつ，自分たちにあった生きた手段へ落とし込んでいく彼らの技にはいつも驚かされます。次章で説明するパーソナルリカバリーの生きた見本ではないでしょうか。

　そうしたべてるの家のコミュニティのありようは，「降りていく生き方」「弱さの情報公開」「安心してさぼれる職場」「3度の飯よりミーティング」といったスローガンに裏打ちされています。社会のいわゆる常識とは反対にある彼らの価値観は，外からのスティグマに対抗し，セルフスティグマを弱める力を持っています。年に1度「幻覚＆妄想大会」が開かれ，自分が経験した幻覚・妄想エピソードを発表しあいます。そして，各エピソードを即興劇で再現したり，最もおもしろく，仲間とつながったり自分を助ける力の大きかった症状にはグランプリが贈られます。ここには障害の深刻さをユーモアで，自分たちが取り扱えるものにしてしまう，優れた感性をみてとることができます。浦河町の彼らは，生き生きと独自の世界をつくりあげています。それは当たり前でないはずの精神障害に伴う困難——生きづらさ，つまりこころ

の病に伴う障害を「当たり前の苦労」へと転換していくための装置なのだと，筆者は考えています。

　べてるの人たちの生き方に強い感銘を受けてふだんの職場に戻ってみると，あらためて「べてる流」を実現していくことのむずかしさにぶつかります。それは社会にある「普通の価値観」の壁であり，時として支援者の持つ「社会の常識」にしばられて，自己の問題としてとらえられない当事者性の欠如です。専門家自身が，障害を持ちつつ生きていくことの意味や意義に気づいて，自身の価値観を変えていかないと，べてる流は実現できないのです。精神の障害を持つことによって少数者の道を選ばざるを得なくなった人たちが，価値観のコペルニクス的転回によって，自己の生き方を肯定的に考えるようになるためには，それを支える強い理念や文化が必要です。そうした理念や文化はひとりで形成されるわけではなく，仲間とともにつくりあげていく必要があります。リカバリーには仲間が必要と言われるゆえんです。リカバリーについては，次章でくわしくふれていきます。

CASE...1-10
職場が変わったら，無口なことが評価されるようになったNさん

　Nさんは無口な人で周りと交流することが苦手です。自閉スペクトラム症の診断がついています。パソコン作業の能力があり，マイペースで仕事を進めていくことができます。ですが周りの人に挨拶したりしないし，業務上の相談や報告もしませんし，誰かに話しかけられることもありません。以前，実習を行った会社からは，周囲と連携ができないという理由で，就職を断られてしまいました。やむなく，しばらく就労移行支援事業所に通いながら，仕事探しを続けていました。

　半年たって見つかった会社では，やはりパソコンでのデータ入力の仕事でしたが，上司が明るい方でしょっちゅうNさんに声かけしてくれました。上司からは，「口外できないような人事の書類なども扱う職場なので，Nさんが無口なのはありがたいです」と評価されています。どういう環境なのかによって（精神の障害における「環境」とはほとんど「人」と同じ意味なのですが），その人の障害はプラスにもなるし，マイナスにもなる，ということです。その人に合う職場というのはどこかに必ずあるだろうと思います。

第5節のまとめ

こころのバリアフリーは，周囲の人が，個性と障害を持っている人に対して，どう対応していくか，精神の障害を持つ人自身がどうその障害を認識するか，ということにかかっています。多様な個性や特性を持っている人に対して，どうつきあっていけるかということは，障害を持つ人に限らず住みやすい社会の特徴と言えるでしょう。世間の価値観が自身に取り込まれたセルフスティグマも，人の回復に大きな影響を与えます。障害を障害としない環境の好例が，浦河べてるの家だと思います。

6 ノーマライゼーションと障害 disability の克服

　第5節では，「障害を障害としない環境」について考えてきました。このことと密接した概念にノーマライゼーション normalization があります。ノーマライゼーションは，障害の有無にかかわらず，そして人種や性別やさまざまな個体の差異を越えて，地域のなかで当たり前の生活をしていく権利を誰もが持っているという考え方です。第2章でくわしくお伝えしますが，リハビリテーションの目標として，ノーマライゼーションを目指すべきであると考えられています。障害を持っている人たちを社会から離れたところで保護するのではなく，ともに生きていこうとする考え方です。理想論にとどまらないで，ノーマライゼーションをリアルワールドで実現していくためにも，私たちはこの章で述べてきた，障害 disability（生きづらさ）についてよく知っておく必要があると筆者は考えています。

　図1-4を見てください。過去に，障害に対する理解や支援，福祉の考え方が不十分であった時代には，精神疾患・こころの病を治療することが，専門家の目指すべきことであると考えられていました。障害と共存していく発想はなかったのです。すでに第2節で述べたように，残念ながら治療によって，十分回復しないことが厳然たる事実であったにもかかわらず，です。そのために結果として，長期の精神科病院への入院という事態が起こったのです。

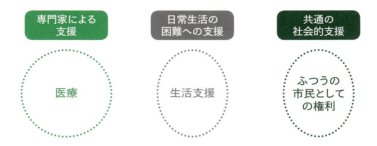

図1-4　過去の医療・福祉

　長期入院の弊害は強調してもしすぎることはありません。なぜそうした問題が起こったかを理解するために，精神医療の発展とそのなかで精神疾患を持つ人たちがどのように遇されてきたかについて簡単に触れます。
　精神疾患の概念が確立してくるのは19世紀末からで，それまでは「魔女」や「狐憑き」といった社会から疎外され場合によっては迫害される存在や，お告げをするような神秘的な対象などとして考えられていました。どのような存在として扱われるかはその社会の文化によって違っていましたが，いずれにしても市民権がなかったと言えます。欧米では，まだ精神疾患の概念が確立する前から，モラルトリートメントといって，人道主義に基づいて人間らしい生活，すなわち暖かな住まいや栄養ある食事を提供しようとする動きが広がっていました。その後，精神疾患の概念が明確になってからは，原因を明確にして治療をする，という考え方が科学的であり，人道主義的でもあると考え方に変化していきます。その結果がしかし，精神障害を持つ人たちの社会からの隔離と長期入院でした。そしてわが国ではいまだに長期入院が継続してしまっていることについては，医療経済や制度上の欠陥があると思います。こうした歴史が教えることに，私たちは気づいていかなければなりませんし，いまを点検する，大切な視点として持っている必要があると思います。科学的で人道主義的な考え方に基づいているという過信により，むしろ患者を追いつめてしまうことは，過去の出来事ではなく，今の日常診療にいくらでも起こりうるのです。
　欧米ではすでにふれたように，1960年以降さまざまな理由で脱施設化が図られ，多くの精神障害を持つ人たちが地域に出てくるようになりました。しかしその結果が，すぐ再入院するだけに終わったり，場合によってはホー

ムレスになってしまったり，受け止めた家族がとても苦労したりするという事態になりました。そのなかで精神疾患・こころの病に伴う症状と障害disability が存在することが徐々に明らかになっていきます。これらの問題を受け止め，日常生活の多様な支援——デイケアや作業所など，社会のなかで存在することができる場所が生まれたり，障害 disability を改善するためのエビデンスのあるプログラムが開発されたりするようになりました。**図1-5** を見てください。治療だけでなく，障害 disability を抱えながら地域で生きていく生活支援を充実させようとしていることや，社会での共存の考え方が発展してきたことを，円の大きさで表現しています。そして医療・生活支援・社会での共存の全体が連動して，リカバリーを支援していると考えています（リカバリーについては第2章をご覧ください）。なぜ生きづらいのかという理解とその支援や，地域で生きていく一般の市民としての権利の保障について言えば，今のわが国はこの図に向かう途上にあるのだろうと思います。ノーマライゼーションやリカバリーの考え方が徐々に浸透してきている最中だと思います。一方では，まだ精神医学の発達は十分でなく，精神疾患・こころの病についての病態解明や抜本的な治療が十分開発されているとはいえない段階です。

　北欧の研究者たちが統合失調症の長期経過について調査した多くの研究のメタ解析を発表していますが[5]，社会生活や精神症状が十分回復している人

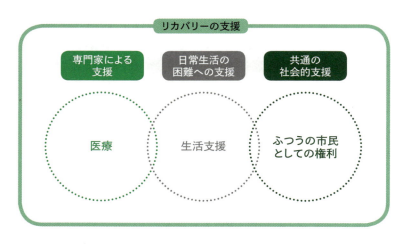

図1-5　リカバリー支援

の割合は，過去70年ほどを概観してみても，大きく変わっていないという，がっかりする研究結果でした。薬物療法がまだ十分発達していなかった時代から，現在までを比較しての結果です。私たちは，精神症状や障害をしっかり回復させる手段をまだ十分には手に入れていないのです。

　同じような結果を示すほかの研究もあります。英国の研究者たち[6]がスコットランド南西部に居住する統合失調症の人たちについて，1981年と2006年に同じ調査をしました。この25年の間に，入院治療から地域ケアへと医療体制は変わり，薬物も定型抗精神病薬から非定型抗精神病薬中心となり，薬物療法抵抗性の統合失調症に対する治療薬であるクロザピンも使用されるようになりました。地域の居住施設が増え，地域ケアを行う看護師も増加しました。ところが，1981年と比べて2006年では，陰性症状はより改善していましたが，陽性症状はむしろ悪化しており，薬物療法の副作用は変化がありませんでした。そして社会生活に関しては，患者自身が記入する評価尺度では，1981年と2006年で差がありませんでした。そして障害を明らかにして就労する人はむしろ減少しています。この結果も現在の治療やリハビリテーションがまだまだ不十分であることを示しています。大事な今後の課題として，障害の本態を明らかにして，その改善を目指す技術を私たちは開発していく必要があります。そのことについては，第7章「リハビリテーションをゆたかにする研究」でも述べたいと思います。

　図1-6を見てください。私たちがもし，もっと精神疾患や障害の本態についてわかるようになり，それを治療する技術を持てるようになったら，という将来に期待した図です。近い将来はまだ無理かもしれませんが，生きづらさ，障害が改善するようになれば，生活支援はそんなに必要でなくなるかもしれません。図の円の大きさはそれを表しています。治療は，薬物療法などの脳に働きかける技術もありますし，心理社会的治療などこころに働きかける技術もあると思います。今脳科学はどんどん進んでいますから，筆者は10年後，20年後に期待しています。薬物療法以外の，たとえば磁気刺激治療やニューロフィードバックなどはまだ発展途上ではありますが，脳機能を改善する技術がまだまだ大きく発展していく可能性はあると思います。そしてそうした治験をもとに，こころに働きかける技術も大きく発展するかもしれません。そしてもうひとつ，社会が多様な個性を受け入れるように変わっていってほしいという期待を込めています。病気ではないけれども，個性的

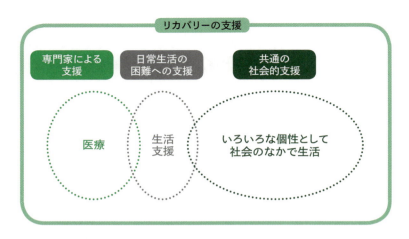

図1-6 脳科学の進歩で生活のしづらさ改善の手がかりが得られるとしたら……

な人たちがいて，いろいろな生き方が選べる。そういう社会になっていったときに，障害を持つ人たちが暮らしやすくなるだけではなく，そもそも精神疾患になる人たちは減るかもしれません。

第6節のまとめ

　精神疾患が科学的に認識されていなかった時代，社会からの保護を優先する長期入院の時代を経て，いま私たちは地域で当たり前に生活することが可能となるように，ノーマライゼーションの動きを進めています。さらに脳科学や社会の体制が進んで，疾患の本態の解明や治療法が開発されること，そして多様な個性の人がともに暮らす社会の到来を期待したいと思います。

> **第1章のテイクホームメッセージ**
> 精神疾患・こころの病には，リアルワールドで生きていくうえでの困難，すなわち障害 disability が伴っています。それをしっかり認識して，生きづらさを明確にすることが専門家の役目です。

引用文献

1) Crush E, et al: Protective factors for psychotic symptoms among poly-victimized children. Schizophr Bull 44: 691-700, 2018
2) Green MF, et al: From perception to functional outcome in schizophrenia: modeling the role of ability and motivation. Arch Gen Psychiatry 69: 1216-1224, 2012
3) 半澤節子，他：精神障害者に対するスティグマと社会的距離に関する研究――統合失調症事例についての調査結果から（第一報）．日本社会精神医学会雑誌 16：113-124，2007
4) 半澤節子，他：精神障害者に対するスティグマと社会的距離に関する研究――うつ病事例についての調査結果から（第二報）．日本社会精神医学会雑誌 16：125-136，2007
5) Jääskeläinen E, et al: A systematic review and meta-analysis of recovery in schizophrenia. Schizophr Bull 39: 1296-1306, 2013
6) Shivashankar S, et al: Has the prevalence, clinical presentation and social functioning of schizophrenia changed over the last 25 years? Nithsdale schizophrenia survey revisited. Schizophr Res 146: 349-356, 2013
7) 種田綾乃：地域住民の精神障害（者）に対する態度とその変容――精神障害者当事者活動の可能性に着目して．精神障害とリハビリテーション 16：153-159，2012

本章の理解を深めるために

・べてるの家の本制作委員会（編）：べてるの家の本――和解の時代．べてるの家，北海道浦河町，1992
・長谷川寿一（監），笠井清登，他（編）：思春期学．東京大学出版会，東京，2015
・向谷地生良，浦河べてるの家：安心して絶望できる人生．NHK 出版，東京，2006
・中村かれん（著），石原孝二，河野哲也（監訳）：クレイジー・イン・ジャパン――べてるの家のエスノグラフィ．医学書院，東京，2014
・Harvey PD, Sharma T（著），丹羽真一，福田正人（監訳）：統合失調症の認知機能ハンドブック――生活機能の改善のために．南江堂，東京，2004
・精神疾患と認知機能研究会（編），山内俊雄（編集統括）：精神疾患と認知機能――最近の進歩．新興医学出版社，東京，2011
・上田敏（監），伊藤利之，他（編）：標準リハビリテーション医学 第3版．医学書院，東京，2012
・浦河べてるの家：べてるの家の「当事者研究」．医学書院，東京，2005

第 2 章

リハビリテーションとはどういうものか

point

精神障害リハビリテーションはこころの機能の回復を目指すもの？ 答えは「ちょっと違います」。リカバリーという考え方のほうが新しく，もうリハビリテーションの考え方は古い？ 答えは「違います」。リハビリテーションやリカバリーというのはどういうもので，それぞれどう違うのか，この章で学んでください。リハビリテーションの種類や，基本的な理念，希望を持つことの意義などについても解説しています。

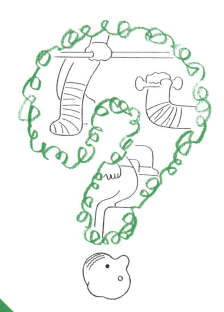

I リハビリテーションという言葉が示すもの

そもそもリハビリテーションとは？

「リハビリテーション」という言葉を聞くと，まず歩行訓練を思い浮かべる方が多いのではないでしょうか。「なんらかの身体的な障害」を持った人が，その機能を回復して，社会生活に戻っていくことがリハビリテーションであるというイメージです。では，精神障害リハビリテーションの場合はどうでしょうか。こころの病における障害 disability を理解するには精神医学や脳科学の発展が必要でした。リハビリテーションは，原因がわからないままに，社会生活からはずれていく，生きづらさを抱えた人たちを差別や疎外する非人道的な扱いに対して，精神疾患を持つ人の市民としての権利を守るというイメージが主流であったかもしれません。しかしこれらの見方は，リハビリテーションという言葉の持つ意味の一部しかとらえていません。

2006年に国連で議決された「障害者権利条約」によれば，第26条でリハビリテーションについて「……障害者が，最大限の自立並びに十分な身体的，精神的，社会的及び職業的な能力を達成し，及び維持し，並びに生活のあらゆる側面への完全な包容及び参加を達成し，及び維持することを可能とするための効果的かつ適当な措置……」と書かれています。少しかたい条文ですのでこれを整理してみます。

リハビリテーションの目的

リハビリテーションの目的は，「生活のあらゆる側面への完全な包容及び参加」ということになります。包容というのは，「社会そのものが多様な人々が共生する場であり，多様な人々を社会のなかに受け入れる」という考え方です。個々人への働きかけだけではなく，社会への働きかけも，リハビリテーションの目的には含まれています。第1章で，障害を持つ人も多様な個性として社会のなかで当たり前の生活をしていくことを目指す，ノーマライゼーションについて説明しました。ノーマライゼーションは，障害を持つ人たち

もともに生きられる社会のあり方についての理念を示していますが、リハビリテーションは、社会参加ができる限り可能となるように、機能回復を支援するとともに、回復水準にかかわらず可能な社会参加ができるように、個人および社会に働きかけていく理論と方法論です。ノーマライゼーションとリハビリテーションは、ともにあってこそ意味のある考え方だと思います。

　精神疾患・こころの病の場合には特に、目的が完全な包容と（社会への）参加、といういわば社会から眺めたものだけではなく、障害を持つ人の内面から眺めた「その人なりの、満足や生きがいを感じられる生き方をとり戻してくこと」が大切になってきます。あとでくわしくふれる、パーソナルリカバリーです。

リハビリテーションの中間目標

　リハビリテーションの目的を達成するための中間目標として、「最大限の自立」を目指すことが謳われています。ここに書かれてある「最大限の自立」は、「正常」や「最高の自立」ということではなく、障害を持つ人たちの価値観や生き方に沿って、その人なりの自己決定に従った適切な「最大限の自立」という意味です。

リハビリテーションの手段

　リハビリテーションの目的を達成する手段として、「身体的、精神的、社会的及び職業的な能力を達成し、及び維持」するとあり、この手段の部分が一般的にリハビリテーションととらえられているのだと思います。

リハビリテーションの原義

　リハビリテーション rehabilitation ということばは、もともと「人間としてふさわしい状態に再び戻すこと」という意味であり、権利、名誉、尊厳の回復の意味で使われてきました（表2-1）。歴史上は、異端審問の末に火あぶりの刑に処せられたジャンヌ・ダルクが、彼女の死後に行われたやり直し宗教裁判で無実とされ「リハビリテーション」した例や、地動説を唱え宗教裁判によって異端とされたガリレオ・ガリレイが、360年後に法王庁によって異端を取り消された、「ガリレオのリハビリテーション」の例が有名です。また人以外にも、災害からの復興や都市の再開発の意味でもリハビリテーショ

> ■ もともとの意味
>   - 身分，地位，資格，権利，名誉などの回復
>   例）ガリレオのリハビリテーション（名誉回復）
> ■ 国連「障害者権利条約」(2006) における定義
>   - リハビリテーションの目的は「生活のあらゆる側面への完全な包容＊及び参加」である
>   - 目的を達成するための中間目標として，「最大限の自立」＊＊を目指す
>   - 目的を達成する手段として，「身体的，精神的，社会的及び職業的な能力を達成し，及び維持」する
>
> ＊ 社会そのものが多様な人々が共生する場であり，多様な人々を社会のなかに受け入れること
> ＊＊障害を持つ人たちの価値観や生き方に沿って，その人なりの自己決定に従った適切な自立のこと

表2-1 リハビリテーションの定義

ンという言葉は使われています。欧米では，地震の後の都市の復興に対して「リハビリテーションが行われている」という言い方がなされます。したがって，リハビリテーションとは，単に訓練や作業療法のことではなく（それは手段にすぎず），「人間にふさわしい生活を取り戻すこと」が本来の意味なのです。リハビリテーションのなかに，障害者の権利擁護が必ず含まれてくるのも，原義からして当然のことだと思います。

リハビリテーションの手段にはどのようなものがあるか？

リハビリテーションの手段は，一般的に大きく4つに分けられます。

①**医学的リハビリテーション**　障害に対する医学的なアプローチ

②**教育的リハビリテーション**　障害を持つ人に対するさまざまな教育の提供
そもそも視覚障害を持つ人に対し，社会で生きていくすべを学んでもらい，自立して生活できるようにする学校などが，こうした教育の始まりです。医学が進んでいなかったころには，視覚障害の人に対しては教育的リハビリテーションしか行われていなかったかもしれません。現在では医学リハビリテーションや，職業リハビリテーションが行われていますし，視覚障害以外

についても，さまざまな教育が工夫されるようになっています。新しい例では，精神の障害を持つ人と一般市民とがいっしょに，社会で必要な知識やスキルを学ぶ，リカバリーカレッジが挙げられます。

③**職業リハビリテーション**　障害を持つ人の力が十分発揮できる職場への就労や，職場での受け入れなど，職業生活が可能になるための支援

④**社会的リハビリテーション**　障害者福祉の多様なサービス
たとえば社会で働くことがまだむずかしい人に対して，日中の活動や仲間とのふれ合いを提供する，地域生活支援センターなどがその例です。ひとり暮らしで苦労している人たちのために，ヘルパーを派遣することなども含まれます。社会生活の支援を福祉制度のもとで行うものです。

　これらの4つの領域は，もともとは別個に発展しました。たとえば知的障害者への教育的リハビリテーションは，独自の領域を持っていました。しかし今では，障害を持つ人のニーズに応じて，この4つのリハビリテーションを総合して提供することが大切であると考えられるようになっています。精神疾患・こころの病を持つ人に対しても，たとえば神経認知機能の改善や機能の低下をカバーするやり方の学習を目指す**認知機能リハビリテーション**などの医学的リハビリテーションと，適切な職業リハビリテーションによって，職業生活に従事する人の数が増えたという具体的な成果が挙げられています[8, 16]。また精神疾患を発症するリスクの高い人に対して，医療の提供だけでなく，安全で満足のできる教育環境の提供が重要となります。なんらかの精神の障害を持つ人にとって，生活のしづらさを支えるための福祉制度やサービスは，生活の質を高めるために重要なものであり，さまざまなリハビ

> **認知機能リハビリテーション**……物事を処理するうえで，注意を維持する，記憶，課題処理の速さなど，いろいろな神経認知機能が関連していますが，統合失調症などの精神障害では，健康成人と比べて，こうした神経認知機能がかなり低下していることがわかっています。そのために病前にはできていた学校生活や仕事や人づきあいが困難になる場合が見られます。認知機能リハビリテーションでは，こうした認知機能の回復を目指し，苦手なことを知ってそれを補う方法を学習することによって，社会生活の向上を目指します。1990年代から効果が報告されるようになり，わが国でも行われるようになってきています。

リテーションと並行して行われるのが普通です。

　国連の「障害者権利条約」に書かれているようなリハビリテーションの考え方にたどりつくまでには先人のさまざまな試みがあり，いろいろな変遷がありました。興味のある方は田中[17]，野中[11]をご覧ください。

　図 2-1 にリハビリテーションについてまとめました。専門家が行うリハビリテーションの目的と，そのための手段を図の左半分にまとめています。専門家は，障害を持つ人たちが社会でよりよく生きていくための権利を守ったり，社会に働きかけていく役割を負っています。権利擁護と書いているのはそういう役割のことです。回復していくことは，専門家と当事者とがお互いに手を取りあって行う共同創造 co-production です。そのために図の右半分は，当事者の視点から見たリカバリーを描いています。リカバリーについては第2節でくわしく説明しますが，パーソナルリカバリーと客観的なリカバリーに分けて考えることができます（もちろん理屈のうえでの話にすぎず，実際のところこの2つは当事者のなかで結びついて存在していると思います）。左右が合わさるこ

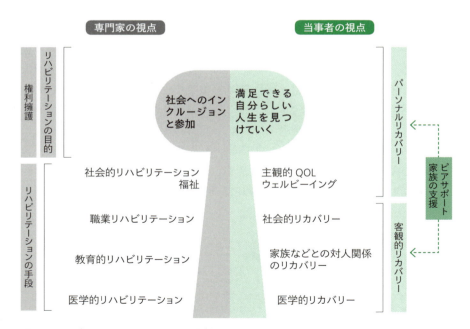

図 2-1　リハビリテーションとリカバリーの関係

とで，よりよい回復が成し遂げられると思います。「よりよい」というのは，専門家から見ればそのベストを尽くして，ということですし，当事者（障害を持つ人）から見れば，本人の価値観や好みが反映された，納得のいく自分なりの回復，ということです。双方のバランスが取れたものであることが望ましいと，筆者は考えています。

第 1 節のまとめ

精神障害リハビリテーションの目的は，生活のあらゆる側面への完全な包容と参加であり，そのための手段として医学的・教育的・職業的・社会的リハビリテーションがあります。本人から見ると，リハビリテーションに参加する目的は，本人の価値観や好みが反映された，納得のいく自分なりの回復（パーソナルリカバリー）になるでしょう。専門家と当事者とがお互いに手を取りあって行う共同創造 co-production が肝になります。

2 リカバリー概念の発展

過去の時代には，障害を持つ人たちは，差別や慈善の対象と考えられてきました。しかし時代を経て，「障害をもっていても社会のなかで生き，その人なりの人間らしい人生を送ることができる」というリカバリーの考え方が生まれてきました。「三重苦」と称され複数の障害を持ちながら自分の世界に閉じこもることなく，世界各地で講演を行い，社会福祉，教育の分野で活躍したヘレン・ケラーの実例もそうした考え方を後押ししたかもしれません。

リカバリーの源流

リカバリーという考え方は，源流をたどれば 20 世紀前半のセルフヘルプ運動やユーザー運動から出発しています。セルフヘルプ運動は，主に身体障害を持つ人たちが装具や手助けを受けながらも，社会で生活していこうとする運動です。そして 1960 年代にノーマライゼーションや自立，そして生活

の質(quality of life: QOL)の重視(社会で生活していく際にその内容が問われるようになった)がはじまりました。そして1990年代に入り，リカバリーが精神障害リハビリテーションの中心的な概念として認識されるようになりました。そして，リカバリーという言葉が持つ意味のなかでも，後に述べる「パーソナルリカバリー」の側面が注目されるようになります。パーソナルリカバリーは当事者の体験として語られることが多く，「障害があってもなお，十全な生を主体的に生きていく過程」であるとしてしばしば描写されています。1990年代後半には，先進諸国において精神保健行政の方針としてリカバリーの考え方が採用されるようになり，近年米国でも精神保健福祉施策のなかでの基本理念として位置付けられるようになっています。

わが国における先駆

わが国でリカバリーの先駆となる思想として，上田敏によるリハビリテーション医学の考え方があります[20]。その基本的な考え方は，社会的に望ましい健康な生活に照らして障害を持つ人の現在の生活を点検するのではなく，より当事者にとって望まれる生活とはどんなもので，そのためにはどのような能力や環境支援が必要かを探るものです。またその過程においては，客観的な障害だけではなく，患者本人の主観の世界に属する「体験としての障害」が重要であるとして，障害を持っていることを本人がどのように受け止めているか，どのような希望をもってその障害に対していくかが，回復に大きな影響を与えるとしました。

また，江畑敬介[3]らによって，米国からわが国に紹介されたストレングスモデルも大きな影響を与えています。リハビリテーションの目的は，**図2-1**に示したように専門家にとっては社会への参加ですが，当事者の視点から見れば満足できる自分らしい人生を見つけていくことです。その両方がしっかりかみあってこそ，納得のいく回復につながるのです。この2つの目的を叶えるには，当事者の健康な部分にも焦点を当てる，その健康な部分（ストレングス，強み）を生かした社会参加を考える必要があります。

たとえば筆者は，ふだんの面接でつらいこと，不安なこと，症状の話をもちろん聞きますが，同時にその人の好きなこと，楽しめていること，得意なことについてもよく聞くようにしています。そのなかでその人の持っている力が見えてきますし，そこを評価すると，本人の自己評価が変わります。「ほ

めることが面接の8割をしめる」と筆者は感じています。たとえば，緊張してしまう，幻聴がつらいと訴える人に対して，そのつらさを聞きながらも，好きな語学の勉強をしていることや，毎日ウォーキングをしていること，デイケアで仲よしができたことにも焦点を当てていき，やれていることにも注意を向けてもらいます。そうしたなかで少し本人の自信がついてくると，不安な幻聴に対処してみようという前向きの気持ちも生まれてくるのです。このベースがあると，症状自己対処の**社会生活技能訓練**（social skills training: SST）（本章後述）などもうまくいくようになります。

リカバリーの多義性

　これまで精神医学では精神症状からの回復が大きな目的とされてきました（**図2-1**の医学的リカバリー）。リハビリテーションの分野では仕事などの社会的回復が重視されてきました（**図2-1**の社会的リカバリー）。これらは主に専門家の視点から見ているリカバリーですが，家族など身近な人たちから見ると，親しい人たちとの対人関係の回復が大きな意味を持ってきます（**図2-1**の対人関係のリカバリー）。この3つのリカバリーは，外の人に見えるものなので，客観的リカバリーと言えます。

　近年は，当事者本人が体験する，主観的なリカバリーが注目されています。そのなかでも，本人が感じている「QOL」であるとか，「幸福感」「満足感」などは，自分で記入する評価尺度なども開発されていて，自己評価という形で測定できるものです。それに対して，満足できる自分らしい人生を見つけていく「人生の復権」や，回復を主観として体験するリカバリープロセスは，より実存的なものであり，本人にしか体験できないものと考えられます。これらの主観的なリカバリーは，パーソナルリカバリーと呼ばれます。

　リカバリーという用語を**表2-2**に整理してみました。客観的リカバリーと，パーソナルリカバリーのどちらも大切なものです。客観的なリカバリーがな

> **社会生活技能訓練**……social skills training（SST）の訳で，社会的スキル訓練などとも訳されます。社会生活上，困難を持つ人に広く対人スキルなどを身につけてもらうことで，ストレスを減らし，苦痛や症状を減らし，より本人の望む生活ができるようになることを目標に実施されます。ロールプレイ，モデリング，フィードバック，ホームワークなどの認知行動療法の技術を用いて，スキルの学習を助けます。統合失調症をはじめとする精神障害だけでなく，発達障害，児童・青年の社会的不適応，更生教育の現場などで行われるようになっています。

- 客観的リカバリー
  - 医学的リカバリー
  - 社会的リカバリー

- パーソナルリカバリー
  - ウェルビーイング，主観的QOLなど
  - 人生の意義，自己価値観の再生，回復の道のりの体験など

- リカバリーは重層的なものであり，それぞれ意味や意義があり，どれがより重要ということではない

- この区別は，専門家が整理したものであり，当事者や家族のなかではいろいろな側面を持ったひとつの体験として，生きられている

表 2-2　リカバリー概念の多重性

いのに，「生きがいや満足感を持て」というのは無理があるでしょうし，逆に社会的にリカバリーしていても本人が貧しい精神生活に置かれており満足していなかったとしたら，それはやはり不十分な回復だと思います。

　リカバリーという言葉には，人によって異なる意味が込められています。そのため京都大学の村井俊哉は，「リカバリーという言葉はさまざまな人が触発されて思想を展開する"接触言語"である」と述べました。筆者が村井らと行ったリカバリーをめぐる座談会[4]では3つの側面（医学的，主観的，人生の意義）が提案され，のちに4番目の側面として社会的リカバリーが追加されました（表 2-2）。本書では，わかりやすくするために，「客観的リカバリー」と「パーソナルリカバリー」，そしてその2つを合わせた概念を指すときには「リカバリー」という言葉を使っていきます。

　これらの多義的なリカバリーは重層的なもので，それぞれ意味や意義があり，どれがより重要ということではありません。またこの区別は，専門家が整理したものですが，当事者や家族のなかではいろいろな側面がまじりあって，ひとつの体験として生きられているものだと思います。

> - ■ 当事者が主体：誰でも，いつでもリカバリーすることが可能
> - ■ どのような障害があったとしてもリカバリーする
> - ■ リカバリー支援の「場」の条件
>   - ・主体的な生活の場が確保されていること
>   - ・本人が自分の力で選んでいくことを保証する人生の選択肢が豊富に準備されていること
>   - ・仲間集団があり，リカバリーのモデルの存在に触れられること

表2-3　パーソナルリカバリーのために支援者が知っておくべきこと

リカバリーを支援していくうえで大切なこと

　当事者が主観的にしても客観的にしてもリカバリーしていくうえで，専門家が知っておく必要がある大切なことがあります（表2-3）。

　まず，障害を持つ人はその障害がどのようなものであってもパーソナルリカバリーは起こりうることを，支援者は知っている必要があります。これは支援の現場にいる人にとって，実は簡単なことではありません。真摯な支援者であるほど，重い障害や大変な環境に思いをめぐらすとき，当事者といっしょに絶望的な気持ちを体験することはよくあることだと思います。パーソナルリカバリーは短期間では起こらないし，治療効果のあるプログラムに参加すれば進展するという短絡的なものでもありません。しかしそれでも，パーソナルリカバリーは起こります。筆者が長くつきあっている人にも，重い精神病症状が続いているために，仕事などはできていませんし，そうした自分へ向けられる社会の目は気にしているものの，それでも自分なりに精いっぱい生活していることには自信を持っており，友達に恵まれていること，家族を大事にしていることをうれしそうに話してくれる方がいます。

　リカバリーしていく主体はあくまで当事者であることも，大切な観点です。図2-1では右半分と左半分に分けましたが，専門家はさまざまなサポートを提供するけれども，荷物を背負うのは本人であり，専門家は前進する可能性をそばで支援する役割に徹します。

　リカバリーを支援していく「場」がどんな状況であるべきかは本質的な問題です。たとえば閉鎖的な治療環境で，支援する側とされる側との間に明確なヒエラルキー（力関係）が存在するような場においては，リカバリーは空

念仏になってしまうかもしれません。「場」の条件は3つあります。主体的な生活の場が確保されていること，人生の選択肢が豊富に準備されておりそれらを自分の力で選んでいくことが保証されていること，仲間集団があり，リカバリーしていく仲間の存在にふれられること，です。

　筆者は病棟でもデイケアでも，集団で行う心理教育やSSTを大切にしています。そのなかでは専門家も支援を受ける人もいっしょになって，障害に伴う苦労への知恵を出しあい，お互い学びのある場となります。そこで自分のやりたいことを選択していくのは，もちろん当事者です。たとえば先日のSSTでは，「仕事をしたほうがよいかどうか」という疑問が障害を持つ人から出されました。通院して薬物を飲み，症状に悩みながらの仕事は容易ではありません。周りの偏見も気になりますし，どうせ社会から外れてしまったのだから，というあきらめもあります。うまくいかないかもしれないという不安もあります。だから，仕事をしたほうがよいかどうか迷うのです。皆からもスタッフからも，仕事について思うことが次々出されました。「お金を稼げる」という現実的な話も出ましたし，「人とつながれる」「自分が納得できる」「症状のつらさがまぎれる」などの意見も出ました。先輩の当事者仲間からは，現在仕事している日常について話が出ました。仕事に追われて，趣味がなかなかできないという現実も話されました。そんな話を聞きながら，じっくり自分の選択肢を考えるのです。

わが国にパーソナルリカバリーの視点がもたらしたもの

　近年わが国でも，多くの当事者がリカバリーの体験について語るようになりました。こころ打たれる体験談や魅力的な回復の話に，私たちは多くの励ましを受けます。皆の前でこころのうちをさらけ出すことは勇気がいると思いますが，それを肯定的に受け入れる文化が育ってきているのだと感じます。またリカバリーした体験談を伝えていくことに，自分にとって価値ある生き方を見いだす当事者も増えてきています。単純に症状や機能が回復するだけではなく，自己価値や社会のなかで自分なりの生き方を見つけだすことによって，新たな喜びや生きがいをつくりだそうとするパーソナルリカバリーの理念が広まってきたことが，こうした当事者の活躍を後押ししていると思います。

　筆者が担当している医学部の講義では，5年前から当事者に登壇しても

らっています。聴講した医学生からの感想には「皆の前で話してくれた厚意に感謝したい」「医学を学ぶ新しい意欲をもらった」などと生き生きとした言葉が並び，通常の知識教育にはない手応えがあります。また，最近は当事者やその家族による集会など，パーソナルリカバリーの考え方に鼓舞された人たちの集まりがみられるようになりました。当事者の言葉で語られる体験は最も深く，パーソナルリカバリーの内実を指し示していると思います。そうした生きた体験が支援者の力になるのです。

このようなことが可能となった背景には，クラブハウスやソーシャルファームなどの地域で障害を持ちつつ生活することを支えていく仕組みを，わが国の土壌で目指す実践や活動があります。創意にあふれたさまざまな事業が全国各地で報告され，まさにパーソナルリカバリーを生み出す母体になっています。

CASE...2-1
リハビリテーションを経験し，リカバリーのプロセスも順調で，今は仕事に生きがいを感じているTさん

Tさんは30代の男性で，元気に知的障害の人たちのための就労支援をしています。考え方が前向きで，よいと思う仕事のやり方は積極的に取り入れるし，失敗したときにはきちんとあやまり，それを自分のなかで熟成させて次につなげることもできていて，頼りになる社会人です。

実はTさんは20歳になったころ，職場でのいじめ体験や過労がきっかけになって，統合失調症を発症しました。薬物療法と休養によって，妄想などの症状は回復しましたが，そのあと何年も，疲れやすさ，情動不安定，自信のなさなどが続いており，自宅に引きこもっていました。周りの目が気になって，まったく自分に自信が持てず，かといって何かやろうとするとすぐに体調が悪くなるのでとてもつらかったそうです。

勧められてTさんは，外来での作業療法に取り組み，まずは1日1時間の作業をできるようになることを目指しました。目標は注意の集中や，仕事の段取りのつけ方などを取りもどすことです（医学的リハビリテーション）。精神疾患の人たちと仲間だと思われることや，簡単そうに見える作業が，なんだか自分の存在を否定されているように感じて，はじめはとても嫌だったそうです。しかし作業療法を続けるうちに持続的にみ

られた幻聴も減ってきて，体調不良ですぐ疲れることも徐々になくなっていきました（医学的リカバリー）。

その後のTさんは，デイケアや作業所などでゆっくり回復してから仕事に就くように周りに勧められたのですが，自分のやり方にこだわり，自分で仕事を探してはうまくいかずに辞めることを繰り返しました。しかしこのとき，仕事をする楽しみを短い間でも経験できたことは，意欲や希望を取り戻すのに役立ったそうです。家族や支援者もTさんの意思を尊重して，仕事探しなどの相談に乗り，面接のサポートや，職場訪問などを続けました（職業リハビリテーション）。

何回もの試行錯誤の末，いろいろな障害を持つ人たちを雇っている職場で，理解のある上司にめぐりあい，Tさんのまじめな仕事ぶりを高く評価してもらい，めきめきと自信をつけていきました（社会的リハビリテーション）。体調が悪くなって仕事を休むこともどんどん減り，がむしゃらに自分の思いで突っ走ってしまうことが多かったのが，周りの様子などにも目を配るようになりました。そして，成長した人間としての自信，意欲を取り戻し，自分の仕事に誇りを持つようになりました（パーソナルリカバリー）。家族から見ても，Tさんの成長が感じられたようです。身近な人と衝突することも減ってきました（対人関係のリカバリー）。そしてその仕事を3年継続し，優良社員として表彰を受けたのです（社会的リカバリー）。

せっかくのよい職場だったのですが，Tさんはもともとの夢であった福祉の仕事につきたいと，今の職場に転職しました。自信がついてきたからこそ，少し大変な仕事にチャレンジしようと思えたのです。前の職場では障害者雇用のため短時間しか働けなかったため，経済的な面でも，家族から自立したいという思いもあったのです。

第2節のまとめ

リカバリーという考え方の源流は古くからありましたが，主観的な回復や人生を取り戻していくプロセスに焦点を当てたパーソナルリカバリーは，1990年代よりリハビリテーションの中心的な理念として注目され，今は欧米諸国の施策の基盤ともなっています。専門家がリハビリテーションで支援するのに対して，本人がリカバリーを体験するのです。医学的リカバリー，

社会的リカバリーなど，リカバリーという言葉は異なる意味を含んでいます。パーソナルリカバリーも，客観的リカバリーも，当事者と専門家とが協働して目指すべき大切な目標です。

3 エビデンスに基づく実践とパーソナルリカバリー

　ここ20年の精神障害リハビリテーションの鍵概念は，前節で紹介した「リカバリー」とこれからお話しする「エビデンス」だと思います。この2つは現代において私たちの考え，行動を規定する「時代の精神」と言えます。その時々で，強く引きつけられ，高い感情価を持っていて，私たちの行動に大きく影響していく考え方があります。それをここでは「時代の精神」と呼びたいと思います。「時代の」ですから，時が流れていくと，もはやその考え方は影響力を持たなくなり，忘れ去られていくことが起こります。かつての学生運動を思うとき，なぜ若者は大学封鎖や暴力的行動などの激しい行為をとることになったのか，時代の精神抜きには理解できないだろうと思います。ここではその思想や包含する意義について考えながら，「時代の精神」のもたらしたものを，より実践的な視点から見直してみたいと思います。新しい概念が日ごろの実践に持ち込まれて，日常的な困難のなかでその真価が試されるときに，自ずと限界が明らかになることは，どのような「時代の精神」であっても起こります。私たちは，日ごろのリハビリテーションの実践を眺めていくときに，リカバリーやエビデンスという鍵概念を通して見ていることも多いと思います。そのことに気づいておくことは，私たちの治療や支援が，はたしてどのように受け手に影響しているのかという事実をしっかり見ることにつながります。そして時代が去ったときに，また新たな見方が持ち込まれて，それに流されていくということに，私たちは自覚的であるべきだと考えています。

根拠に基づく実践（evidence based practice: EBP）

i）EBPとは何か？

　科学技術が利益だけでなく不利益をも社会にもたらすことが知られるようになり，科学技術の正と負の影響を見積もり，政策などに活かす技術評価（テクノロジーアセスメント）が1960年代後半から盛んになりました。この技術評価が医療分野にも適用されて，1990年代より医療技術評価（health technology assessment: HTA）が本格的に取り組まれるようになります。医療技術評価とは，個人や集団の健康増進などのために，医療技術の普及と適用を行い，その結果を医学的・経済的・社会的に総合評価することです。有名な例として，1980年代までの各国の医学教科書は，心筋梗塞の予防薬としてリドカインを推奨していましたが，厳密な効果研究から明らかな効果は実証されませんでした。それまで多くの臨床医が患者によいと思っていたことが覆されたわけです。

　根拠に基づく医療（evidence based medicine: EBM）は，こうしたHTAに基づく最善の科学的な根拠と，患者の価値観および期待と，臨床的な専門技能を統合した臨床サービスです。さらに健康保健，社会福祉などの領域にもHTAの考え方が導入されるようになり，EBMと合わせて「EBP」と呼ばれるようになりました。

　EBPが確立される背景には，「サービスを受ける側」の権利の拡充があります。サービスが提供されるにあたり，当事者やその家族が知りたい情報のひとつは，「希望する結果は得られるのか」です。援助・サービスの結果（転帰もしくはアウトカムと呼ばれます）がどうなるのかという情報が強く求められたわけです。また，経済的な要請も重要な背景としてあります。個人や社会が支払うコストに対して，どの程度の効果が得られるかという，コスト・パフォーマンスが求められるようになります。これらの要求に応えるために，誰もが納得するように科学的な手法でつくりあげられた客観的な指標がEBPの根拠となるエビデンスです。

　このエビデンスは，合意された方法論によって生み出されます。その代表のひとつがランダム化比較試験（RCT）です。RCTでは，試験の対象者がどの程度母集団（疾患や障害を持っている人の全体）を代表しているか，その確率を明示します。またRCTでは，「治療しない」も含むふたつ（もしくはそれ以上）

の異なる治療方法を比較することで，治療方法の有効性を調べますが，どちらの治療法を行うかを決める際に，くじ引きなどにより無作為に振り分け，試験を行う研究者の意図を排除します（この過程がランダム化です）。また盲検法などの，さまざまな評価バイアスを減らす方法を用いることが，質の高い研究として必要です。こうした方法によりエビデンスのレベル，つまり研究の質が保証されると考えられています。

臨床疫学では一般的に，症例研究，ケースコントロール研究，前向きコホート研究，ランダム化比較試験，二重盲検ランダム化比較試験，メタ分析（複数のランダム化比較試験を統計的に解析するもの）の順で，レベルが高いとされています。

ⅱ）EBPはわが国のリハビリテーションにどのような影響を与えたか？

次にEBPがわが国のリハビリテーションにどのように影響を与えてきたかをみていきたいと思います。まず，SST，**家族心理教育**など，エビデンスに基づくリハビリテーションプログラムのわが国への導入が挙げられます。それまでのリハビリテーションでは，社会参加や人権擁護の理念が大切にされてきましたが，支援方法の効果を客観的に評価することについては，むしろ批判的な風潮がありました。しかし効果を測定することは，患者が受ける利益を計ることであり，行っていることが果たしてどのような利益・不利益を与えているかは，専門家の主観ではなくて，客観的評価によるべきであると考えられるようになってきました。たとえばSSTでも，参加する側の人たちのスキルをどう測定するのか，そしてそれがトレーニングによってどう改善するのかということを，数値化したデータで求めるようになったのです。評価ツールなどもどんどん増えていきました。

英米では1960年代より脱施設化が進行し，退院した患者たちのなかでどういう人たちが再発して再び入院となるのかという調査のなかから，表出感

> **家族心理教育**……もともとは統合失調症の再発を減らすために開発されたプログラムですが，今は広く社会的心理的に受け入れることが困難な状態（たとえばエイズや犯罪被害者）に対しても，正確な情報を提供し，自分なりに対応できる力をつけていくことを目標に行われるようになっています。家族自身のリカバリーも目標になります。統合失調症の家族心理教育では，複数の家族を対象に，何回かのコースで行われることが多く，再発防止効果が実証されています。

情の研究[2]が発展していきました。ケアする側が批判的であったり，過剰に感情的に巻き込まれていたりすると，再発率が飛躍的に高まることが証明されたのです。そこから，家族に対して情報を提供し，精神疾患を持つ家族にどう対応していくかというスキルを学んでもらう目的で，家族心理教育が開発され，多数の研究のなかで再発防止効果が示されました[1]。この研究は国際的に追試され，わが国も含めて，再発防止効果が示されています。わが国においても1990年代に入り非定型抗精神病薬の導入とほぼ同時に，エビデンスのあるプログラムとしてSST，家族心理教育が先鞭をつけ，続いて包括的地域生活支援（assertive community treatment: ACT），illness management and recovery（IMR），individual placement and support（IPS）などが次々と導入されました。同じ時代に**認知行動療法**も大きく進展し，わが国に急速に普及していったことも，リハビリテーションの諸技法に大きな影響を与えています。

　SST普及協会，心理教育・家族教室ネットワークなど，こうしたEBPを目的とする団体が活発に活動していることは，わが国の特徴として特筆できると思われます。

　エビデンスの概念が導入されるまでの精神障害リハビリテーションは，さまざまな援助技法が行われていましたが，客観的な効果指標に乏しかったと思います。もちろん，「再入院を防止する」「生活の改善に役立つ」など，治療者それぞれの視点からいろいろなリハビリテーションプログラムが取り組まれていました。障害を持つ人のための権利擁護や人道的な視点から，当たり前の生活を目指す支援が，志のある先駆者によって行われていたのです。長期入院していた人たちのために，自分で選択して地域での生活を行えるようになることを目標に，さまざまな集団活動（スポーツ，リクリエーション，創作活動など）を行ったデイケアなどがその例です。生き生きとした表情を取り戻す，自分の主体性が発揮されるようになったなどの，挿話的なエピソー

認知行動療法……精神症状や不適応行動を改善していくうえで，より望ましい行動や認知（状況をどうのようにとらえ，どのような考え方をしていくか）の学習をうながすための技術で，うつ病，パニック障害，統合失調症，強迫性障害，摂食障害，人格障害などで効果が知られています。それぞれの精神障害のなかで，「どのような状況で」「どのような認知や行動が起こり」「その結果どのような問題が起こるか」を分析し，学習理論などに基づいた技術で，認知や行動の修正を行います。それぞれの障害によって，どのような不適応を起こす認知・行動の特徴があるかが異なるので，用いられる治療技術も障害によって幅があります。

ドが，効果の手応えとして大切にされていました。しかし障害 disability を改善する効果や，リハビリテーションの目標を客観的なアウトカムとして検証することは不十分だったと思います。

　そこに国際基準として，エビデンスの考え方が導入され，効果の評価の方法（RCTなど）やアウトカムの概念が明示されて，再発防止，一般就労の増加，入院期間の短縮など，誰が見ても合意できる客観的なアウトカムが求められるようになりました。エビデンス重視の姿勢はつまり，「援助の質の保証」というわけで，受ける側から言えば効果の説明やサービスを受けるかどうかの判断がしやすくなったということです。SSTや家族心理教育などは，国際的に承認された手法で効果判定が行われ，どのような効果が得られるかが実証されたプログラムであると言うことができます。

ⅲ）EBMという方法論に内包される限界

　EBMそしてEBPは広く普及してきましたが，同時にその限界に気づかれるようになりました。たとえばEBPで効果を計る場合に，検査値などの客観的指標が一般的に使われますが，「痛みが取れてきた」「食欲がでてきた」という当事者の主観的な評定のほうが，実は当事者とその家族にとっては重要かもしれません。またデータを数量化することで，さまざまな統計解析が容易になるなどのメリットがある一方，集団としてデータを処理するために，細やかな個体内の変化を敏感に反映できない，個々人で異なる情報を生かすことができないなどの限界があります。また効果を測定する際に，集団の平均値で比較するために，一般的な確率は示すことができますが，個々の人がどうやってどの程度よくなるか，という個別の対応策は数値からはわからないのです。

　たとえば，RCTの結果として，ある家族心理教育プログラムを行った場合と，行わなかった場合とを比較して，退院後9か月間の再発率が50％減少したというエビデンスがあったとします。それをふだんの臨床に持ち込む場合，まずは，RCTで行われたやり方を忠実に再現しないと，同じ効果を得ることはできません。これは薬物療法では容易でしょうが，リハビリテーションプログラムでは，医療制度が違うのでマンパワーやプログラムを行う状況を整えることがまずは難関です。そしてスタッフが技術をしっかり習得することが求められます。忠実度を評価する尺度がプログラムによっては開

発されていますが，現場に持ち込むうえでハードルがあることは理解いただけると思います。それから，参加者を募って，「このプログラムは退院 9 か月の再発率が 50% 減少するということが言われています」と伝えるわけですが，参加希望者から「それで私は再発するんですか，しないんですか」「入院前にプログラムに参加したいのですが」「9 か月後はどうなりますか」などと聞かれるかもしれません。利用者にとっては当然の質問です。しかしこれに，エビデンスは答えてくれないのです。EBM は「確率の医学」であって，個別の状況に対応しない，と皮肉を言われる理由です。

パーソナルリカバリー概念の限界

前節で，パーソナルリカバリーの考え方は多くの人を引きつけ，力づけていることについて述べてきました。しかし思わぬ落とし穴もあります。障害を持つ人たちと話すとき，彼らが望むのは，まずは症状が改善してほしい，もとのふつうの生き方に戻りたいということであることを忘れないでください。図 1-4 〜 1-6（⇒ p.33, 34, 36）をもう 1 度眺めていただけるとよいと思います。

表 2-4 をご覧ください。わが国ではいまだ，脱施設化やノーマライゼーションや権利擁護や EBP が不十分であるので，専門家が安易にパーソナルリカバリーを謳っていくことに対しては，「支援者のよいと思うことや価値観を

- 障害を持つ人たちが最初に望むのは，まずは症状の改善，もとのふつうの生き方に戻ることであり，必ずしもパーソナルリカバリーではない
- 身体リハビリテーションの領域で，専門家により主観的な体験が回復に重要であることがかつて注目された
  →時間がたつにつれ，障害を持つ人たちから，支援者の価値観を押しつけないでほしいという批判が生まれた
- 脱施設化やノーマライゼーションや権利擁護やエビデンスに基づく実践が不十分ななかで，専門家がパーソナルリカバリーを要求する危険性がある
- 主観的な体験の科学は，まだ萌芽の段階にあり，地歩は十分は固まっていない

表 2-4　パーソナルリカバリー概念のぶつかる壁

押しつけないでほしい」といった批判が，当事者たちから生まれてくる可能性があります。これまでのリハビリテーションの歴史は，専門家がよいと思って勧めたことに対して，当事者から批判が起こることを教えてくれています。

　たとえば，身体障害リハビリテーションの領域では，自立を目指すなど，なるべく身体機能を高めることがリハビリテーションの目標と考えられてきました。しかし十分に身体機能が高まらなかったとしても，社会のサポートを受けて自立生活ができるという当事者からの意見が産まれました。またリハビリテーションの成否は，本人の意欲や目標とする生活があるかどうかに左右されるという多くの経験から，「障害受容」という考え方が注目を浴びるようになりました。今ある障害を受け入れつつ，その人なりの生きていく能力を発揮していくことや，本人や周囲の価値観が，健康な身体という既成の枠を越えて，より実存的なものに昇華していくことが，障害受容では起こりうると考えられたのです。この考え方は，当初，身体障害リハビリテーションの敗北ではないかという反発もありましたが，多くの専門家や当事者・家族の共感を呼び，社会的にも注目を浴びました。身体障害に限らず，精神障害リハビリテーションの領域にも大きなインパクトを与えました。しかし年数がたつうちに，「(機能が回復していなくても，自分なりの生き方を求めていくという) 理想的な障害者像を専門家が押しつけないでほしい」という反発が当事者から生まれたのです。「障害受容」の考え方は，筆者は今でも大切な考え方だと思っていますが，大きく脚光を浴びることはなくなっていったのです。

　障害 disability がしっかり改善するように，専門家としてリハビリテーションの発展を目指し，社会のなかで精神障害を十分受け入れる下地が育まれるよう働きかけながら，パーソナルリカバリーを当事者が自身の目標としてもっていけるように支援すべきだと筆者は考えています。パーソナルリカバリーは当事者のものです。専門家は，専門性に裏づけられた，障害や環境を改善するための支援をするべきなのです。図 2-1 の左半分が専門家の役目であることを思い出してください。

なぜ EBP とパーソナルリカバリーが「時代の精神」なのか

　第 1 章ですでに述べましたが，転帰について調べた多くの研究によると，医学的な，または社会的な回復という視点からは近年リカバリーしている人

たちが増えているとは断言できません。残念ながら，現在の治療やリハビリテーションの持っている限界が明らかに示されていると思います。だからこそ，エビデンスを明確にした治療やリハビリテーションの開発・普及に期待が注がれるし，パーソナルリカバリーに価値を見出していく流れがあるのだとも言えるでしょう。

　具体例を挙げます。統合失調症の数割には陰性症状として，感情表出の貧困と意欲・発動性の低下がみられます。その脳内基盤として，報酬予測や価値表象や報酬の探索的行動などの障害があり，未来に向かって望ましい行動を起こすことに困難があるために，社会機能が低下すると推測されています[5]。これらは障害 disability に大きく関わる症状だと思いますが薬物療法の効果は小さく，リハビリテーション効果も限定的です[5]。

　そのなかで，エビデンスの明確な治療やリハビリテーションの開発とともに，希望を育むこと，仲間を育てること，社会で共有されている価値観を幅広い個性を持つ人たちが住みやすいものとしていくことなどは，低下していた自己価値の再編につながり，陰性症状のある人たちにも役立つ支援であると考えられます。すなわちパーソナルリカバリー支援です。

　これまで述べてきたように，治療やリハビリテーションの効果が限定的であったために，エビデンスやアウトカムの考え方は熱意を持って受け入れられ，多くの治療法が開発されてきました。それと時を同じくして，パーソナルリカバリーの考え方への共感が強くなってきていると思います。EBP もパーソナルリカバリーの考え方もそれぞれ独自に発達してきたように見えますが，歴史的に振り返ると並行して発展してきていることに気がつきます。

　欧米で脱施設化が進み，地域で生活する精神障害を持った人が増えてきたことで，必ずしも医学的に，または社会的にも十分な改善が得られなくとも，社会で生活していく支援が必要であることがわかってきました。そのなかでより治療の質を高め，その質を担保するために，エビデンスのある治療が求められたのでした。しかし地域で生活している人たちが，その障害にもかかわらず，パーソナルリカバリーしていくことにも気づかれるようになりました。また，障害を持つ人たちが社会で生きていくことを理想とする専門家からは，障害を「克服する」という考え方は，障害があることそのものを否定的に評価してしまう危険性があると指摘されました。そして，障害を持っている存在としてそのまま社会で受け入れるべきであるし，障害を持つ人の尊

厳が認められる社会のなかでパーソナルリカバリーが育まれるのだという理念も語られてきました。

　同じ時代に発展してきた2つの概念ですが，現在の精神医療のなかでは，生物学的精神医学を主な専門領域とする専門家にはエビデンス重視の考え方が支持され，一方で社会参加や，こころへの働きかけ，権利擁護を重視する専門家は，パーソナルリカバリーに力点を置いていて，両者は必ずしも協働・共存していないように見えます。しかし，すでに図2-1で示したように，筆者は2つの概念が協働して，客観的にも主観的にも，リカバリーしていくことを目指していくべきだと考えています。もしそのどちらかだけが隆盛であったとしたら，リハビリテーションは科学性や普遍性を欠く偏ったものになってしまうかもしれません。2つの概念の共同的な創造co-productionによって，リハビリテーションはより豊かなものになります。何よりも当事者や家族が本来求めているものは両方を備えた支援でしょう。

　統合失調症におけるパーソナルリカバリーと臨床症状をともに評価している37研究をメタ解析した報告[22]では，陽性症状，陰性症状，気分症状，社会機能のいずれも，パーソナルリカバリーと有意な相関関係があることが示されています。つまり症状が軽く，社会機能が高ければパーソナルリカバリーはより起こりやすくなると考えられます。相関関係があっても因果関係があるということではありませんので，パーソナルリカバリーを重視する専門家の多くが述べるように，リカバリーするにあたって臨床症状の改善を第一の目標とする必要はないかもしれません。症状があってもなくても，リカバリーが起こりうることは多くの実例が示しています。重い精神症状があるなかで，または不断の障害を背負うなかでも生きがいや希望を持っている人たちがいることは事実です。しかし，日常生活の困難のなかで，パーソナルリカバリーを求めていくことは簡単なことではなく，価値観の大きな改変作業が必要になってきます。生活の創造的な工夫も求められるでしょう。ですから症状の改善なしにパーソナルリカバリーが起こることを強調しすぎるのは，多くの障害を持つ人に接してきた筆者の経験からして，必ずしも実態には即していないように思われます。

　リカバリー重視のサービスを喧伝する際に，従来の医学的治療やリハビリテーションと対比させて，「人間主義的／科学的」「個人的な意味／診断」などの対立軸が提示されることが多いと思います（表2-5）。しかし，これらは

リカバリー重視のサービス	医学的なサービス
人間主義的	科学的
個人的な意味	診断
成長と発見	治療
ともに専門家	スタッフと患者
指針となるナラティブ(語り)	ランダム化比較試験
理解	記述
人に焦点	疾患や障害

＊両方を行ったり来たりできることが専門家の強みではないだろうか。

表 2-5　対立軸としてとらえることは正しい？

　ほんとうに対立している概念なのでしょうか。たとえば生活の現場に立ち会って，その人なりの生き方から学ばれてきた生活の仕方を尊重することは大切であると同時に，認知機能障害などの影響に気づき，より生きやすいやり方をそっと差し出してみることが，専門家にはできます。当事者の生き方や価値観を尊重する，「専門家としてのわきまえ」が求められる一方で，アセスメントし科学的な事実と照合し，選択肢を示せるのはまさに専門家の役割であると思います。当事者本人の力とともに，その人を生かすストレングスに気づきそれを育むことは，事実を観察し評価する専門家の経験や力量からしばしば生まれるのではないでしょうか。

CASE...2-2
なかなか就労支援がうまくいかなかったXさん

　Xさんは，30代の男性です。高校在学中に統合失調症となり，薬物療法で改善が見られたあとデイケアに通っていました。社会経験が乏しくて，周囲とうまく折り合えないでよく衝突する，現実的なことを考えるのが苦手などの特徴がありました。彼には仕事がしたいという希望がずっとあったのですが，主治医からまだ早いと言われて数年たってしまったそうです。

　そのため就労移行支援機関にうつり，介護の仕事につきたいと希望して，ヘルパーの講習などを受けました。彼の希望に添ってスタッフが支

援し，介護の仕事につくことができましたが，就職して1週間で，「会社の方針が変だと思う」と社長さんに直言し，その後Xさんも不安定となってその職場をやめました。再び彼が希望したので，別の介護の仕事につきました。そこでは利用者の方と口論になり，やめさせられてしまいました。Xさんはその後，ほんとうは不動産会社の営業の仕事をやりたかったんですと言い出して，スタッフとともに仕事探しをしましたが，この仕事も長くは続きませんでした。結局その後も長く仕事を続けられることができず，Xさんはどうしていいかわからなくなり，体調も崩してしまい，家に引きこもるようになりました。

＊ 少し極端な例ではありますが，パーソナルリカバリーを重視して本人の希望だけを尊重し，もしくはスタッフの理念ばかりが先んじていては，Xさんのような残念な事態が起こりやすいように思います。本人の抱えている現実を率直に見つめることをしなくては，実情から離れてしまうという例だと思います。

SSTを例にEBPとパーソナルリカバリーの統合を考える

　SSTは1970年代に統合失調症の人たちのための認知行動理論をもとにした援助法として開発されましたが，1980年代には認知理論が発展した影響を受け，人がどのように状況をとらえ，周りと関わろうとするかという，認知面への介入も着目されるようになりました。

　2000年代には，主体としての学習がなされなければ，その後自ら学んだスキルを使っていくことはないことや，学ぼうとする動機がSSTの効果を左右することに気づかれるようになり，そのための練習の工夫などが，多く取り上げられるようになっています。そこでは具体的なスキルの獲得もさることながら，自らやりたいことを獲得するために学習する視点が強調されます。当事者によるほかの当事者のためのSSTも報告されるようになりました。近年開発された，丹羽ら[10]によるempowered SST（e-SST）は，認知行動理論を包括的に取り入れていますが，内発的動機づけの重要性を強調しています。つまり参加者がトレーニングの目的に興味や関心を持つことを大事にしています。またこれまで述べてきたパーソナルリカバリーを視野に入れた，主体的な学習が可能となるリハビリテーション理論に焦点を当てています。具体的には，参加する人たちが，自分の希望する生活を選んで，その生活を目指

した練習を支援することがその例です。認知行動療法で重視される，本人を支援する資源としての環境を評価し，周囲の人とのつながりを高めるような練習や，SSTのトレーナー自身が周囲の環境とつながって，当事者を支援する状況をつくりだすスキルも大切にしています。当初SSTはエビデンスに基づく客観的なリカバリーをサポートするツールでしたが，その有用性の模索のなかでパーソナルリカバリーを支援する視点が取り入れられるようになり，当初の行動療法を根拠とするEBPから，変化が見られています。

📄 CASE...2-3

家でのお母さんとのやり取りからいらいらして壁を蹴ってしまったUAさん。e-SSTで症状への対処，自分の認知のゆがみ，お母さんとのコミュニケーションを練習しました。

　UAさんは若い女性。自分の部屋にこもってネットを楽しんでいたりすることが多く，よくお母さんから，「アルバイトしてみたら」「友達はどうしているの」などと言われていました。ある暑い日，UAさんはエアコンをかけてネットに熱中していると，お母さんが部屋をのぞきに来て，「あら，ずいぶん冷えているわね」と言いました。その一言で急にUAさんはいらいらしてきて，壁をどんどん蹴とばしてしまいました。家族がびっくりして，「どうしたの」と聞くのですが，いらいらが収まらないUAさんは，家族を怒鳴りつけてしまいました。

　後日デイケアのSSTに参加したUAさんは，「いらいらして壁を蹴ってしまった。どうしたらよいか」と皆に尋ねました。強い感情にとらわれてしまったときの対処スキルについて，皆からアイデアが集まりました（認知行動療法の技法で，精神症状に対処するためのスキル練習です）。UAさんが使えそうなアイデアがあれば，という提案でした。

　その後，「いらいらしてしまったきっかけは？」という疑問から，UAさんとお母さんのやり取りをロールプレイで再現してみました。そのなかで，UAさんがお母さんに責められていると感じてしまったことに，UAさんや周りでロールプレイを見ていた人たちが気づきました。「お母さんの一言はどういう受け止め方ができるだろうか」といういろいろな意見が皆から出ました（社会的認知のゆがみや原因帰属バイアスについての検討，第1章参照）。ずっと家で閉じこもっている自分を責めてしまって

いることについて，UAさんは皆に話しました。こころのなかにしまわれていてふだんは気づいていない考えや，それが自分の感情や行動にどんな影響を与えているかについて，少しUAさんは気づいたのです（メタ認知，第1章参照）。皆と話しているうちに，UAさんは自分の考えを変えられるような気がしてきました。また「お母さんに，気持ちを伝えてみたら」という提案も出てきて，その練習をしました（コミュニケーションスキル）。UAさんは，「練習してよかった。今日帰ったらやってみられそう」とうれしそうでした。

第3節のまとめ

根拠に基づく実践（EBP）とパーソナルリカバリーとはともに，現代の「時代の精神」と言えます。それは精神疾患と障害を抱えた人が生きづらくなることに対しての，科学的な挑戦（EBP）であり，主観の科学（パーソナルリカバリーの探求）であり，生きることを支援する方法論の洗練（EBP＋パーソナルリカバリー）だと思います。しばしばEBPとパーソナルリカバリーは，対立する軸としてとらえられることがありますが，その両方を兼ね備えた視点が大切であり，当事者や家族の希望と合致しているのだと思います。

4 精神障害リハビリテーションの基本的な考え方

精神障害リハビリテーションの基本的な考え方についてこの節では整理します（表2-6）。

その人らしい社会への参加とパーソナルリカバリーとを目的とすること

第1節と第2節とで，専門家からの視点で行うリハビリテーションの目標（社会への包容と参加）と，当事者の視点からのリカバリー（満足できる自分なりの生き方を見つけていくこと）が，コインの裏表のように密接に関連してい

- その人らしい社会への参加とパーソナルリカバリーとを目的とすること
- 障害を持つ人（ユーザー）自身の意思を重視し，リハビリテーションとリカバリーのプロセスに最大限の参加を求めること
- 当事者の持っている力・希望を引き出すアプローチであること
- WHOの生活機能モデル「機能－活動－参加」をもとに援助を行うこと
- 医療と地域での生活を包含するアプローチであること

表 2-6　精神障害リハビリテーションの基本的な考え方

とを述べてきました。こうした目標は，障害 disability をすっかり克服する，または精神疾患が治癒するということを意味するのではありません。障害やこころの病を抱えていても，当事者の成長やリハビリテーションの支援によって，達成できるのです。社会参加やリカバリーのあり方は，多様で，ひとりひとりに独特なものであると考えられます。

　身体障害リハビリテーションの領域では，身体の活動性を高めるリハビリテーションによって，日常生活の自立を図る試みが専門家によって熱心に行われてきました。主に米国などで1970年代の半ばに，重い障害を持つ人たちを中心に，「自立生活（independent living）」思想とQOL重視の考え方が生まれました。つまり日常生活動作のなかで完全に自立ができず，介助が必要であっても，有益な社会的役割を果たすことができれば社会的な自立である，という考えであり，さらに進んで，有益な社会的役割を果たしていくことができなくても，自己決定権を持っていれば人格的には自立しているという思想でした。これは1981年の国際障害者年を中心に行われた障害者運動や，米国の公民権運動から始まる少数者の権利擁護の流れが基盤になっています。

　精神障害では，その病状や障害によって十分な自己決定権を持つことがそもそもむずかしくなることがあります。認知症はその代表ですが，重い統合失調症でもそうしたことは起こります。そうであっても，その人なりの社会参加やパーソナルリカバリーは起こりうるし，それを支援するのがリハビリテーションだと考えられます。重い妄想を持っていても，家族のこころの支えになり，自分の生き方へのその人なりに揺るがない考え方を持っているこ

とから，安定した人間関係を築いている人を筆者は知っています。

　パーソナルリカバリーのプロセスのなかで，「障害を持っていても自分らしく生きられる」という価値観の転換と個性の成長が図られるのだと思います。その生きた実例が，第1章第4節で紹介したべてるの家の人たちです。彼らは個性にあふれていますが，価値観を共有しています。「生きる苦労を持つことは当たり前。病気や障害もそのひとつ。苦労をたくさん持つ人がたくさんの生きるための経験知を持っている」といった価値観です。身体障害リハビリテーションの大家である上田敏は，障害を持つことによって起こってくるこころの葛藤は，その人の価値観に絡む実存的な問題が多いということを，リハビリテーション医学の本質として，書いています[20]。まさにパーソナルリカバリーの領域と言えます。

障害を持つ人自身（ユーザー）の意思を重視し，リハビリテーションとリカバリーのプロセスに最大限の参加を求めること

　リハビリテーションは，単に客観的な障害を改善するだけではなく，障害を持つ人自身の主観的な価値に即したよりよい生活を求める援助である以上，当人の意思や希望の重視は当然と言えます。そうした理念からも，またリハビリテーション効果という点でも，どこまで援助を受ける人にいっしょに参加してもらって援助プランを作成できるかが，リハビリテーションの成否を左右すると考えられます。私たち専門家は，自信がなかったり，自分の意見を主張した経験の乏しい人の側に立って，どうやってその人の意思や希望を引き出すか，理念にとどまらない技術が求められます。またこれまでに，「現実的ではない」「それではうまくいかない」などの理由で，自分の意見や意思を周囲から受け入れられない経験を繰り返してきた人が，不信感から無理に自分の意見を通そうとする場合に出くわすことがあります。自分の置かれている現状や自分の感情をうまく整理したり，制御したりできないままに，やみくもに行動しようとする人の，混乱した意思に周囲が困惑するということもあります。そうしたなかで，どうしたらその人の立場に立つことができるか，専門性が問われるところです。

　筆者は初診のときに，生育の過程とその環境について時間をかけて聞きます。家族の話すし，小さいころのエピソードも大事にします。その人の考え方

の源がわかるようになるからです。そして精神疾患のはじまりについても，どんな状況で，どんな人と関わって，どのように苦しくなって症状が出てきたかを大切にします。その人が求めてきたことや，置かれている環境が理解できるようになるからです。そのうえで，ふだんの診察では，症状だけではなく，生活の様子（苦しいことも不安なことも，過去の後悔や将来の展望も）を聞くことに時間をかけます。そうすると，本人だったらそう感じるだろうな，なるほどそこで辛くなるんだ，そういう感じ方は症状によってゆがめられているかもしれない，などとわかるようになります。本人の感じ方や考え方を批判なしにまずは受け入れることが大切だと思います。

CASE...2-1
自分がやりたいと思っていることを進めていく過程で，リカバリーしていった AI さん

　AI さんは 30 代の女性です。親元を離れて地方の中都市で就職し，そこで今の恋人と出会って，いっしょに暮らすようになりました。ところが職場でいろいろなことがあり，精神的に不調となり，幻聴がはじまりました。いろいろ混乱した行動が見られたため，心配した彼が実家に AI さんを送り届けました。その後 1 年ほど精神科に通院し，幻聴が収まって混乱は見られなくなりましたが，頑固な妄想とともに意欲がなく，よく寝ても熟睡感はなく，何を食べてもおいしいと感じられず（失快楽症状），「生きているのか死んでいるのかわからない」状態でした。回復のために，通所しながらのリハビリテーションを主治医は勧めましたが，AI さんは「やりたくない」と動こうとしませんでした。

　1 年半たったある日，AI さんは「彼のところに戻りたい」と言うようになり，毎日両親にその話をするようになりました。もともとの AI さんのことを思うと，病気になってから少し子供っぽい振る舞いが増え，考え方が自分の見方に固執する方向に変わってしまい，日常生活も毎日何もせずごろごろしている状態でしたので，両親は心配で反対しました。精神科の主治医も「もうちょっとよくなってからのほうがうまくいくので，焦らないで」という意見でした。しかし AI さんの気持ちは変わらず，彼と連絡を取り，幸い彼も心配しつつも賛成してくれて，「何かあればすぐ連絡します」と両親に約束し，また両親と離れたところでいっしょ

に住みはじめました。それからAIさんは，それまで行きたがらなかった通院も自らするようになり，彼の家で少しずつ家事をするようになりました。それまでいつも，何をしても感情がわかないと訴えていたのですが，診察で生活の様子を生き生き語ってくれるようになりました。症状はまだ残っていたのですが，本人がやりたかった生活の持っている回復の力が大きくなって，症状は目立たなくなったのです。妄想も「事実過去にそういうことがあったけど今は大丈夫」という状態に落ち着き，彼も安心できるようになったようです。

　AIさんの例は，生きる目標や本人の希望が，回復にいかに大切であるかをよく示していると思います。

当事者の持っている力・希望を引き出すアプローチであること

　上田敏は，「リハビリテーション医学は代償の医学である」と述べています[21]。「障害 disability が回復していくことを支援する以上に，持っている能力を引き出し，ふだんの生活を助けることが目標となるからだ」[20]と語っています。また「将来できるようになるであろうこと」[20]を目指すのだとも述べています。精神障害リハビリテーションも同じです。第2節で紹介したストレングスモデルは，その代表的な支援モデルです。よいところ，得意なところ，好きなこと，楽しいことを広げていくなかで，最もよくリカバリーしていくという考え方です。**CASE2-4**，**CASE2-5**はそうした例です。ほかにも本書ではいくつか本人が力を伸ばしていくなかでリカバリーした例を挙げています。特定の技法を用いて，ということではなく，本人の好きなこと・やりたいことにふだんから目を向けておき，本人がやりたいと言ったときにさっと賛成し本人の背中を押すのがコツだと思います。そのためには，本人がのびのび本音を出せるような定期的な面談を行ったり，生活の状況やデイケアなどの集団の場での活動を知っておくとよいですし，背中を押す（たとえば通信教育をはじめる）ときにいっしょに動いて，書類を取り寄せる相談にのったり，申し込みに同伴してくれるようなメディカルスタッフの存在があるとよりうまくいきます。

CASE...2-5

Bさんのよいところが見えてきたら，支援もうまくいくようになりました

　Bさんはなかなか仕事が続きません。周りとよく衝突したり，自分の主張を押し通そうとしたりして，結局自分の調子も悪くなってしまってやめることを繰り返していました。ジョブコーチも，「Bさんはちょっと支援がむずかしい人だ，いろいろ困らされる」と感じていました。ところが何回目かで就職した職場で，先輩がBさんの仕事ぶりを認めてくれるようになりました。がむしゃらだけれども，裏表がなくてひたむきに仕事する人なのです。そんななかでBさんは性格が明るくなり，周りと衝突することも減りました。ジョブコーチも，Bさんのよいところがはっきり見えてきました。そうすると，関係もよくなって，支援がうまくいくようになりました。

WHOの生活機能モデル「機能－活動－社会参加」をもとに援助を行うこと

　人の活動は，細胞や臓器レベルから社会のレベルまで，さらには主観的な精神活動や実存のレベルも含めて考えることができ，それぞれのレベルに対応してリハビリテーションも組み立てられていることを第1章で述べました。精神医学の領域では，これに対応する考え方として，生物－心理－社会モデル（bio-psycho-social model）があります。

　生物－心理－社会モデルでは，生物学的ないしは脳科学の視点（たとえば幻聴が出現するときの脳内メカニズムを知り，治療や経過の見通しをもつ），心理学的視点（たとえば幻聴の出現を本人がどう受け止め，どう対処しようと試みるのか），社会学的視点（たとえばどのような状況で幻聴が出現し，そのときの行動を周囲がどう評価し，また本人はそれにどう応えるのか）のいずれにも関心を持って，統合的に捉えようとするものです。これまでの精神医学の歴史のなかで精神障害の概念は，脳の疾患という考えから，社会からのラベリングがつくりだすものという考えまで，大きく揺れ動いてきました．近年はこれらの生物－心理－社会の3要因が相互に絡みあって，精神障害の発症や経過に影響を与えるものと考えられています。

精神医学の生物 - 心理 - 社会モデルも，リハビリテーションにおける生活機能モデルも，基本的な視点は共通しています。各次元は相対的な独立性がありますが，連動しており，それぞれの次元を視野にいれながら，並行して支援することが大切になってきます。

　たとえば，精神症状への薬物療法をモニターしながら，家での生活をいっしょに相談し，日常生活が回復していくように，本人なりのちょっとした日常生活の行動（たとえば散歩など）を応援します。そのうちに外出などもできるように回復してきますが，本人に余裕が出てきたら，元気になったら何をやりたいか相談し，少しずつそれについて話しあいます。早い段階で，社会参加の目標が見えるようにしていくのです。生活を規則的にするのが目標ではなく，大学にまた通えるようになるために，テレビの英会話講座を聴いてみる。そのためにも薬や睡眠をしっかりとる，などと話しあいます。こうしたプロセスは，第 3 章でくわしく述べていきたいと思います。

医療と地域での生活を包含するアプローチであること

　ふだんの生活の様子をいつも思い描きながら，その生活に戻っていくことを援助していかないと，専門家に依存的な「病人」「障害を持っている人」（= 健康な生活を失ってしまっている人）という側面しか見えなくなってしまいます。リハビリテーションの当初から，ふだんの生活を援助する人たち（家族，ケアマネジャー，保健師，福祉事業所の職員など）と連携していくことが大切です。

　単なる連携にとどまらず，実際に生活の場での支援（医療や福祉事業所の側から言えばアウトリーチサービス）が重要です。それには明確な理由があり，生活する場での様子が本来のその人の活動であり社会参加であること，実際の生活の場での支援のほうがよりリハビリテーションの目標に沿った効果が得られやすいこと，支援を受ける側の満足感が高いことなどが挙げられます。生活の場でいっしょになんらかの活動をしてみること，そのなかで共有体験 shared experience をしていくと，支援を受ける人と支援をする人の間で共通の気づきが得られます。この気づきは，精神疾患・こころの病でしばしば見られる，「自分についての認識のむずかしさ」を乗り越える手がかりとなり，また機能障害を把握することにつながります。障害を把握し，そのためのリハビリテーションを計画していくことについては，第 4 章でくわしく述べたいと思います。「自己を認識することの困難さについては，第 1 章の機能障

害のところで述べましたので，わかりにくかった方はもう1度読んでみてください。

　ここで述べていることは，医療と福祉の連携ということでもあります。エビデンスが明らかな就労支援においては，医療・生活支援・就労支援を一体化してひとつのチームで行うやり方が推奨されています。

◀ 第4節のまとめ ▶

　精神障害リハビリテーションの理念は，表2-6の5つです。それぞれの内容について，思いうかべることができますか。ポジティブな側面ばかり書かれているように感じるかもしれません。「苦しい症状や困った行動がリハビリテーションの妨げとなっていたらどうするのか？」答えはよい治療との連携です。

5 精神障害リハビリテーションの技術

人と関わるための基本的な技術

　精神障害リハビリテーションの専門家に求められる基本的な技術として，次のものがあります。

①**あたたかく支持的で適切な関わりを持つ姿勢・技術**　人道主義に基づくあたたかな共感や，援助を受ける人の主体性・意思を尊重し，その人の「人生の回復」を援助する姿勢です。さらに，この理念を実行するためには，対人援助のための基本的な技術が必要です。たとえば，相手の話を傾聴し，意見や気持ちを引き出すためのコミュニケーション技術や，相手のこころのなかで起こる葛藤や感情の変化を認識できる心理学的な知識と技術，さらに「相手と自分」の間で起こることや，相手によって専門家自身のなかに引き起こされる感情や葛藤について理解し対処できる精神療法的な知識と技術などで

す。「人との関わり方」は誰しも成長の過程で学んでいることですが，素朴な好意やふだんからの当たり前のコミュニケーションだけでは，容易に壁にぶつかることになり，専門的なトレーニングが必要です。

②**対象者の状態や置かれている状況を把握し，援助のためのプランを作成し，その実行を評価するための技術**　「相手に何を援助することができるだろうか」という素朴な疑問から出発して，実効ある援助に結びつけるために必要な技術です。対象者自身の持っている力や問題点と周囲の環境との相互作用を視野に入れて行う必要があります。そして，専門家のアセスメントと，援助を受ける人の希望をどうかみあわせていくか。そのかみあわせていくプロセスそのものが援助のはじまりと言えます。

③**必要な援助を実行するための技術**　「この点を改善すれば，もっと暮らしやすくなる」と標的が定まったときに，改善していくための具体的な援助を行える技術です。リハビリテーションのさまざまなアプローチが有効であるためには，薬物療法などの治療やさまざまな福祉サービスとも協同する必要があることを，念頭に置きたいと思います。

④**ほかの専門家や社会資源と連携し，そのネットワークを形成・維持していく技術**　援助を受ける人と家族や近所の人や専門家との連携，さらに援助する人同士の連携を形成・維持するためのものです。ケースマネジメントの中心的な技術と言ってよいでしょう。

機能の障害の回復を目指すリハビリテーション

　精神疾患・こころの病に伴う機能の障害には，神経認知機能の障害，社会認知の障害，自己認識の障害などがあります。この回復を目指すのは，医学的治療（病的な機能を改善することが目的）と，医学的リハビリテーション（機能の異常を改善するとともに，もともとの機能の向上によって疾患などによる機能の低下を代償することや，病的な異常があっても十分な力が発揮できるようにする）のアプローチがありますが，実践的には2つのアプローチの境界は明瞭ではなく，両方の性格を持ったプログラムが一般的です。

　エビデンスの実証されているプログラムには次のようなものがあります。

①神経認知機能に対する，認知機能リハビリテーション（たとえば池淵, 2017）[6]

　注意機能，実行機能，記憶と学習など神経認知機能のそれぞれについて改善を目指す，さまざまなプログラムが発表されています。パソコンゲームを利用するプログラムがほとんどで，そのために難易度が設定しやすく，さまざまなレベルの能力の人に対応可能で，パソコン作業という魅力，ゲームで失敗しても気楽に練習でき，修正スキルを短時間で試みられるなど，集団で行うプログラムと比べての利点があります。仕事をしたいので，認知機能障害を向上したいなど，社会参加の目的がはっきりしていると使いやすいです。

②社会認知の障害を改善するためのプログラム（たとえば Penn, 2007）[12]

　第1章で述べた，統合失調症の人に特徴的な社会認知のゆがみ（たとえば表情認知の障害，結論への飛躍傾向，原因帰属のゆがみ）について，まず情報を提供した後で，どのようにすればより正確な社会的認知が行えるか練習する，そのうえでよく出会う社会的場面でどう行動するか練習する，などのプログラムがあります。人づきあいが苦手で，体系的に学びたい，学習意欲のある人にお勧めです。発達障害の人にも役立つと思います。

③メタ認知の改善を目指すプログラム（たとえば Moritz, 2007）[9]

　統合失調症の人の認知のゆがみの特徴について，まず知識で学び，続いて自分の特徴について気づけるようにゲームのなかで学んだり，それを修正するための試みをグループで行うゲームのなかで練習したりするプログラムが提案されています。②社会認知の障害を改善するための学習プログラムと同様に，体系的に学びたい，学習意欲のある人にお勧めです。

④自己の精神疾患についての認識を改善するためのプログラム（たとえばPijnenborg, 2011）[13]

　Pijnenborg らが開発した REFLEX プログラムは，スティグマに対処する，発症前とその後の生活の変化や自分のやれていることともろさについて話しあう，現在の自分の状態についての気づきを促す，など12のセッションからなっています。メタ認知と陰性症状について知り，気づきを高めるMERIT というプログラムも開発されています。これらはまだ開発段階で日本語訳もありません。筆者の印象では，仲間といっしょに徐々に障害につい

て気づいていくのに，よいプログラムではないかと思っています。

　こうした脳の機能障害は近年の脳科学の発展により解明されてきたものも多く，新しいプログラムが次々に開発されています。しかし障害 disability の重さに比べて改善の効果はまだ十分ではなく，薬物療法などの医学的治療の発展も待たれる状況となっています。どの程度のエビデンスが得られているか，実践の現場でどのように利用できるかについて，くわしく知りたい方は池淵[7]をお読みになることをお勧めします。

　また特に留意する必要があるのは，機能障害の改善→生活の向上→社会生活へのチャレンジという段階論と，実際のリハビリテーションは異なるということです。回復が進んできて生活の目標が見えてきて，意欲が高まってきたときこそ，ここで述べた機能の障害へのリハビリテーションの出番です。はじめに行うプログラムとしては適切ではない場合があることを忘れないでください。

活動の回復を援助するリハビリテーション

　生活機能モデル（WHO）の活動を支援するリハビリテーションとして以下のものが代表的と言えます。

　ストレスへの対処能力を高め，サポートネットワークを形成していくための対人スキルの（再）学習を目的とした SST やその他の認知行動療法をもとにしたプログラム。精神障害によってもたらされるさまざまな困難や長期的な服薬に対処するための心理教育。家族への心理教育。生活環境と切り離されることなしに，入院に劣らない豊富な治療プログラムを提供できるデイケア。回復期の段階で本格的なリハビリテーションが必要と判断される場合，わが国ではデイケアで行われることが多いです。デイケアのプログラムとしては，SST，心理教育，作業療法，話しあい，スポーツ，料理，レクリエーション活動などが一般的に行われています。

社会参加を援助するためのリハビリテーション

　職業リハビリテーション，福祉的就業などの生活訓練，ソーシャルファーム，クラブハウス，居住訓練などがあります。職業リハビリテーションは，働きたい希望を持つ人のためのプログラムで，知的障害や身体障害も対象に

なっているサービスが多いです。福祉サービスとしての就労移行支援施設や，生活・障害支援センター，雇用支援機関としてのハローワーク，障害者職業支援センターなどがあります。生活訓練は，かつては小規模作業所として，障害者の親の会などが運営して，昼間の居場所のない障害者のために作業と仲間と過ごす場を提供していたものが，国によって制度化されたもので，就労継続支援事業所などがあります。

　社会のなかで障害を持つ人たちが仕事する場を持ち，一般の人たちと共生することを目標としてつくられている事業所は，ソーシャルファームと呼ばれます。食事づくりや事務作業など自分たちの活動を支える仕事をし，仲間と生活をともにし，互いに助けあって活動を律し，悩みを分かちあい仲間同士でサポートを行っていくソーシャルクラブハウスも知られています。

　暮らしの場を提供するサービスは，わが国ではグループホームが多くなっています。重い障害を持っている人も地域で暮らせるように，24時間のサポートつきの住居や，民間のアパートを借り，そこへアウトリーチサービスを提供する援助つき住居など，障害やニーズの多様性に対応する住居サービスが，わが国にはもっと増えてほしいと思っています。

　これらの大切な特色として挙げられるのは，社会のなかで一般の人といっしょに生活や活動をしていくことや，生活する力を高める活動を行っていくことです。そして社会参加している現場での援助が有用であることが知られています。たとえば，病院内で実施する職業リハビリテーションによっては，その後の就労状況を予測することは困難であり，またリアルワールドでの就労可能性を改善しないとの指摘がされています。日常生活の技能の学習も，その人の生活の場で，実際にコーチを受けることが最も有効とされています。

精神障害リハビリテーションとして伝統的に行われてきた技術

　伝統的に行われている活動として，社会生活を模した集団で行う，スポーツ，料理などの身体活動，音楽などの芸術療法，ゲームなどのレクリエーション，作業療法などがあります。学習中心のものから精神療法に近いもの，遊び体験に近いものまでさまざまです。これらの活動は伝統的に諸外国でもわが国でも広くリハビリテーションとして行われており，心身の活性化や社会化に役立つと筆者は考えています。参加者により，スポーツを楽しむ人，仲間との音楽活動で元気になる人，料理のなかで周囲との連携を学ぶ人などいろ

いろ好みがあり，そうした興味や選択可能性はリカバリーにとても大切です。

　筆者らのデイケアでも，ゲームなどの遊びを中心としたプログラム，手芸やパソコン作業など個人の作業が中心のプログラム，SSTや心理教育など知識やスキルを学ぶためのプログラム，料理やスポーツなど仲間集団での達成を目標とするプログラムなど，志向性の異なるさまざまなメニューがあって，「興味の持てるもの」を選べるようになっています。やってみたい，おもしろそう，もともと好きだった，など，本人の意欲に結びつくものが大切だからです。ただ，そうした意欲がなく，何がやりたいかわからない人のためには，気楽にひとりでできる個人作業をまずは勧めています。そばにピアサポーター（精神疾患からのリカバリーの経験がある人が，同じ精神疾患の人たちのリカバリーをサポートする役割で，スタッフとして雇用されていることが多い）やスタッフがついていっしょに作業しながら，本人といろいろな雑談をし，徐々に本人の興味を探し出して，引き出していくことが多いです。

　また一気に回復をねらう人，焦ってしまう人にも，個人作業から入ることを勧めます。周りとの関わりや本人の行動をスタッフがサポートしやすいからです。たとえば仲間とスポーツをする際に張り切って周りとうまくいかなかったりすると，そのあと参加できなくなってしまうことがあります。また，本人の気づいていないストレスへのもろさがあることが多いので，その点も集団での活動では，サポートがむずかしいことがあります。回復のプロセスで，いろいろなプログラムをどう活用するかについては，第3章でまた述べたいと思います。

　一方で，こうしたプログラムの多くは実証的な研究が十分ではなく，効果のエビデンスが明確に示されていないという問題があります。これは精神疾患・こころの病に伴う障害 disability の本態の解明がまだはじまったばかりの段階であり，こころの病に伴う障害についてはまだエビデンスを確立するために必要な客観的なデータにできない部分が大きいことが理由として考えられます。しかしながら，医療やリハビリテーションは本質的に実践からはじまる技術であり，これまでに治療として行われてきたものが，科学的な方法により検証され，そのメカニズムが明らかになり，科学的な裏づけができてくる例は少なくありません。

　また客観的なデータが少ないということは，主観的な評価が大切ということかもしれません。たとえば，障害を持つ人自身が感じている効果を評価指

標として用いる「patients reported outcome」の考え方が,「元気になってきた」「食欲が出てきた」などの主観的な評価を大切にする緩和ケアの領域からはじまり,精神疾患の領域にも広がろうとしています。そうなったときに,ここに述べたリハビリテーション,たとえば作業療法や芸術療法は,参加している当事者の主観的な評価からのエビデンスによって,新たな光を当てられるかもしれません。筆者は,伝統的なリハビリテーションの活動は,個人のリカバリーに配慮した運営をすることによって,現在でも大切な活動たりうると考えています。実際,作業でアクセサリーをつくって楽しんでいる人,絵画や合唱の時間が充実していると感じる人,皆で力を合わせたバレーボールの試合の緊張して満たされた時間のなかで生き生きする人などは,こうした活動のよさの現実の証人だと思います。

　しかし伝統的な手法に限りませんが,リハビリテーションを行う際には,障害を持つ人たちの回復への変化をしっかり観察すること,それによってリカバリーに有用であることを個々の例できちんと評価することが,私たち専門家の責務であると思います。そうした臨床的に確かな観察と科学的な根拠が,専門家としてのよりどころだからです。

集団運営の技術

　リハビリテーションプログラムは集団で実施されることが多く,参加者同士の相互交流や治療者と参加者との関係性によって,その成否が左右されます。参加者の自発性や,楽しめる雰囲気が基盤にあってはじめて生きた体験学習が可能になるからです。つまり,そうした集団を維持する技術を専門家は持っている必要があります。

　治療的な集団に望まれる点としては,①過剰な期待や,集団内での緊張や不安が少なくなるように運営することによってストレスに制限があり,あたたかく受容的な雰囲気であること,②楽しめる集団であること,③スタッフはあくまで支え手であり,参加者の自発性が促される場であること,④多彩な社会的役割が用意されていて,乏しい対人技能の人でも居場所が見つけられるとともに,新たなスキルの学習にも挑戦できること,などが挙げられます。多彩な役割は,たとえば学校のクラスをイメージしていただければわかりやすいと思います。皆で活動していく集団のなかで,司会などの指導的な役割を担う人,会計や書記など事務作業の得意な人,地味だが皆の使うカッ

プをきれいにする人，得意な料理やスポーツなどで全体のまとめ役をやる人，などです。集団に入りにくい人のためには，少人数で過ごせる活動，たとえばおやつをつくってお茶会をする，対戦ゲームをするなどの工夫もします。

多職種によるチームアプローチ

　リハビリテーションが，生活への多様なニーズに応えるため，医学的・教育的・社会的・福祉的な視点から運用されることはすでに述べてきました。障害を持つ人，ひとりひとりが多様なニーズを持っているために，さまざまな職種による協働作業ではじめてそれに応えることができます。職種としては，医師，看護師，心理士，作業療法士，精神保健福祉士などが挙げられます。職種が異なっても，personal support specialist（第6章をご覧になってください）として活動する部分は共通です。その際に，医師であれば薬物療法，看護師であれば身体管理，心理士であれば内面の葛藤についての面接など，それぞれの職種が持っている技能が生かされることになります。カンファランスでも，チームでリハビリテーションの目標など話しあっていく部分は共通していますが，作業療法士が，課題遂行能力についての特徴を伝え，精神保健福祉士がその能力を生かして仕事探しの方法を提案するなどで，力を発揮します。多職種チームの運用やチームとしてのアセスメントの仕方などには，専門的な技術が必要になってきますが，これも第6章でくわしくお伝えします。

リハビリテーションとしてのアセスメントと評価

　のちほど章を改めて説明しますが，治療のための診断学とは異なり，リハビリテーションのためのアセスメントや評価の技術が必要になります。ひとくくりに述べるとすれば，「今はできなくても，リハビリテーションによって将来どのようなものができるようになるか」というアセスメントであり，「障害と，伸ばすことのできる能力の評価」です。こうしたアセスメントとさまざまな支援の統合を行うのが，ケアマネジメントです。個々人で，どのような生活の目標があるか，どんなサポートが必要か，今の環境ではどのようなサポーターが存在するかなど，個別の事情と，提供可能な医療・福祉の支援をつないでいくのが，ケアマネジメントの仕事です。つなぐといっても，紹介していくだけでは生活の障害を持っている人たちの助けにならないことも多いので，実際に同行してサービスが受けられるようにする，サービスの

現場に行ってその様子をモニターする，本人の感想や希望をもとにサービスの調整をする，その結果本人のニーズがどの程度満たされているのか評価を行い，プランの再調整をするなどを行います。必要があれば，ケアマネジャー自身が直接にサービスを提供することも，重い障害を抱えた人をサポートする場合には必要になります。このように，個々人で異なる多様なリハビリテーションや福祉のニーズに応えるのが，ケアマネジメントの考え方・技術です。

アセスメントは，「問題点を見つける」という視点よりもむしろ，「問題点をいっしょに乗り越えていく（もしくは抱えながら生きていく）支援をする」という視点が大切です。専門家が行うリハビリテーションや障害を持つ人が試みるリカバリーは「人生（とその意義）を回復すること」ですので，その人の生きかたに敬意を払いながら援助する態度が専門家には求められます。

第 5 節のまとめ

この節では，精神障害リハビリテーションの技術を通覧しています。それぞれの技術についてイメージはつかめたでしょうか。
- 人と関わるための基本的な技術
- 機能の障害の回復を目指すリハビリテーション
- 活動の回復を援助するリハビリテーション
- 社会参加を援助するためのリハビリテーション
- リハビリテーションとして伝統的に行われてきた技術
- 集団運営の技術
- 多職種によるチームアプローチ
- リハビリテーションとしてのアセスメントと評価

6　地域におけるリハビリテーション

病院でのリハビリテーションから地域へ

すでに書きましたが，欧米においては 1960 年代より「脱施設化 deinstitutionalization（入院中心の精神医療からの脱却）」が行われています。それは，精神疾患を持つ人たちを人道的に遇するために，「温かいベッドと食事」を提供するやり方が広がった結果として，社会からの隔離と長期収容を招き，そのために入院患者の意欲や社会性が損なわれるという研究が行われた結果です。また倫理的な側面からも社会からの隔離や，結果的に大勢が入院している病院環境の質の悪さや，権利はく奪的な環境が批判されたことも原因のひとつでした。医療経済のうえからも，長期入院は国家の負担となったのです。一方で地域への移行の結果，退院した患者の再入院率が増加する「回転ドア現象」や，ナーシングホームなど劣悪な収容施設や路上生活者の増加が起こりました。このような脱施設化がもたらしたさまざまな問題を乗り越えるために，地域における援助プログラムが工夫されるようになりました。地域への移行と同時に生活支援を行うプログラムが普及するようになってから，再入院率が減少しましたし，退院した患者の多くは地域での生活に満足しているという調査結果が出されました。

　わが国の精神科入院患者数は諸外国と比して著しく多く，残念ながら入院偏重の状況に変わりがありません。しかし国の施策で長期入院を減らす努力は続けられており，地域で生活しながらリハビリテーションをしていく技術も，欧米から次々に導入され，充実しつつあります。近い将来，多くの精神疾患を持った人たちが，地域で当たり前の生活ができるようになることを，関係者が切実な目標として努力するべきである，と筆者は考えています。

地域ケアに必要なサービス

　ここで述べる地域ケアに必要なサービスは，脱施設化を経験した欧米で，障害がある人たちが地域で生活するために必要なサービスであると考えられています。そしてわが国でもその必要性が叫ばれ，徐々に普及してきました。福祉職の人はもちろん，医療職の人たちも，こうした生活を支えるサービスについて，どんなものがあるかを知っておいてほしいと思います。本書ではくわしくは触れませんが，関心のある方は，リバーマン著『精神障害と回復　リバーマンのリハビリテーション・マニュアル』[15]をご覧になってください。

i）ケアマネジメント

　すでに述べたように，ケアマネジャーは，アセスメントに基づいて必要な

サービスを紹介したり，その連携を図るだけではなく，必要性があればケアマネジャー自身が現場での援助を行うやり方のほうが，重い精神疾患には向いていると考えられています。

ⅱ）居住プログラム

　地域ケアにおいては，住居サービスが必須です。障害を持っている人の自立生活の能力に応じた，援助のための福祉サービスやリハビリテーションがそこには伴う必要があります。当事者の生活の満足度は住居によって規定される部分が大きく，また多くの人たちが，共同生活ではなく，ふつうのアパートなど通常の住居での生活を望んでいることが，欧米での先駆的な経験によりわかっていいます。

ⅲ）危機介入プログラム

　精神疾患・こころの病においては，環境の影響が障害を大きく左右することを第1章で述べてきました。言い換えれば，安定して過ごすことのできる環境の幅が狭くなっており，些細な生活の変化やストレスが引き金となって病状の悪化や，生活機能の低下が起こります。たとえば，休日や夜間などで不安になったときの相談相手がいないなど，地域ケアのほころびが危機を引き起こします。地域ケアには危機介入体制（それも夜間・休日）が必須です。たとえば，24時間電話相談できる体制や，必要があればアウトリーチするシステムなどです。元気なときに，危機介入プランをつくっておき，自分で対処できそうなときにはこのような行動をとる，こういうときはここに電話する，こんなときにはこの人に相談する，どうしても苦しいときにはここにSOSを出すなどと，具体的に書面の形にしておくと役に立ちます。

ⅳ）日中の活動援助

　社会参加や生活の質を高めるうえで，日中の活動は重要です。イタリア・トリエステでは，障害を持つ人・持たない人がいっしょに働ける企業や，スポーツクラブが活発に活動していました。わが国でも，各地で工夫をこらした福祉事業が見られるようになりました。地域活動支援センターなども増加しています。地域活動支援センターは福祉事業として行われていますが，昼間の活動の場で，皆でできる作業やレクリエーションを提供しています。デ

イケアや就労継続支援事業所などと違い，本人のペースで活動を選んで気楽に参加しやすいメリットがあります。地域における，「お茶の間」の提供と考えることができるでしょう。

ⅴ）アウトリーチサービス

　重い疾患を持つ人たちは，なかなか必要なサービスを自分から希望することがむずかしく，医療や福祉の中断につながりやすいことが知られています。支援をする人が生活する場に出向いて行う，治療やリハビリテーションや福祉のアウトリーチサービスが重要であり，地域生活の継続性や質を高めることが実証されています。わが国でも，訪問看護を中心に，アウトリーチサービスが広がっています。考えてみれば，ふだんの生活で精一杯のなかで，病院の診察を受け，薬を手に入れ，経済的な面なども含めて福祉制度利用のための手続きをし，複数のリハビリテーション活動に参加することは，容易ではありません。アウトリーチで届けること，しかも医療・生活・福祉を同時に届けられるようにするワンストップショッピングが望まれています。

　こうしたサービスを総合的に行う，包括的地域生活支援（assertive community treatment: ACT）によって，生活障害も精神症状も重く，これまでしばしば再入院してきた人たちも地域生活が可能になることが米国を中心に実証され，わが国でも広がっています。

ⅵ）セルフヘルプグループ

　地域で生活している人たちが，お互いの経験を分かちあい，相互援助するためのセルフヘルプグループ（自助グループ）がわが国でも増えてきています。セルフヘルプグループは参加した人たちが仲間によって支えられる側面と，障害を持つ人たちの権利擁護を行う，社会運動としての側面があると思います。家族も，家族会として各地でセルフヘルプグループが活動しています。本人，家族とも全国組織があり，社会的影響力を持つようになってきています。

地域でのケアを支える福祉サービス

　生活を営むうえで，医療サービスのほかに，さまざまな社会資源が必要です。たとえば，日常生活に困難がある精神障害を持つ人に対して，ホームヘルプ事業が行われています。精神障害者保健福祉手帳は，一定の障害の状態

にあることを証明することで，公営交通の運賃割引や税制上の優遇措置などの社会的助成が受けられます。障害により生活維持に支障が生じた場合に，生活費の保証の目的で支払われるのが障害年金です。制度についてくわしくは紹介しませんが，リハビリテーションの目的を達成するうえで，福祉の視点や制度は重要と思います。

第6節のまとめ

わが国でも，入院医療中心から，地域での当たり前の生活ができるように，国の政策が転換してきました。地域ケアでは，ケアマネジメント，居住プログラム，危機介入プログラム，日中の活動援助，アウトリーチサービス，セルフヘルプグループが必要になってきます。また社会での生活を支えるさまざまな福祉制度を十分知って活用することが求められます。

7 希望を育むこと・成長していくこと

希望を持つことの困難さ

希望こそリカバリーの道を進むためのモチベーションと考えられますが，希望を持ち続けるのはしばしばむずかしいです。前途有為な若者が，「120人のなかのひとり」（統合失調症の心理教育のなかで示される発症率）になって，長期にわたって医療を受けたり，不安・不眠や苦痛をもたらすさまざまな精神症状に向きあっていくことの重荷は，想像以上のものがあるでしょう。「障害があっても希望を持とう」というメッセージは言うのは簡単ですが，よく考えると相当にむずかしい道のりを進まなければならないと思います。意欲や希望を維持しつつ，障害があることを受け止めて，多数の人たちとは違う自分なりの生き方を探していかなければならないのですから。

青年期には個性や自我が発達しますが，同時に仲間のなかに同一化しようとする社会的欲求は強く，仲間と違ってしまうことへの抵抗感があり，仲間

外れになることへの強い恐怖感があります。「少数者」であることの苦悩は成熟した大人であっても耐えがたい場合があると思います。黒人の人たちがかつて米国で行った公民権運動や，わが国での近年の浦河べてるの家の活動は，少数であることの生き方を価値づけて選び取ろうとするところに，価値観のコペルニクス的転回があり，その創造性に私たちは感動を覚えるのだと思います。

「希望学」の発展

東京大学社会科学研究所では2005年度から4年間，全所的なプロジェクトとして「希望学」（プロジェクトリーダー：玄田有史）が取り組まれました[18,19]。このプロジェクトのはじまりを玄田らは，かつて希望は社会の前提であったが，日本経済の状況や高齢化社会の到来などから，社会全体に閉塞感が広がり，希望が失われつつあると感じられる状況のなかで，あえて希望を社会科学の視点や方法論で追及していく，とまとめています。その後，政治学，経済学，法学，政治思想史などの専門家によって，希望についての論考が提出されました。2009年発刊の『希望学［1］ 希望を語る』[18]には，村上龍による魅力的な推薦の言葉「かつて希望は，焼け跡にまかれた種子のようなものだった。多くの人がその果実を味わうことができた。今は違う。希望の芽を育むためには，個人と社会，それぞれの戦略が必要だ。この本はそのための果敢な挑戦の書である」がつけられています。

「希望学」では，次のような定義が掲げられています。

"Social hope is a wish for something to come true by action with others"

この短い英文のなかに，希望に含まれる要素は盛り込まれています。

玄田ら社会科学研究所のメンバーは，希望についての実態を知るためにアンケート調査を何度か実施しています。ひとつは2005年に行われたWeb調査「職業の希望に関するアンケート」[3]です。複数の調査は結果がほぼ共通しており，8割近くの人がなんらかの希望を有し，その6割程度の人が実現の見通しがあると考えていました。実現見通しのある希望を有する割合が多いのは，友達が多い，子供のころ家族から期待されていたもしくは信頼されていたと感じている，職場や家族以外の友人の存在，などが示されました。

過去に希望を持っていた人は，現在も希望ややりがいを持っていることが多く，恋愛の経験のある人は今もそれについての希望を持つ傾向がありまし

た。時に無駄な努力もいとわないという姿勢が，実現見通しのある希望につながってゆくことも示されました。

「希望学」では，希望とは，「未来について望ましいものとして意欲された主観的表象」と規定しましたが，それが確かなものとなるためには，どうしたらよいでしょうか。

どう希望を育むのか

「希望学」で玄田は，希望を規定する3つの要因について述べています。

①豊かさに応じた選択可能性の度合い
②家族や友人などの他者との交流に基づく対人関係
③不安な未来に対峙するためのフィクションとしての物語性

玄田が述べたことを，精神障害リハビリテーションの現場に即して考えてみたいと思います。

①**豊かさに応じた選択可能性の度合い**　①については，個人がどこまで自分の希望や志向によって，生活の中身や方向性を選択していけるかどうかが，希望を持つことに関わっているということです。豊かさ，とあるのは，もちろん選択肢は社会経済的な基盤に大きく規定されるからです。リハビリテーションで，活動やリカバリーの方向性を選択したいと考えるときに，障害を持つ人を社会で包容することのできる文化や制度など，社会的視点が欠かせず，支援者の権利擁護の姿勢や社会資源開拓の力が問われます。いまだ見通しがないまま長期入院をしている人に，どう希望を届けることができるでしょうか。最近は講演会や出版物，インターネットなどを通してパーソナルリカバリーを語る当事者の生の声にふれられるようになりました。こうしたことが肯定的に受け止められ，広く流布する社会を形成していくことが選択可能性を高めます。

②**家族や友人などの他者との交流に基づく対人関係**　②には絆を生み出す場や支援の提供がどうできるか，また対人関係を支援する技術の進化が関連しています。仲間，特にリカバリーを体験している人たちとの交流は，希望へ

の大きな支えになります。専門家も当事者も，仲間を育んでいく技術を考えていく必要があります。家族支援もまだまだ不十分な現状があります。

③**不安な未来に対峙するためのフィクションとしての物語性**　「希望は未来を意欲する表象である」と「希望学」のなかでは規定されており，柔軟に過去の挫折体験を振り返り，今の生活体験を生かしながら，未来に向けて創造的に行動していくことが，希望には必要であると考えられています。その際にまだわからない未来への不安に対して自分なりの回復のストーリーを組み立てていくことが役立ちます。こうしたことは，まさに支援者との関係性のなかで育まれるのではないでしょうか。そして支援者自身が希望を持ち続けていることが求められるのです。精神疾患であると告げられたとき，そのために学校をやめざるを得なくなり自宅で引きこもるようになったとき，ずっと服薬していかなければならないという烙印を押されたような屈辱的な思い，何回も入院を繰り返す挫折感，学校の同級生が仕事や結婚で充足した生活を送っていると耳にするときなど，当事者や家族が希望を失うときがたくさんあります。その絶望感を理解しようとするとき，専門家も暗い気持ちを共有してしまうことが，まじめな支援者であるほど起こるのです。「こんな生きづらさを抱えてもう生きていても仕方がない」と本人が思うとき，その重さに専門家も道が見えなくなる感じを持つことがあります。そうしたときに，教科書の知識よりもむしろ，リカバリーしていった先例や，専門家として困難を乗り越えた先輩の経験など，支援者とつむぐ回復のストーリーが役立つのです。

CASE...2-6
現実とつながらない願望から，実際の希望へと1歩踏み出したRさん

　20代男性。大学，専門学校とシステムエンジニアリングを学び，その仕事についていましたが，残業が多く，職場でのトラブルもあって，幻覚妄想状態で発症しました。その後は投薬で症状は改善しましたが，自宅で過ごす生活が数年続いていました。Rさんは腕を磨いて起業したいという夢を温めていましたが，実際にはそれに関する活動はできていませんでした。希望学に照らせば，「現実とつながっていない願望」です。

「実現困難な希望は，挑戦して挫折し，軌道修正していくことで次の希望につながります。その過程では多くのウィーク・タイズ（ゆるやかな絆）が役立つ」[3]のですが，そうしたことがRさんにはむずかしかったのです。

　精神科の主治医は，夢を実現するための第一歩としてデイケアを勧めました。Rさんは仲間と上手に交流し，スポーツも作業もそつなくこなして楽しそうにしていましたが，休みがちでデイケアでの足踏み状態が続いてしまいました。そして起業の夢をいつも話していました。数年たち，母親の病気がきっかけで，「仕事につかないと」という思いが強くなり，起業の夢は横において，Rさんは職場実習に通い，データ入力の仕事で力を発揮し，ある会社に就職することが決まりました。実習先でパートナーとなる女性に出会うこともでき，Rさんは明るくなりました。「現実につながる夢」が生まれてきているように思います。支援者がよかれと思っても，本人の希望につながっていかなければ，回復には向かえないことを，Rさんは教えてくれています。

CASE...2-7
あきらめと絶望のなかで，仲間の力によって希望が生まれてきたJさん

　50代女性。社会人3年目のときに病気となり，入院しました。その後も，知人や友人に貶められる（と感じる）体験や対人関係の混乱から緊張病性興奮になり，10回以上の入院を繰り返しました。福祉事業所に長く通っていて，社会人の経験を生かした就労を目指していましたが，何回も入院で中断したために，ここ6年ほどは自宅に引きこもっていました。家事がしっかりでき，社会人経験もあるために，主治医が何回もグループホームを勧めましたが，そのたび本人は「いいです。無理です」と拒否していました。希望が持てなかったのだと思います。

　13回目の入院で，同室の主婦たちに仲間として扱われて気をよくし，その仲間の勧めでグループホームを見学に行くことになり，一歩を踏み出しました。グループホームで3年の経験を経て，今Jさんはひとり暮らしをしています。幻聴や妄想はありますが，入院が必要なほど大崩れすることはなくなりました。しっかり家事をし，家族もよい評価をして

います。今の夢は結婚です。「出会いがあるといいね」「そのためにも、仲間の集まりに来ませんか」と周りは勧めています。

　Jさんは入院の繰り返しですっかり希望を失っていましたが、仲間の力で社会的な希望が芽生え、現実の生活に戻ってきたのです。そうはいってもひとり暮らしの現実は厳しいので、それを支えることが支援者の役目です。

◀ 第 7 節のまとめ ▶

　障害を持ちつつも、希望を持ってリカバリーの道を進むことは、誰にとっても大変な道のりです。希望を持つと言うことはどういうことなのかを、「希望学」から学びながら、考えてきました。希望学の定義をもう1度掲げます。

"Social hope is a wish for something to come true by action with others"

　この短い文章のなかに手がかりがたくさんつまっています。

第2章のテイクホームメッセージ

この章のはじめに、「リハビリテーションとは機能回復訓練のことである？」「リハビリテーションはもう古く、今はリカバリーの考え方をしていくべき？」というクエスチョンを掲げましたが、その答えは見つかりましたか。また「エビデンスを求める科学的実践よりも、本人の価値観や主観を大切にするパーソナルリカバリーのほうが重要である？」という問いについても、答えは見つかったでしょうか。精神障害リハビリテーションの肝になる考え方をぜひこの章で学んでほしいと思います。

引用文献
1) Bellack AS, Mueser: Psychosocial treatment for schizophrenia. Schizophr Bull 19: 317-336, 1993
2) Brown GW, et al: Influence of family life on the course of schizophrenic disorders: a replication. Br J Psychiatry 121: 241-258, 1972
3) 玄田有史（編著）：希望学. 中央公論新社, 東京, 2006

4) 池淵恵美，村井俊哉，笠井清登，福田正人，杉原玄一，熊倉陽介：座談会「人生もこころも脳もリカバリー」．こころの科学 180：2-21，2015
5) 池淵恵美：「陰性症状」再考―統合失調症のリカバリーに向けて．精神神経学雑誌 117：179-194，2015
6) 池淵恵美：統合失調症の認知機能リハビリテーション．精神神経学雑誌 120：313-320，2018
7) 池淵恵美：統合失調症の「病識」をどのように治療に生かすか．精神神経学雑誌 119：918-925，2017
8) McGurk SR, et al: Cognitive enhancement treatment for people with mental illness who do not respond to supported employment: a randomized controlled trial. Am J Psychiatry 172: 852-861, 2015
9) Moritz S, Woodward TS: Metacognitive training in schizophrenia: from basic research to knowledge translation and intervention. Curr Opin Psychiatry 20: 619-625, 2007
10) 丹羽真一：リカバリーをめざして．SSTニューズレター 27（4）：2-10，2015
11) 野中 猛：心の病 回復への道．岩波書店，東京，2012
12) Penn DL, et al: The development of the social cognition and interaction training program for schizophrenia spectrum disorders. Psychiatr Serv 58: 449-451, 2007
13) Pijnenborg GHM, et al: REFLEX. A social cognitive group treatment to improve insight in schizophrenia: study protocol of a multi-center RCT. BMC Psychiatry 11: 161, 2011
14) ロバート・ポール・リバーマン，他（著），池淵恵美（監訳）：精神障害者の生活技能訓練ガイドブック．医学書院，東京，1992
15) ロバート・ポール・リバーマン（著），西園昌久（総監修），池淵恵美（監訳），SST普及協会（訳）：精神障害と回復 リバーマンのリハビリテーション・マニュアル．星和書店，東京，2011
16) Sato S, et al: The effects of the combination of cognitive training and supported employment on improving clinical and working outcomes for people with schizophrenia in Japan. Clin Pract Epidemiol Ment Health 10: 18-27, 2014
17) 田中英樹：リカバリー概念の歴史．精神科臨床サービス 10：428-433，2010
18) 東大社研，玄田有史，宇野重規（編）：希望学［1］ 希望を語る．社会科学の新たな地平へ．東京大学出版会，東京，2009
19) 東大社研，玄田有史，中村尚史（編）：希望学［2］ 希望の再生．釜石の歴史と産業が語るもの．東京大学出版会，東京，2009
20) 上田 敏：リハビリテーション医学の世界．第2章 リハビリテーション医学の本質．三輪書店，東京，1992，pp111-190
21) 上田 敏（監），伊藤利之，他（編）：標準リハビリテーション医学 第3版．医学書院，東京，2012
22) Van Eck RM, et al: The relationship between clinical and personal recovery in patients with schizophrenia spectrum disorders: a systematic review and meta-analysis. Schizophr Bull 44: 631-642, 2018

本章の理解を深めるために

- チャールズ・A・ラップ（著），江畑敬介（監訳）：精神障害者のためのケースマネジメント．金剛出版，東京，1998
- Dixon L, et al: Update on family psychoeducation for schizophrenia. Schizophr Bull 26: 5-20, 2000
- 蜂矢英彦，岡上和雄（監）：精神障害リハビリテーション学．金剛出版，東京，2000
- ハウス加賀谷，松本キック：統合失調症がやってきた．イーストプレス，東京，2013
- 厚生省健康政策局研究開発振興課医療技術情報推進室（監）：わかりやすいEBM講座．厚生科学研究所，東京，2000

第 3 章

精神障害リハビリテーションのプロセス

point

人はどのように精神の障害から回復していくのでしょうか。精神疾患・こころの病を持ちつつ，人生の回復を目指すプロセスについて，初診の時期から始まって，自分の生活を持つことができるようになるまで，それぞれの時点でのリハビリテーションがあります。もちろん人それぞれにプロセスは異なりますが，大まかには共通のものがあります。この章ではその共通のプロセスについて解説します。

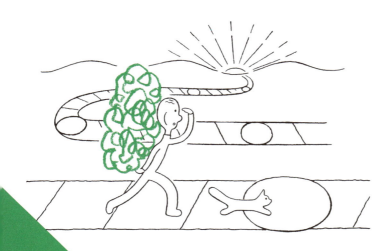

I 精神医学の治療とリハビリテーションの違いを考える

　治療とリハビリテーションはどう違うのか，ということをまず考えておきたいと思います。
　治療は，医学的な疾患の改善を目指すアプローチです。精神医療では，脳（生物学的治療）とこころ（心理社会的治療）のアプローチの2つがあります。家族支援など，環境への支援も含まれます。
　リハビリテーションは，脳とこころの機能回復とともに，社会のなかでの生き方や人生を取り戻していくことを支援するアプローチです。ノーマライゼーションなど，受け入れる社会の側の変革も重要な目標になります。
　お気づきのように，治療とリハビリテーションは切り分けることができないものです。よい治療あってこそ，リハビリテーションのアプローチは生きると思いますし，最大限にその力を発揮できます。一方で，治療だけでは，納得のゆく人生や豊かな社会参加はなしえません。リハビリテーションのアプローチが加わることで，リアルワールドで生活していくことを念頭に置いた支援が始まるのです。筆者自身の体験ですが，父が足を骨折したとき，もう高齢でしたので，すっかり気力をなくし，リハビリテーションなども十分に取り組めませんでした。骨折を治してくれた担当医は，「もう足の骨はよくなっています。いつでも退院できます」と家族に伝えました。家族は，まだ入院前のように歩けないし，生きていく気力を失ってしまっている父を見

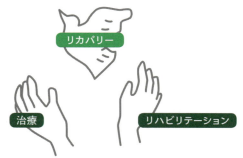

図 3-1　「リカバリー」という名の「自由に羽ばたく鳥」

ていたので，担当医の言っている意味を理解するまでしばらく時間がありました。退院という言葉が，実感ととても落差があったのです。

　治療とリハビリテーションは，車の両輪のように密接に結びついています。そしてその両方の力によって，図 3-1 にある「リカバリー」という名の「自由に羽ばたく鳥」が生を得るのです。本章を読み進めていくと，今話していることが治療なのかリハビリテーションなのかわからないことが出てくると思います。この境界は，実際によい支援を行っていると曖昧になっていることが多く，その反映であることをご理解ください。意識して頭のなかで，これは治療，これはリハビリテーションと分けることはできても，よい支援の実際はそうではないことを，頭に置きながら読み進んでください。

第 1 節のまとめ

　治療とリハビリテーションは，それぞれ異なる目標を持っていますが，実際には両者が密接に結びついていくことが，リカバリーにとって大切です。支援する専門家のなかでも，支援チームのなかでも，両者が緊密につながっている必要があると思います。

2 初診のときからリハビリテーションは始まる

　多くの人にとっては，精神症状によって学校や仕事などのふだんの生活が破壊されてしまったように見えるかもしれませんが，実際は生活の破たんから精神疾患ははじまると言えます。筆者はこれまで数多くの患者たちに，どのようにして病気が始まってきたかを聞いてきましたが，それまでの生育過程，家族背景，生活している環境，その過程で培われてきた本人の人柄や価値観が絡み合ってうまくいかなくなり，生活が破たんしたときに，精神症状が「障害 disability」とともに紡ぎだされてくるのです。その来し方の内容はひとりひとり違っていて，それぞれがその人の人生に多様なドラマを織りなしているのです。障害を持つ人に出会ったときに，これまでの生育歴を順番

に聞いていくのは，そうしたドラマの全体像を知るためですし，そうしたドラマが今の困難さにつながっていることを本人や家族とともに理解していくためです。こうした手順を踏むと，多くの方は「はじめて自分のことを深く理解してもらえた」という感想を持つのです。

　特徴的な精神症状とその経過から，診断がつけられ，薬物療法をはじめとして医学的な治療が開始されます。それと同時に，なぜ生活は破たんしたのか，それをどう回復していくことができるのか，どのような生活を目指していくことが本人や家族にとってよいのかを手探りすることがはじまります。つまりはリハビリテーションの第一歩が踏み出されるのです。精神症状があるために生活が破たんしたのではないように，精神症状がよくなればおのずと生活も回復するわけではないのです。もちろんつらい症状を取りのぞき，苦痛や不安を減らしていくことをしていくわけですが，それと並行して生活する力を取り戻すために可能な試みを行い，また環境からの負担を減らしたり，力を伸ばせる環境へと方向転換したりすることもいっしょに行っていきます。たとえば散歩などの簡単な身体的な運動などから，能動的な活動の感覚や意欲を取り戻していきます。症状の軽減と，生活する力の回復と，環境の整備とは相互作用があり，密接に絡みあっています。どれかがよくなったら，どれかがよくなるといったものではなく，連動しあって改善していくような印象を，筆者は持っています。

　回復には個人差が大きいです。ですが初期の段階で，まだどうよくなっていくか先が見えないようなとき，わかりやすい図式や，回復の簡単なモデルがあることは，患者や家族にとって安心できますし，便利です。米国精神医学会で発表している統合失調症の治療ガイドラインでは，精神症状の安定度によって，急性期，安定化期，安定期の3期に分けて，推奨する治療やリハビリテーションについて述べられています。こうした段階分類は，どのような時期にどの介入が適切であるかの目安を提供しますし，今後の方向性や全体像がつかみやすくなることがメリットです。一方では，個々の患者の状態に応じてメニューを工夫する本来のあり方からそれて，どの段階にあるかを判定して，用意された治療のセットメニューに乗せるという誤用が起こる危険を含んでいます。回復過程は個別性に富んでおり，その個別性に沿ってリハビリテーションを組み立てるべきであること，リハビリテーションの機械的適用は成功しないことをどうか忘れないでください。

回復の簡単なモデルを説明する際，いつも筆者は「こうしたことがよく見られます。でも個人差がありますから，この通りに行かないこともあるので，相談していきましょう」と付け加えるようにしています。回復の過程が個人差に富んでいるということについては次のようなたとえが役立つように思います。

「ゴールのある旅であるけれども，途中の道筋は人によって違うので，明確な地図はない。」

「遠くまで見通すことはできないが，近くの灯台の光を手がかりに前に進んでいくことで，少しずつ展望が開けていく。自分から近いところへの道のりはだいたいわかる。」

「旅のはじめは苦しくても段々コツがわかって楽になってくる。前に進む先輩がわかりやすい目標を提供してくれる。安全な旅をするためのいくつかの大切なルールがある。」

◀ 第 2 節のまとめ ▶

　どのようにして生活が破たんし，精神症状が始まったのか。そもそもどのようにこれまで生きてきた人なのか。どのような環境に置かれているのか。そしてどうしたらまた生活を取り戻していけるのか。こうした問いを考えていくことが，リハビリテーションのはじまりです。まずはわかりやすい回復の道筋を示しつつ，いっしょに道を歩いて行くことがはじまります。

3　苦しい症状に対して，まずは本人が楽になることを見つける

　症状が悪化しているときは，心理的に混乱を起こして通常のこころの防衛が破たんし，生活面でも適応的な，社会的な役割に沿った行動ができなくなります。自分の病気の認識も混乱します。そうした苦しいときからの回復のプロセスについては，診察ももちろんですが，病棟での看護師や作業療法士などによる観察，家族からの情報など，生活についての多角的な情報を重視

します。このような情報を重視する理由は，それぞれの場によって生じる，反応の統一的なパターン（心理学的に仮定される反応の普遍性，もしくは人格）と，その場に応じた反応の変化（行動学的な環境との相互作用）との両方が，回復についての重要な手がかりをもたらすからです。たとえば，多くの場面で攻撃的な対応を見せながらも（反応の統一的なパターン），信頼している人の前だとその言葉を受け止めることができる（その場に応じた反応の変化）人であれば，治療者との面接のなかで，自分が理解され支持されていると感じられるようになると，攻撃的な行動が制御できるようになってきて，徐々に本人の適応的な，周りの言葉に耳を傾ける側面が表れてくるというような形で，回復してくることがあります。

具体的には**表 3-1** のような事柄を回復の目安にしています。このことはわかりやすく本人や家族にも伝え，回復の階段をいっしょに登っていることを体感できるように工夫します。

本人が現在置かれている環境についても，よく吟味します。「どのような状況に置かれており，その際の本人のできることと困難なことは以下のようである」といった観察が望まれます。たとえば，職場で上司からの厳しい評価を受けて混乱しており，ふだんできていた仕事もうまくいかなくなっているが，友人や家族との交流はなんとかできている，などの観察です。

苦しい時期を経て，華々しい精神症状が鎮静化に向かうと，睡眠や食欲なども安定してきますが，しばらくは些細な刺激によって再燃しやすく不安定です。残存する幻聴など精神症状について，少しこころの距離をもてるようにもなってきます。治療についてはその効き目を認め，受け入れられるよう

- 疾患に罹患したことや精神症状を認識できる
- 薬物などの治療全般に対する認識ができる
- 睡眠・食欲・生活リズムが整う
- 衝動的な行動を抑制できる
- 日常的な刺激への耐性，対処方法が戻ってくる
- 日常生活を再開する（身だしなみ，金銭管理など）
- 対人関係を再開する（病棟などの仲間，家族，友人など，より日常的な関係）

表 3-1 回復の目安

になります。人によって違いはあるもののエネルギーの低下が目立つようになり，少し子供っぽくなって親や配偶者や治療者にしがみついたり，些細なことで短絡的な反応をきたしたりすることもあります（つらい時期を乗り越えたあとの疲弊状態あるいは退行状態）。こうした時期にはまだ社会的役割は再開できず，日常生活も援助が必要です。それは誰もが通る道であること，苦しいときに起こる反応であることを本人や家族に伝え，回復のステップを踏んでいることを理解してもらって，焦らないようにしてもらうことが大切です。

　どの程度の刺激や活動が安全であり，また本人の自信や活動性の回復に役立つか，それこそさじ加減が大切で，個別にゆっくりと，より保護的な環境からより自立的な本来の生活環境へと毎日の行動を広げていきます。人づきあいなどは後回しにして，まずは身体活動を用いて，課題志向性の高いもの，構造が明確で遊びの少ないもの，具体的には散歩などの軽く体を動かすことや，安心できる人といっしょにゆっくり過ごすこと，ごく簡単な作業（たとえば，母親の手伝いをして皿洗いをする）などがこの時期には向いています。こうした活動においては，まだおぼろげにしか感じられないであろう自己評価が大切であり，本人の「すこし楽」「体が動く感じ」といった感覚を大切にします。周りの人からの「表情が柔らかくなった」などの小さなサインも大切にします。それまで外からの脅威と感じられていた幻聴にほんろうされたり，そもそも不安や恐怖という感情すら気づけない状態であったのが，外の温かさや安心を感じられるようになったり，自分の心身の状態に気づくゆとりが生まれてくる契機として，安全でわかりやすい活動が役立ちます。家庭であれば，ちょっと散歩に出たり，掃除をしたりすることなどが向いています。こうした活動の意味や大切さについて，わかりやすく家族や本人に説明します。

　面白い，楽しいといった感覚を持つことはもう少したってからでないと難しいかもしれません。また本人の内発的な意欲や興味はまだうずもれている状態なので，周囲からの働きかけによって，できそうな活動を見つけて勧め，少しずつ背中を押していきます。もちろんそうした活動への参加の様子によって，本人の本来の興味や価値観などもゆっくりうかがえるようになるので，それを次のリハビリテーションの手がかりにしていきます。

第3節のまとめ

混乱した苦しい時期から抜け出していく第一歩は，まず睡眠や食欲の回復ですし，具体的でわかりやすい，体を動かすような活動が向いています。おぼろげながらでもよいので本人の感じるよい感触や，おだやかな表情など，ちょっとしたサインを手がかりに進めます。回復の目安をつかむには，多面的な観察・評価が不可欠です。そのことを頭に置いてください。

家族や周囲の人たちに，疾患や障害の特徴を知ってもらい，どうつきあっていくかを学んでもらう

　米国精神医学会による統合失調症の治療ガイドラインでも，早い時期から家族と接触を持ち，情報を共有し，治療における協力関係を確立することが強調されています。また家族への心理教育開始も推奨されています。

　はじめは主治医など個人担当者との面接のなかで，前節でふれたような回復のステップをわかりやすく説明します。病気の特徴，経過，主な治療法などについて，家族の余力に配慮しながら，ゆっくり何回かに分けて伝えます。その場に本人が加わるかどうかは，回復の程度によりますが，できれば本人と家族が同席して，いっしょに説明を受けられるとよいと思います。

　少し家族にゆとりが生まれてきたら，家族心理教育プログラムの形で，体系的な情報提供と対処行動の学習を勧めます。「病気と上手につきあっていくうえで役立つし，家族自身も気持ちが楽になったり自信がついたりするので，本人にもよい影響があります」などと勧めます。家族の集団心理教育には，お互い情報交換するなかで，悩みは皆いっしょなのだという安心感が生まれて不安や罪責感が減ったり，有用な対処方法を相互に助けあって見つけていけたり，所属できる集団があることで，そこでの役割や支えが役立つなど，多くの利点があります。

　さらに家族に余裕が生まれてくると，家族会への参加など，セルフヘルプグループが役立ちます。家族内でのコミュニケーションが課題であったり，当事者を受けいれていくうえでの困難が大きかったり，持続症状への対応が

むずかしかったりするなど，家族固有の問題が大きいときには，一家族単位で本人も参加して行う単一家族プログラムが有用です。

家族が精神症状や障害に伴う当事者の変化にとまどったり，苦しんでいることは多く，たとえば本人がいらいらと怒りっぽくなって，家庭で軋轢が絶えなかったり，幻聴に基づく奇妙な行動や確認行為などにどう対応していいかわからず家族も混乱したり，精神障害への偏見から家族も惨めな気持ちになっていたりします。特に母親は，「自分の育て方が悪かった」と自分を責めることが多く，精神障害を持つ人の母親では抑うつ症状の出現率が一般家庭の母親よりも高くなっています。さらには，慢性障害であることから，経済的負担も計りしれません。このように家族に対しても支援が必要なのですが，今までは「なんでこんなになるまで病院に連れてこなかったの」と治療者から叱責されたり，やむを得ず強制的な入院をさせなければならないことへの苦悩など，精神医療に対してつらい体験をたくさんしている家族が多いことがわかっています。

したがって家族心理教育は当事者本人の再発防止だけではなく，家族の負担感の軽減を目標にします。基本的な考え方（自己対処と外在化）を**図3-2**に示しています。1980年代から，心理教育的アプローチがいろいろ工夫され，

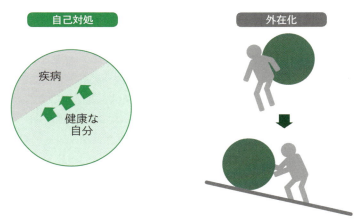

図3-2　家族心理教育の基本的な考え方
自己対処では自分のなかの健康な部分を利用して疾病に対応していく力をつけていく。外在化では症状や障害に圧倒されている状態から，自分の外に取りだして，客観的にながめたり対処方法を考えたりできるようになる。

治療効果が実証されています．欧米では当事者を交えた単一家族での心理教育と，複数の家族で行う複合家族心理教育グループの双方に再発率低下のエビデンスが報告されています。わが国では，当事者を含めない家族のみの集団心理教育が普及しており，やはり再発率低下のエビデンスが示されています。プログラムで用いられる技法も，家族療法，認知行動療法，セルフヘルプグループを基盤としたものなどいろいろあります。

◆ **第 4 節のまとめ** ◆

回復の早い段階から，家族への支援を行います。まずは家族との面談からはじめ，集団での家族心理教育へと移るのが一般的ですが，状況によっては単一家族プログラムが役立ちます。家族が疾患や障害を理解して，病気とつきあいやすくなることは，本人によい影響がありますし，家族の負担の軽減につながります。余裕が出てきたら，家族会への参加を勧めます。

「楽しいこと」「興味の持てること」を見つけ，自信や体力や気力を取り戻していく

生活リズムが整ってくるなどふだんの日常生活を少しずつ取り戻してくると，苦しさでいっぱいでそれ以外のことは考えられない状態であったのが，周りへの関心も芽生えてきて，簡単な活動を短い時間ですができるようになってきます。そうなると本来の社会生活への準備を進めていくことになり，必要であれば，心理教育や社会生活技能訓練（social skills training: SST）プログラム，デイケアなどの本格的なリハビリテーションプログラムへの参加を考慮します。長い間社会生活から離れていて，何をしていいかわからなくなっていたり，たとえば進学上の本人の志望に無理があって発病した場合などは，進もうとしていた方向の転換が必要であったり，もともとの社会生活環境に大きな障壁があったり，能動性や意欲やコミュニケーションなど，社会生活をするうえでの基礎的な力がなかなか回復してこない場合などに，本格的なリハビリテーションメニューが必要になります。

そうしたときの説明として筆者はよく，まずは「病気にならなければやりたかったこと」を考えてもらいます。そして，それを目指すことが共通目標であることを伝え，そのために現状で乗り越えていけそうな現実的な階段をこちらから提案します。「大学生活で好きな勉強をしたり，友達をつくることが目標なので，そのためにデイケアが役立ちますよ」「デイケアに通えるようになったら話し相手ができたり，やっていることに集中できるようになり，楽しさを感じられるようになってくるかも知れません」「そうなると自分の力が少しずつ戻ってくると思います」などと伝えます。

　リハビリテーションに参加することは，学校に行きたい人にとっては仲間から後れをとるように感じられたり，また自身の病気を受け止めきれていない人の場合には，障害者の仲間入りと思えて強い抵抗を感じたり，実際の見学で障害の重い人たちがのんびり作業をしているのを見て，「あんな程度の低いものをやるのか」などと自己を否定された印象を持つことがしばしばあります。そういうときは，勧められてもよい返事をしないことがあります。しかし，このように自分の思いを表現してくれるのはまだありがたく，リハビリテーションプログラムの参加に同意しているように見えても，周りの期待に背中を押されているだけで，本心は納得しておらず，欠席といった形で消極的な抵抗を示す場合もあります。

　筆者はいつも，「リハビリテーションでやっていることは，雰囲気が合わないと感じる人が結構いるけれど，将来の目標を目指していくのに役に立つ階段だと思うので勧めます」などと話しています。この言葉かけのポイントは，前述の灯台のたとえのように「あまりに小さい一歩にみえるかもしれないけれど，この一歩を繰り返していくことが将来の目標を叶えることにつながるんだよ」ということです。プログラムを提供する側の準備としては，もちろん参加者が魅力を感じられるようなプログラムづくりをする必要があります。しかしそれは，いろいろな講師の先生を呼んで多彩なプログラムがあるという意味ではありません。参加者の志向性や選択が尊重される参加の仕方であり，参加者が自発性を発揮して生き生きと楽しめるような治療構造（治療の枠組み）をつくることであり，目標を達成して卒業していく人がいつもいる集団の雰囲気であり，集団での活動はあくまで個々の参加者の目標達成のための手段にすぎないという個人を重視するスタッフの姿勢です。たとえば，「金曜日の午後のプログラムは，どんな活動をするか皆で意見を出し，係

の人が決めて実行します」という明示的な運営の枠組みやルールが大切です。

　治療的な集団のなかで社会的役割を回復していく手法としては，かつては治療共同体的アプローチとそのスローガン「皆に仕事と役割と責任を」[1]）がありましたが，地域ケアの時代になって個人の目標達成が重視され，集団はあまりかえりみられなくなっているように感じます。病棟での画一的な集団療法はもちろん時代遅れとして，地域ケアの時代においても作業所などでの集団をどう「治療的」に運営するか，すなわち参加者にとってあたたかい居場所であり，役割と価値観が支えられる場であると同時に，新たな社会的役割の学習が可能である集団をどうつくっていくかについては，治療共同体的アプローチの精神と手法が十分活用できる（すべき）と考えています。

　一方で集団が苦手な人や感情的な交流が負担になる人に対しては，スタッフと1対1でできる活動，たとえばキャッチボール，個別の作業療法，将棋，オセロなどのゲームを勧めるとよいでしょう。若い女性ではビーズのアクセサリーづくり，男性であればプラモデルづくりなどの作業に興味を持つ人は結構います。そうした活動を通じてゆっくり帰属集団ができてきて，そのなかでなんらかの役割を担えるようになると，周囲の人への関心（SSTで会話の練習を希望するなど）や場にふさわしい感情表現が見られるようになります。では，このようなリハビリテーションプログラムはどれくらいの期間行うのがよいのでしょうか。デイケアに関する複数の文献で，予後がよいとされている在籍年数は「2年程度」です。しっかりとしたリハビリテーション過程を経て回復するには，その程度の期間が必要なのでしょう。もちろんかなり個人差がありますが。

　デイケアや作業所が普及しても，こうした社会資源を活用できないケースは少なからずあります。先述したリハビリテーションへの抵抗感もあり，急性期の症状が安定した後すぐに，十分な社会的能力が改善しないままに性急にもとの生活を再開しようとする人（障害への明らかな否認と障害認識能力の低下があるように感じられる）や，学校でいじめにあい，周りとコミュニケーションをとらずに自閉の殻に閉じこもって，引きこもってしまう人などです。

　こうした人では，まずは本人のやりたいことを尊重していっしょに動いてみるゆとりが，援助者には必要なことがあります。それからその人がはじめに出会ったリハビリテーションの「質」が問われるかもしれません。問題となるのは自分が尊重されていると感じられるかどうかです。本人の気持ちと

そぐわないときには，治療者が善意でリハビリテーションを勧めてもかえって逆効果であるばかりか，集団参加そのものがストレスになりかねない場合があります。このようなケースでは個人支援の専門家（医師に限らず多様な職種の専門家がこの役割を果たします⇒ p.208「Personal support specialist」）との1対1のつながりが命綱であることが多いので，将来への思いや希望を聞く，「どうせ治らないのではないか」「また失敗するのではないか」「取り返しのつかない病気になってしまった」など絶望感や孤立感に思いをはせる，「自分だけが（社会や家族などから）不当な扱いを受けている」などの隠された怒りに耳を傾けるなど，本人の気持ちにつながろうと努力することが必要です。本人の生活の場に出向くアウトリーチも有用です。そうしたこともむずかしい場合には，「チャンネルさがし」と筆者が呼んでいる共通の話題づくりが役立ちます。本人が好きなコンピュータの話をする，読んだ漫画を貸してもらう，いっしょにお茶を飲む，散歩するなどの工夫をします。こうしてつながっていると，環境の変化や経過とともに治療の転機が訪れるように思われます。

第 5 節のまとめ

　苦しい混乱から抜け出してきても，まだ社会生活の再開には至らないあたりから，本格的なリハビリテーションプログラムがはじまります。障害を持つ人と同化することへの不満や不安，将来への焦りや葛藤をよく汲んで，進めていくことが必要になります。いっしょに本人の希望（時期尚早であるため病状悪化の心配があったり，周囲からの賛同が十分得られない段階であることも多い）に添った活動に向かってみることも時には求められます。引きこもりによってリハビリテーションに参加しにくい人たちへの配慮も必要になります。アウトリーチも考慮します。

本来の自分の力が少しずつ戻ってきたら，社会参加の目標を見つけていく

　回復してくると，それまで破たんしていた生活を振り返って見ることがで

きるようになります。もともとの生活の目標が挫折していたり，無理な目標を掲げて苦闘していたりすることが多いので，回復のための当面の目標に合意し，同時に長期的な人生の目標をいっしょに手探りしていきます。夢や希望の再生です。

　リハビリテーションでは，当事者の目標，言いかえると「夢や希望」を見いだすことが基本です。これまでの生育過程や病歴は，当事者の価値観や希望と現実とによって織りなされてきたものですし，「夢や希望」を重視することで，はじめて援助を受ける側とのよい関係が生まれてきます。

　夢がなくなって意欲が低下し，生活の幅が狭まることで安定化がみられるのではさみしいですが，一方で将来の希望を実現することに焦って，足元を見ずに走り出してしまう人もいます。夢や希望を持ちつつも，今の自分にできること，苦手なことがわかって，自分なりの納得できる現実的な生活を組み立てていくことは，誰にとってもむずかしいことです。実際には，支援者がいっしょにいろいろな活動を体験しながら，そのときの本人の感じたこと・考えたことを聞き，支援者のそばで見ていての意見（もちろん肯定的な意見です）も伝えるなかで，徐々にそうした現実的な自己評価が育まれていきます。そうした伴走者として，最近はピアサポーター（第2章参照）の役割も大きくなってきました。

　リハビリテーションプログラムを通して行った活動で達成感を持ち，自信がついてよい自己評価を得られると，精神症状がよくなることをしばしば経験します。それと同時に自己認識が的確なものになっていくように思われます。達成感はひとりで何かをやることによっても得られますが，仲間とともに行って，仲間に評価される場合にしばしば大きなものになります。一方で支援する専門家からの評価というのは，それよりも効果がうすいかもしれません。私たちにできるのは，当事者が元気に活動して自信をつけていけるようその方向性をいっしょに探すことと，自信をつけていくプロセスを環境の整備などによって下支えする裏方仕事が8割であるように感じています。「夢や希望」に現実が近づいていくほど，自己評価は的確なものになります。逆に長期入院や引きこもりの人など，現実がまったく受け入れられない状況では，現実からかけ離れた夢（場合によっては妄想）が語られることになるでしょう。

　次のステップとして，リアルワールドへの参加を控えたこの時期に効果的

なのは，SSTです。SSTでは，「こんなときどうしたらいいだろう」という素朴な参加者の思いを出発点にして，置かれている現状をどう評価するか（本人の主観的な認知や行動と，多角的な評価とのすり合わせ）の作業を経て，対処スキル，つまり適応的な新たな認知・行動の枠組みを獲得する練習を行います。本人が家族とのつきあい方を改めて見直すこともあります。過去のアルバイトで上司とのやりとりを自分がどう感じたか，それは周囲の目から見てどうなのか，では自分の考え方をどう修正できるとよいだろうか，などと練習のなかで仲間やスタッフと話しあっていきます。そして参加者が想定する上司とのやりとりを，ロールプレイで練習します。安全なSSTの場で，未来の行動を先取りして試みるわけです。

　認知機能リハビリテーションでは，精神疾患に見られる認知機能障害について，神経心理検査を用いたり，実際のリハビリテーションの場での課題遂行のやり方を観察して，客観的な評価を行いつつ，改善するための練習を行うので，「集中力が続かない」「うまく記憶できない」「段取りをつけることができない」といったことがなぜ苦手であるのかが具体的に理解できます。筆者は，統合失調症の人専用のゲームソフトを開発しており，そのゲームを実施するなかで注意機能，実行機能などに的を絞った練習ができるようにしています。加えて，うまくいくための練習や苦手なことをカバーするやり方の学習も行うので，日常生活や仕事のスキルアップにつながりやすいと思います。

　SSTでは主に社会的認知機能が，認知機能リハビリテーションでは神経認知機能が標的となります。いずれの機能も統合失調症では障害があることが知られており，社会生活に戻る前の段階で役立つ介入方法です。

📄 CASE…3-1
リカバリーしていく過程のなかで少しずつ自分の生き方が変わったPさん，支援者との二人三脚でした

　Pさんはもともと会社のなかでばりばり働いていて，将来を嘱望されていました。ところが新しいプロジェクトが何年も困難を極めるなかで，Pさんは周囲にいつも見られている，と緊張感を感じるようになり，幻聴もはじまりました。Pさんは自分が精神疾患であると認めることができず，いろいろな治療や民間療法を試すうち，徐々に具合が悪くなり，

入院せざるを得なくなりました。薬物療法により幻聴が消えたときに，「自分は病気だったんだ」とPさんは気づきましたが，同時に「もう社会でがんばっていくことはできない。自分は落伍者だ」という思いで絶望的な気分になり，また疾患に伴う現実感のなさ（離人症状）や楽しい体験の消失（失快楽症状），薬物に伴う体のこわばりやロボットになったような感じ（錐体外路症状）もあって，とても苦しかったと言います。

　デイケアではじめは週1回のリハビリテーションからでした。プログラムに参加しても疲れてしまう状態だったのが，少しずつ参加できる時間が増え，そのうちにプログラムのなかで自分の考えや意見をしっかり話すようになり，皆に一目置かれる存在になりました。本来のPさんが戻ってきたのです。気持ちのうえでも，もう仕事なんか無理ではないか，という絶望的な思いが強かったのですが，少しずつまた自信が戻ってきました。そして，バレーボール大会で活躍したことが励みになって，また会社に戻ろうという踏ん切りがついたのです。ここまで2年かかりましたが，Pさんは仕事をする自分を取り戻しました。

　「目一杯がんばっていた自分にはもう戻らない。また病気にならないために自分の生き方を変えたいと思う」とPさんは考えるようになりました。出世街道を走っていく仲間を尻目に，無理に残業しない，趣味の自転車を楽しむ，友達との食事を楽しむなど，Pさんの価値観は変わりました。「今のほうが楽しいです」と言っています。もちろん，Pさんの焦りや悩みは，いっしょに支援者が共有していました。そしてPさんが変わっていくのを，つぶさに共体験したのです。

第6節のまとめ

　リハビリテーションのなかで，本来持っていた夢や希望が見つかってきます。それが実際の社会生活につながる場合もありますが，現実の困難が大きい場合や，本人にとって負荷が大きすぎると感じられる場合には，援助者との共同作業で，もう1度自分なりの夢や希望を探していくプロセスが必要になります。その際にちょっとした成功や達成感が役立ちます。仲間の存在も大きいです。

7 リアルワールドにチャレンジする

　リハビリテーションのなかで意欲や自信が戻ってきたときに，次のステップ，就職や通学などのリアルワールドへ参加することへの希望が生まれてきます。回復のどのタイミングでチャレンジするかは大切ですが，それには当事者本人の希望と，家族から見た本人の様子と，経験のある専門家の見立てとをよくすりあわせる作業が重要です。先走ってしまうタイプの人もいますが，自信が持てずになかなか前に進むふんぎりがつかないタイプの人もいます。前者の場合には気持ちが前のめりになってきたこれまでのパターンを話しあって，自分の焦りに気づいてもらったり，具体的な期限を決めて「あと6か月でリハビリテーションの目標を達成できるでしょう。これができるようになると仕事に役立つと思います。そのときにはいっしょに仕事探しをしましょう」などと提案します。後者の場合には，できていること，獲得したことをひとつひとつ話しあって，ちょうどよいタイミングであることを伝え，やはりいっしょに次に進んでいこうと提案します。もちろん，復学期限など現実的なタイムリミットがある場合もありますので，そうした現実とのすりあわせ作業も当事者，家族，専門家の三者の話しあいで進めていきます。

　リアルワールドへ踏み出すタイミングを判断する際には，現実の社会機能が回復してきているかどうかのほか，回復した社会機能を踏まえて次のステップが実行可能なものであるかどうかを見立てることが必要となります。できれば，本人が調子を崩すパターンをつかめていて，調子を崩したときに支援者へ相談できる関係があるかどうかも，わかっていることが望ましいです。しかしながら，リアルワールドはリハビリテーションの場で経験した模擬社会とはまた違いますので，どんな環境に入っていくかで調子を崩すパターンもずいぶん異なります。それまでの模擬社会とは，周囲の人間関係も，やらなければならない課題も，そして本人の意気込みや家族の期待も違ってきますので，「やってみなければわからない」ところも大きいです。そのため，専門家にとっても本人にとってもリアルワールドへのいわば持ち越しの宿題になることが多いです。

タイミングとともに，リアルワールドでどんな生活をするのかも，専門家やピアサポーターなどをパートナーにして，いっしょに考えていけるとうまくいきます。当事者に社会経験がなかったり，または過去に大きくつまずいたつらい体験があったりすると，なかなか現実の選択肢を選んでいけないことも起こります。そのようななかで，「とりあえず職場実習してみませんか。職務内容のなかで何が自分は好きか，ということがわかってくるかもしれません」などと勧めますが，職場実習先の選択や，そこでの就業時間ややるべき仕事の内容や量，そして直接の上司の人柄や同僚の雰囲気など，ストレスになりそうなことはいっしょに検討します。上司などはこちらで選ぶことはできませんけれども，就業時間などはある程度選択できます。

　特徴的な意思表明のパターンがいくつかあります。実現性を考慮せず，「やりたい」ことを表明しやすい人では，いっしょにじっくり可能性のある選択肢を考えます。本人が選んだ道が支援者の考えるものと違っていたら，いっしょに試行錯誤します。支援者や家族の考えにむしろ反発して自分なりの道を選ぼうとする人では，選択肢の例示にとどめ，本人の考えについていきます。そして選択を見守って何かあればそっとサポートします。自分の意見を出さない（周囲と異なる主張を持てない）人では，なるべくこれまでの本人の価値観に沿った選択肢を支援者が示してみます。肯定・否定してもらえたら方向がわかります。結局意に沿わない道であれば，長続きしませんので，意思表明を迫って本人を混乱させないようにしながら，気持ちのありかを探します。こうした意思表明の特徴は，本人の学習スタイルと関連していると考えられています。支援者は本人の社会的学習がしやすいようにサポートするのです。

　受験に失敗してから調子を崩すなど，精神疾患がはじまったときに志していたことが，本人のなかでは大きな「思い」になっていることは多く，それがかなって大学入学できると，ぐっと自信や病状の安定化にもつながることがあります。しかしこれは上手に対応しないと足かせにもなり得ます。何回も無理な受験をして病状が悪化してしまい，あとあとまで大学へのこだわりが残ってしまう例も見られます。発症当時の課題は諸刃の剣であり，それをどうかなえるかにあたっては，よく相談しながら現実的な答えを見つけていく作業が大切です。

　リアルワールドでの目標が決まってもそれで終わりではありません。目標を達成しても自分に合わなければもう1度目標を練り直すことが必要になり

ます。たとえば，障害者就労で事務補助の仕事についてみたけれど，なかなか思うように仕事ができず，本人のなかで迷いが生じて，別の仕事をやってみようかと思うようになり，不安や不満から仕事を休んでしまうことなどが時々あります。現状の仕事のなかで本人が働きやすい工夫はできないのか，配置転換の可能性はないのか，そもそも事務職が向いていないのか，それともほんとうは資格を取るための勉強がしたいのかなど，まずは専門家がよく検討し，そのうえで本人に現実の選択肢を提供してみると，本人が大きく混乱しないで自分の気持ちを整理しやすくなります。

このように，試行錯誤していくプロセスが必ずあり，これもよい援助者と二人三脚（家族も入れると三人四脚?）できるとうまくいきます。先にふれた，情報収集，本人や家族との話しあい，関係者との連携調整などが援助者の役割です。

仕事探しをしているうちに，「やはり学校に行きたい」と本人が感じてくる場合などもときどき見られます。現実のなかで成長し，より妥当で健康（再発しにくい）な生活スタイルや価値観がゆっくり醸成されていくのです。先に具体例で述べたPさん（CASE 3-1, p.105）がそのよい例です。

女性の場合には，恋愛や結婚が大事な目標になることが多いです。もちろん男性でも，こうしたことが自信や生きがいにつながります。しかしこれは「出会い」などの偶然の機会などに左右されるので，大事な「夢や希望」ではありますが，一番の目標にすると苦しいかもしれません。「いずれは」という大枠での希望を掲げつつ，とりあえず今できることを探すことになります。恋愛・結婚・子育てについては，第5章でくわしくお話しします。

リアルワールドを目指す時期は，機能障害を改善するためのプログラム，たとえば認知機能リハビリテーションや社会認知改善のためのプログラムを行うのによい時期です。リアルワールドに近づいてきたとき，つまり本人のなかで現実に向かっていく心理的な構えや体力や精神症状の安定などが得られるようになってきたときに，障害に向かいあうようなプログラムが一番効果が出やすく，本人の気持ちにもフィットします。「学校で友達と机を並べて勉強していきたいので，集中力を取り戻したい」など，本人の生活の目標と，機能障害改善のプログラムの目標が合致するのです。実際には，リアルワールドではさまざまなストレスに出会いますが，当事者が自分の持ち味ともろいところを知っていることが，ストレスに負けない力となります。まだ

本人の不安が強かったり，回復が不十分な時期に，障害に直面してしまうと，意気阻喪してリハビリテーションをやめてしまったり，場合によっては精神疾患の存在そのものを忘れてしまおうとして（否認），通院を中断したりすることが起こります。前途があまりにも困難であることが感じられたら，誰でもそうした意気阻喪が起こることでしょう。

CASE...3-2
ずいぶん試行錯誤しましたが，やっとHさんは自分なりの生き方を見つけました

　Hさんは30代の男性。大学受験でつまずいた後，長く引きこもりの生活をしていました。徐々に精神病症状が明らかになり，入院を経て外来通院になりましたが，パソコンが得意で，受験期にシステムエンジニアを目指していたこともあり，情報関係の仕事につきたいと思っています。自宅でウェブサイト制作の会社を起業したいという夢もあります。

　現実のHさんは，パソコンが大好きと言っても，専門的なトレーニングを受けたわけではありません。起業するためのビジネスの経験もありません。社会人として働いた経験もありませんし，人といっしょにいると緊張して疲れてしまうので，SSTのプログラムも途中で休憩したり，参加も不規則です。皆のために一生懸命意見を言ってくれたり，周りに誠実なのですが，自分自身の理解という点になると，周りで話を聞いている仲間も「???」となってしまいます。ですけれども，そうした現実を突きつけられても，Hさんは自分の考えを変えないばかりか，ますます固執してしまいます。周りの人は自分のことをわかっていない，と感じるのかもしれません。

＊Hさんのように，考えていることが周りの人の意見や現状認識と合致しないということは，第1章でふれた「機能障害」として理解することができます。しかしそれはなかなか本人には理解したり，受け入れたりすることがむずかしいです。何かよい評価を受けたりするようなことがあると，だんだん安定してきて，周りの状況に気づけるようになったり，自分と周りの人とのすれ違いを少し受け止められるようになり，ユーモアを持ってそれを表現したりできるようになることもありますが，なかなか簡単にはいきません。

　Hさんの希望をかなえるべく，就労支援の専門家がいっしょに，パソコン作業をする実習や，職業訓練などを試みましたが，なかなかうまく

いきませんでした。何回失敗しても，そこから学ばないので，周りの人は少し困っていました。Hさんは自信をなくして，清掃作業なども試みましたが，気持ちが楽で，ちゃんとやれて安心はできたそうですが，やはり納得にはつながりませんでした。

　試行錯誤が続いた後，Hさんの夢である，ピカピカのベンチャー企業ではありませんでしたが，小さな会社でウェブサイト作成の手伝いができることになりました。障害者就労で就業時間が短く負担が軽かったし，自分のやりたい作業内容であったこともあり，何より理解のある上司に恵まれて，Hさんは力を発揮するようになりました。Hさんが，困ったこと，うまくいかないことを上司に相談できるようになったのは，画期的なことでした。

　自分の思うような生きる場所がリアルワールドでは見つからないまま，挫折を繰り返していくうちに，精神症状が悪化します。そこで治療者が「具合が悪いからしばらく無理をしないで様子を見ましょう」などとストップをかけることもよくありますが，その結果，現実からの引きこもりが起こります。外来通院では陰性症状が悪化したように見え，大きな問題がないように見えても実は徐々に現実離れが進み，障害が重くなることも見られます。精神症状が悪化しないまでも，挫折と失望のなかで現実からの引きこもりになってしまい，新しい生活へのチャレンジをやめてしまうこともあります。その人なりの生き方をしているにしても，パーソナルリカバリーからは遠くなってしまうでしょう。そういうときは，現実的と思えるリハビリテーションを進めても，なかなか自分の殻から出てくることができません。そうこうするうちに，夢を語る年齢ではなくなってしまったり，親が年を取ってきて自立を迫られたりします。そのなかで，本人なりにリカバリーの道筋が見えてくることもありますが（本章12節参照），やはり早い時期から，なるべく本人の気持ちにフィットする社会参加の道を探していくことが重要であると筆者は感じています。このことは長期経過にかなり影響があると思います。

第 7 節のまとめ

　保護された環境からリアルワールドに踏みだすことは当事者と支援者がともに勇気と元気をもらえるステップです。当事者本人や家族の希望と，専門

家の蓄えてきた本人の力やもろさの情報と，先輩である仲間の経験と，目標とする現実のさまざまな状況とを，じっくりすりあわせていくとうまくいきます。

8 なかなかよくならない症状・障害とつきあっていくやり方を探していく

　SST，心理教育，服薬教室，症状自己管理モジュール，精神症状への認知行動療法などはいずれも，リハビリテーションの当初から社会参加した後まで，それぞれの時期に役立ちます。プログラムの内容は大きく変わらなくても，回復の時期により本人のなかでの深まり方が違うように感じます。はじめのころは新たな知識獲得の援助という側面が強く，のちには障害の理解やそれを受け止めつつ生活していくやり方，症状への自己対処能力の向上に自らが取り組むという側面が強くなります。

　リバーマン[6]は，社会生活の機能評価において，「どのようなストレスによって精神症状が悪化または改善するか，またそうしたストレスに本人がどのように対処（coping）するかは，再発防止とともに社会生活を再建していくための重要な手がかりを与える。どのような状況で症状が改善したり，意欲が高まるかを知ることは，本人が安定して生活できる条件を見いだす上で役立つ」と述べ，認知行動療法の視点から対処能力を重視しています。

　症状への自己対処ができるようになることは，安定した自立生活を送るうえで大変重要です。そのためにはある程度の自我機能と，知識の提供といっ

> **症状自己対処**……統合失調症の人でも，自分なりに幻聴や妄想とうまくつきあえる（自己対処）ことが以前から知られていましたが，症状とうまくつきあっていくための認知や行動を学習してもらい，生活のしやすさや苦痛を減らすことを目標に，認知行動療法などに基づいた治療プログラムがつくられるようになっています。また，そもそも社会のなかで精神障害を持つ人たちが受け入れられることによって，偏見を持たれやすい精神障害についても，前向きに受け止めてうまくつきあっていけるという考え方から，仲間同士で体験交流をするグループでの症状自己対処の学習もあります。統合失調症では，薬物療法を的確に行っても持続する精神病症状がかなりあることが知られているので，症状自己対処の技術は重要です。

た専門的な支援と，本人の意欲が必要です。本人と支援者とが，時間と手間をかけて獲得されるものなのです。発症当初，当事者にとって調子を崩すというのは，「怖い感じがする」といった曖昧模糊とした感情体験や，「気持ちが悪くなる」などの未分化な心身体験であることが多いです。薬物療法が効果を上げ，リハビリテーションが進んで活動性が高まるにつれ，こうした不快な体験は減ることが多いですが，全体的に心身ともに調子がよくなっても，頑固に特定の症状が残る場合があります。本人の理解としては，「薬の副作用かもしれない」などと外界からの不快な刺激によるものと受け止めていることがあります。個人精神療法や認知行動療法や心理教育のなかで，こうした由来のはっきりしない不快な体験については，まずは多少なりとも楽になる工夫——対処行動を学習することが実行しやすいです。はじめは頓服薬を飲んで眠るなど，薬物を利用したものが行いやすいですが，そのうちに音楽を聞くなど，自分なりの工夫ができるようになります。行動レベルの自分への処方です。

　対処行動が少しできるようになって，不快な体験に押されっぱなしではなく，多少なりとも向き合える自信がついてくると，「誰と」「どういう状況で」「どんなコンディションのときに」など，「誘因となる条件－本人のなかで起こる認知－引き起こされる感情や心身の状態」という一連の流れ（認知行動療法のABCモデル：誘因となるできごとA－引き起こされた認知B－その結果起こる感情や行動C）が部分的にでも想定できるようになります。誘因になる条件については，自身ではなかなか気づけないことが多いのですが，援助者は機が熟してくるのを待ちます。まずは「いやなことがあったりするとそういうことが起こるかも」「人とのやり取りがきっかけになることが多いよ」などとヒントを出しながら，不快な状態になるときに起こるこころのなかのことについて問いかけてみます。そのなかで，自己を貶める内容や恐怖を引き起こす幻聴が先行していることがわかってきたりします。

　同じ体験をした先輩からのアドバイスがこうしたときには実に有用で，「自分も人ごみのなかで，死んでしまえとかよく言われて怖い思いをしたけど，だんだんそれって幻聴なんだと思うようになった」などの体験談が助けになります。

　そこまで気づけてくると，苦しい認知内容への対処——認知内容の軌道修正を試みることもできるようになります。体験症状（本人が体験する幻覚や抑う

つなどの症状）の内容はしばしば自己評価と深く関わっているので，「自分のよいところを認める」作業からはじめて，次第に「自分を受け入れる」作業へと移行します。これも先輩からの「こう考えたら楽になるよ」「こんないところがあるんじゃない」といったアドバイスが強力な助けになることが多いです。

　体験症状は，強い不安や焦りを引き起こすような体験から自分のこころを守るために引き起こされるので，もともとの誘因になる体験については気づかない（気づけない）ことも多いです。一方で，いっしょに活動している仲間や専門家は外から見て，体験と体験症状とのつながりに気づくことができます。「自分に自信がないから，同年齢の元気な人に出会うと嫌な気分になるみたいだ」などと，どういう状況で起こりやすいか気づけるようになり，実は誘因は外界の状況が引き金になって湧き起こる自己のなかの受け入れがたい思いであることについても，場合によっては話せるようになります。

　たとえば，同級生と自分を比べてのつらい後悔や劣等感，不遇な今の状況への怒りなどです。そうなると他人とのつきあい方や自分自身とのつきあい方について工夫することができるようになり，体験症状も悪化しにくくなるうえ，そもそもその症状が出現することも少なくなっていきます。

　これまで述べてきたように，苦しい症状への自己対処は，行動レベルからはじまって，認知レベルの対処に進み，先ほど書いた対人状況などで引き出される内面の思いへの気づきへと，時間とともにゆっくり進むことが多いです。そしてその過程は，現実のなかでの本人の回復と歩みを同じくしています。リハビリテーションが進んでくると，本人の気づきも広がってきます。

第 8 節のまとめ

　頑固に残る体験症状については，SST などのプログラムが役立ちます。まずは症状に行動的な対処を行うことからはじめ，具体的な生活のなかで起こっているきっかけに気づけるようになり，またそうしたきっかけによって引き起こされる自分のなかにある苦しい思いに気づけるようになると，それまで「よくわからない急に起こる症状」であったものが，「現実のなかでの苦労」へと具体化していきます。そこまでくると，症状は「手のうちに入ってくる」ようになります。

9 リハビリテーションから次の一歩が踏み出せない場合がある

　デイケアの「慢性例」がこれにあたるかもしれません。デイケアの「慢性例」とは，医療などのサポートサービスからの自立がむずかしく，治療者に依存し，自分なりの生活の目標が見いだせない状態です。たとえば，専門家はなるべく今のその人に見合った役割や生きがいを提供しようとしますが，本人は病前の高い生活目標にこだわっていたり，現状の生活に満足・納得しておらず，しかし新しいステップに進むだけの自信や意欲をなくしているために次の回復のステップに進むことができないというケースがあります。入院よりはもちろん一歩前進していますが，かといって「質の高い生活」にも「本人の満足」にも近づけないまま，という状態です。

　このような状況においては，まずはリハビリテーションの質の向上が目指されるべきでしょう。集団の均一なプログラムではなく，その人にあった個別の目標を立て，それに沿ったリハビリテーションを組み立てていくことが求められます（くわしくは第4章でお話しします）。また地域生活支援センターなどの地域サービスや，ピアサポーターや仲間による価値観の再編，援助つき就労をはじめとする新たな就労支援制度（社会のなかでの役割の創出）など，医学的リハビリテーションプログラム以外の選択肢の提案が，解決につながることがあります。

第 9 節のまとめ

　医学的リハビリテーションから次の一歩が踏み出せないでいる「慢性例」がみられます。私たち専門家が，その人にあったリハビリテーションを工夫することや，社会のなかでの多様な役割を創出していくことが求められます。

10 再発・再入院への対応 (表3-2)

「今度こそ再発しないぞ」「2度と入院したくない」と意気込む本人や家族がいます。しかし本人や周りがどんなにがんばっても，思わぬことがきっかけとなったり，予想外の環境の変化によって調子を崩すことは人生にはあり得ることです。筆者の経験では，仕事などの社会生活がだいぶ安定して続き，安心したときに足をすくわれるようにして再発することがあるように思います。前から望んでいたことを思い切って実行して破たんする，薬をやめてしまう，ということもこういうときに起こります。

急いでつけ加えますが，統合失調症の人でよく言われるように，「一生薬を飲まないといけない」と決まっているわけではありません。海外の研究でも，薬を減量していって，ぎりぎりの少量，場合によっては服薬中止すると，はじめは再発しやすくなりますが，5年程度の経過のなかで徐々に落ち着き，むしろずっと服薬していた人たちよりも社会生活の状態はよくなるケースも報告されています[10]。また長期追跡研究でも，20年程度の経過のなかで，薬をやめている人たちが2割程度存在し，再発があったとしても，生きていく

- ■ 安心したときに足をすくわれるようにして再発することがある
  例）薬をやめるなど，前から望んでいたことを思い切って冒険して再発
  - 冒険にならないために，夢を共有していく
  - 服薬をやめていく可能性についても話しあう
  - 「薬を一生飲む必要がある」と若い人をがっかりさせないでほしい

- ■ 再発がその後の経過に悪影響を与えることは多くの文献が実証している
  →一方で，それまでの治療・リハビリテーションの蓄積から，本人も支援者もスムーズに再回復しやすい
  - 本人・家族・支援者の「がっかり感」を共有すると，再出発へ気持ちが向かう
  - 何度でもリアルワールドにチャレンジできることが大切

表3-2　再発・再入院に対応する

力や前向きな自信を持った人たちが多いことがわかっています[3]。ただしこうした人たちは，第1章でふれた経過良好な人たちである可能性もあります。

　しかしどういう人たちが薬をやめても大丈夫なのかは，残念ながらまだよくわかっていません。そのために，一般的には，副作用や再発防止効果を考慮したうえで，可能な範囲で減量しつつも，根気よく服薬を継続することが勧められています[5]。当然のことながら，薬をやめても元気に生活したいと希望する当事者や家族はたくさんいますので，この方面の研究が進み，薬をやめていくための指針ができたら，と筆者は希望しています。今のところ筆者は，精神症状が消失し，生活がしっかり安定している場合に，もし強い希望があれば本人とよく話しあったうえで，減量，そして中止へのチャレンジを行うことがあります。ただし，調子が悪化するサインをよく話しあっておき，通院は継続すること，家族など周囲の人からも理解を得ることを条件としています。しかしながら，持続的に必要な量を服薬していたほうが，ごく少量のみの服薬や，普段は服薬せずに症状が出てきたときにだけ再開する「ねらいうち療法」よりも，はっきりと再発防止効果が高いことがエビデンスとして示されています。この「確率」をもとに，個々の人の選択をどう考えていくべきか，悩ましいところです。

　チャレンジすることはリカバリーするうえでとても大切ですので，危険な冒険にならないために，「夢や希望」を本人と支援者で共有することを筆者はこころがけています。障害を抱えて生活する苦労に共感し，先の目標を見失わないためです。恋愛・結婚などについての夢や現状は，本人がこころに秘めて話していないことがあり，再発の盲点になりやすいです。また，服薬をこっそりやめてしまうことを防ぐために，継続する意欲をそがないように，将来的に服薬が不要となる可能性についても話しあいます。「薬を一生飲む必要がある」と外来で宣言する医師がいるそうですが，このような発言は，当事者をがっかりさせるだけでなく，内緒で服薬をやめてしまうことにもつながります[4]。「一生」という言葉で絶望する若い人は多く，服薬そのものが嫌になってしまうのです。

　残念ですが，再発がその後の経過に悪影響を与えることはたくさんの文献が実証しています[2]。薬物を増量せざるを得なくなる事態にもつながります。しかしそれまでの治療・リハビリテーションの蓄積があると，本人も支援者もスムーズに再回復を図りやすいという体験もしばしばしています。以前の回復

の体験や，学んだ疾病の知識や対処スキルが役立つのです。まずは本人・家族・支援者がいっしょに，それぞれが再発時に感じた「がっかり感」について話しあうことが大切です。そこからまた再出発の気持ちが生まれてきます。そしてなぜ再発してしまったかについての分析は，とても大切な作業で，ぜひ当事者本人や家族とともに話しあい，分析結果を分かちあう必要があります。そして，またリアルワールドにチャレンジできることを話しあいます。はじめてのチャレンジよりは，再チャレンジのほうが道筋をつけやすいことが多いです。

第 10 節のまとめ

再発や再入院は残念ながら避けられないことがありますが，それまでの回復の過程で培った知識や経験があると，立ち直りはスムーズになることが多いです。がっかり感について話しあいながら，立て直しを考えていきます。服薬を続けることへの本人の思いによく耳を傾けながら，やめることのできる可能性や，やめることによるリスクについても，よく話しあいます。

11 長い目で見て，回復を信じていくことが大切である

回復には長い時間が必要になります。支援者は，回復までのおおよその流れを把握しておくことで気持ちに余裕が生まれ，支援がスムーズに行えるようになります。回復の過程を考える際には大きく2つに分けるとよいです。1つは，急性期症状からの回復過程という，数か月から数年の単位で起こる，短期・中期的な過程です（もちろんその長さには個人差があります）。ここでは病勢や重症度などの疾病としての特質とともに，支援者の視点からは，治療やリハビリテーションの適否が回復に大きな影響を与えます。当事者の視点からは，自分の精神症状や疾患への認識，治療をどう受け止めて関わっていくかなどが，やはり回復に影響します。

もう1つは，10年，20年単位で見られる，いわゆる長期経過です。統合失調症の研究者として有名な臺弘[9]は，急性期の精神症状の出現のしやす

さによって，およそ10年単位で不安定期，安定期，静穏期に区別し，疾患と回復との平衡状態が時とともに変化することを指摘しました。ここでは，脳の発達・老化という生物学的次元や，人生における心理社会的環境の変遷が，経過に大きな影響を与えています。治療やリハビリテーションにおいては，瞬間的な切れ味よりも，いかに息切れせずに安定したサポートをするかが問われます。また，すでに述べましたが，治療・リハビリテーションの積み重ねが次の悪化時の回復力に大きな影響を与えます。

　回復を長い目で見ていくときに，ライフステージへの配慮も必要になります。内藤[7]は統合失調症の経過とライフステージとの関係を整理し，各年代の生活目標を設定しました。急性期症状の出現しやすさを考慮し，年代ごとの生活目標も加味すると，20代は病状が安定せず入退院をくり返す時期であり，本人および家族の精神疾患や障害についての心理教育（症状や経過や治療についての情報提供）に取り組みやすい時期であること，30代は就労などによる自立が求められると同時にリアルワールドでの体験を通じて障害を受容していく時期であること，40代はもはや親の支援が期待できず，基本的な生活技術や自己管理能力が求められること，50代以後では身体管理が問題になることを述べています。こうしたライフステージごとの特徴が病勢に影響し，必要な心理社会的介入もライフステージに合わせておのずと決まってくることも多いです。

　しかしどの回復の時期，どの世代にあっても，パーソナルリカバリーは起こりうると考えられています。筆者は若いころから恋愛や結婚を視野に入れておくことが大事だと考え，当事者にもそう伝えています。就労についても同様です。それは，短期・中期的な治療の成果だけにとらわれることなく，もう少し長いスパンで障害というものをとらえているからです。そして，このようなライフイベントが回復を促すと信じているからでもあります。こうした人生を支援するリハビリテーションについては，長期的な視点が支援者には求められます。そして，その長期的な視点を当事者本人や家族と共有しておくことも必要となります。

📄 CASE…3-3
長い入院の後のひとり暮らしで，英会話が生きがいになったJBさん

　JBさんは若いころから何度も入退院を繰り返してきましたので，安

心できる地域ケアをうけてグループホームで生活をはじめたときには，もう50代になっていました。その後ひとり暮らしをはじめましたが，よくJBさんは「自分は若い時代を損してしまったんです」と言っていました。通っている地域活動支援センターで英語教室をやっているのを知り，若いころから英語が好きだったJBさんは参加するようになりました。だんだん昔覚えた単語なども思い出すようになり，やる気が出てきたJBさんはテレビの英会話講座でも勉強するようになりました。英語教室に休まず通っていたので，講師の先生がJBさんをアシスタントに指名しました。JBさんはまぶしい笑顔でそれを引き受けました。今の夢は東京オリンピックでボランティア活動をすることです。英語の腕が活かせたら，と楽しみにしています。

CASE...3-4
50代に入ってパートナーとめぐりあい，あたたかい家庭を築いたDさん

　Dさんは50代の男性です。若いころに入院生活を送り，その後いろいろあって，結局長い間仕事につくことができなかったため，生活保護を受けています。今は福祉事業所で，ダイレクトメールの発送作業などをしていて，温厚でまじめな仕事ぶりにより皆から頼りにされています。ある日，福祉事業所に新人が入ってきました。退院したばかりの40代の女性です。Dさんはその女性に仕事の内容を親切に説明したり，生活の相談に乗ったりしていました。そしてふたりの間に恋が芽生えたのです。周りの応援もあって，ふたりは結婚し，福祉事業所の近くで生活をはじめました。生活保護費のなかではありますが，Dさんの指導のもと，奥さんが上手に家計を切り盛りしています。ふたりはとてもお互いのことを大事にしています。仕事やおつきあいに明け暮れている人たちに比べて，純粋すぎるくらいに，ふたりの生活を何よりも優先しています。ふたりを見ていると，こちらまで幸せな気持ちになります。

第11節のまとめ

　回復の過程を時間単位で見てみると，数年単位の急性期からの回復，自分なりの生活を取りもどしていく10年単位の長期経過，そしてライフステー

ジに沿った人生の経過があります。それぞれの時期にその人なりのリカバリーがあります。

12 人それぞれのリカバリー

　リカバリーのあり方は人それぞれであることを忘れないでください。前節の最後に示した，JB さんや D さんはそのよい例です。もう少し具体例をお示しします。

- 病気だったときに願っていた，学校生活をはじめた。10 歳以上年下の人たちとの学校生活なので，本人も周りも心配したが，よく頑張って課題などもこなしている。やりたかった勉強ができるのが励みになっている様子である。

- 病を得て価値観が変わった。忙しさのために病気になったもとの職場に戻ったが，自分なりの働き方を通している。

- 仕事はしていないけれども，ひとり暮らしをしていて，自分なりの考えや楽しみや仲間とのつきあいに自信が持て，満足している。

- 幻聴に悩んでいるが，うまくつきあいつつ，仕事（障害者就労）をしている。まじめな仕事ぶりであり，職場の支援も上手だったために，ハローワークの研究会で模範事例として紹介された。そのときに職場からもらった表彰状を大切にしている。

- ほんとうは結婚したいけれど，恋愛のことを考えるといつも具合が悪くなってしまうので，棚上げしている。今は家族のための家事や自分の趣味を楽しんでいる。

- 婚活をして，パートナーとめぐりあい，結婚した。主婦業をこなしながら，少しだけパートで仕事もしている。高齢での結婚だったので，子供を産めないのを残念に思っている。

- 通院中であることを話し，病気について理解してもらったうえで結婚し，2人の子供にも恵まれた。ママ友とのつきあいに劣等感を感じたり，時には理想の自分と現状との間で葛藤して調子を崩したりするが，大きく破たんせず，子育てに奮闘している。

- 年を重ねてきて，ひとり暮らしのため健康に不安を持っている。ソーシャルファームの仲間との交流が大きな支えになっている。

　筆者が感じるのは，社会的な役割（周りとのつながり）の回復が現実的な希望を生み出すということです。症状が不安定なときは，居場所や，なんらかの役割が支えになります。人生の目標と離れてしまうことの不安や，精神障害を持っている自分へのセルフスティグマに対し，社会的な役割の回復は大きな影響があります。福祉事業所で仲間のための昼食づくりに参加する，グループホームの集まりで皆のためにお茶を入れる，家族のために浴室の掃除をするなど，ちょっとしたお役目でもよいのです。そしてその仕事を周りの人が評価してくれることが鍵となります。一般住民4,319名を対象にしたものですが，近隣への帰属意識が高い人では，自己価値観が高く，抑うつ，パラノイアなどが少なかったという調査もあります[8]。

　人によって，社会的役割を求めていくプロセスには違いがあります。また，得られた役割にとどまるか，さらに上を目指すかにもその人の特徴が表れます。それはその人の自己価値観に規定されるので，社会的役割を求めるプロセスに伴って，その人の自己価値観を支持しつつ，成長や安定化を促す精神療法的な働きかけをします。その方法については，第6章でくわしく紹介します。社会生活の広がりをサポートしていくことはリハビリテーションを行う専門家の大事な仕事です。

第12節のまとめ

リカバリーは人それぞれ「世界に一つだけの花」。豊かな広がりがあります。

- 新たな主体価値づくりを支える理念とそれを実践できる社会環境（ゆっくり試行錯誤できる場の保証）
- 人生の選択肢が豊富に準備されており，自分の力で選択することが保証されている
- 変われることへの希望（本人・支援者）
- 変化のプロセスを支える，仲間・家族・専門家の（ゆるやかな）チーム

表 3-3　リカバリー支援に大切なこと

「夢や希望」のひとつひとつを支えていくとともに，障害のある人がその実現を目指すことのできる社会をつくっていくことが私たちの役割です。リカバリー支援に大切なことを表 3-3 にまとめています。

13 早期介入・こころの健康

精神障害のリスクの高い人への援助

　表 3-4 をご覧ください。極めて負荷の高い環境や状況にあると，精神障害のリスクが高まることが知られています。たとえば災害に見舞われると，被災直後から不安・神経過敏や睡眠障害を中心とする急性ストレス反応が見られ，しばらくするとうつ病や心的外傷後ストレス障害などが次第に明らかになってきます。アルコール依存症や統合失調症など，すでに精神障害に罹患している人では症状が悪化することも知られています。最近では，交通事故や犯罪の被害者において精神障害のリスクが高まることにも注目が集まっており，支援が必要と考えられるようになっています。そのため，セルフヘルプグループとしての機能を持った犯罪被害者団体も結成されています。

　そのほかにも，知的障害や広汎性発達障害では，社会への適応能力をそもそも十分獲得しにくいため，周囲との軋轢を起こしやすく，精神障害の発生

> - 「脳ネットワークの脆弱性＋成育環境の不利」→「思春期のさまざまなこころの問題」→「青年・成人期の精神障害」とつながっていく
> - 発症前の危機（精神症状の予兆，社会的な機能の低下，孤立など）にある人への介入の成果がたくさん報告されている
> - 発症早期からの介入により，早い段階での精神症状の寛解，社会生活の回復，再発防止は予後を改善すると考えられる
> - 早期介入にリハビリテーションの考え方は有用

表 3-4　早期介入（発症前・発症早期）の重要性

率が高いことが知られています。精神障害を持つ人の家族もまたリスクが高くなります。アルコール依存症者の親を持つ子供は，成人した後さまざまな心理的困難を起こすことがわかっています。移民など異文化適応の必要がある人や，虐待被害者，機能不全家族の子供たちにも，援助が模索されています。

こうしたリスクの高い人たちには，広く医療・福祉・経済・社会的支援が必要ですが，その際にもリハビリテーションの考え方は有効であり，単に支障なく生活ができるようになるということだけではなく，パーソナルリカバリーを重視する必要があります。

発症への脆弱性を持つ人たちへの支援

精神障害者を親に持つ子供では，親からの遺伝的脆弱性と，不十分な生育環境という二重のハンディを負います。特に統合失調症の親を持つ子供の場合，約1割は親と同様に統合失調症となるため，高危険児として，これまで予防のための研究がなされてきました。まだわが国では制度としては整備されていませんが，発症しやすい子供を同定することや療育を援助することが研究的に試みられています。そうした脳ネットワークの脆弱性に加えて，生育環境の不利がある場合に，思春期のさまざまな心身の問題からはじまって，青年・成人期の精神障害へとつながっていくことがわかってきています。最近はいじめなど生育過程の逆境が発症を増加させるという報告もたくさん見られます。

発症前の危機（精神症状の予兆，社会的な機能の低下，孤立など）にある人への

介入研究がたくさん報告されていますが、発症せずに危機を乗り越える人が存在することも知られており、どのような介入プログラムが危機を防ぎうるか、何が危機から守ることにつながったのかも、大切な研究となります。また統合失調症が発症した場合でも、発症早期からの介入により、早い段階での精神症状の寛解、社会生活の回復、再発防止は予後を改善すると考えられています。

こうしたサポートにも、生活機能モデルとして、脳、心理、社会参加、環境を視野に入れたリハビリテーションの考え方は有用ですし、心理教育、SST、認知行動療法などのプログラムもよい適応となります。

人生にわたる「こころのリカバリー」

思春期は脳機能・身体が急激に大人の状態に近づき、自我が確立する時期であり、同時にのちの精神障害への萌芽が始まる時期と考えられています。そのため、学校の子供たちのこころを守る活動がさまざま提案されています。こころについての相談がしやすい体制づくり、保健授業で使えるこころの健康についてのパンフレットの作成や、専門家の出張授業などです。同質でないものを排除しやすい子供たちの「文化」にどう影響を与えられるかが課題になると思います。

わが国では最近、出産前後のうつや子育てへの支援も、こころの健康の視点から熱心に取り組まれるようになっています。この時期の女性の死亡原因は、自殺が一番多いことがわかっています。また高齢化社会のなかで、老年期に心身ともに元気に生きていくための知恵やスキルも関心を集めています。

第 13 節のまとめ

脳の脆弱性、不適切な生育環境、過酷な環境などが重なると、精神疾患の発症のリスクを高めます。そうしたリスクの高い人たちに対する支援の試みや、予防のための研究が行われています。いじめを受けた子供たちや、重い精神疾患の親を持つ子供たちなどに対する支援などがその例です。生きづらさ（障害 disability）を支援する精神障害リハビリテーションの考え方や技術は、ここでも役立ちます。

> **第3章のテイクホームメッセージ**
>
> 精神の障害から回復していくプロセスについて,イメージが出てきましたか。具体的な回復の様子をしっかり頭に入れてください。もちろん人によってプロセスはいろいろですので,書いてあるとおりとは限りませんが,必ず回復する,そのために応援する,と皆で考えていくことがとても大切なのです。

引用文献

1) デビッド・H・クラーク(著),蟻塚亮二(監訳):21世紀の精神医療への挑戦——フルボーンは眠らない.創造出版,東京,2002
2) Emsley R, et al: How long should antipsychotic treatment be continued after a single episode of schizophrenia? Curr Opin Psychiatry 29: 224-229, 2016
3) Harrow M, Jobe TH: Factors involved in outcome and recovery in schizophrenia patients not on antipsychotic medications: a 15-year multifollow-up study. J Nerv Ment Dis 195: 406-414, 2007
4) 池淵恵美:統合失調症の「病識」をどのように治療に生かすか.精神神経学雑誌 119:918-925, 2017
5) 池淵恵美:統合失調症の社会適応の改善と再発予防への取り組み.精神科治療学 33:1043-1049, 2018
6) ロバート・ポール・リバーマン(著),西園昌久(総監修),池淵恵美(監訳),SST普及協会(訳):精神障害と回復 リバーマンのリハビリテーションマニュアル.星和書店,東京,2011
7) 内藤清:ライフサイクルに応じた回復目標.In:蜂矢英彦,他(監):精神障害リハビリテーション学.金剛出版,東京,2000,pp110-120
8) McIntyre JC, et al: Social identity and psychosis: associations and psychological mechanisms. Schizophrenia Bulletin 44: 681-690, 2018
9) 臺弘:分裂病の治療覚書.創造出版,東京,1991
10) Wunderink L, et al: Recovery in remitted first-episode psychosis at 7 years of follow-up of an early dose reduction/discontinuation or maintenance treatment strategy: long term follow-up of a 2-year randomized clinical trial. JAMA Psychiatry 70: 913-920, 2013

参考資料

全国精神保健福祉会連合会『月刊みんなねっと』
　精神障害者家族会の全国組織で出している家族向けの情報誌で,精神障害についてのわかりやすい情報や,社会制度についての解説・情報,家族会の紹介,実態調査,家族からの意見や希望などが掲載されています。
　ウェブサイト https://seishinhoken.jp

地域精神保健福祉機構・コンボ『こころの元気+』
　障害を持つご本人向けの月刊メンタルヘルスマガジンで,どうつきあっていくか生活の工夫,わかりやすい医療情報,仲間の声,薬物療法やリハビリテーション,福祉制度についての解説記事などが,きれいな写真,漫画などの読みやすい工夫とともに掲載されています。
　ウェブサイト https://www.comhbo.net

第 **4** 章

精神障害リハビリテーションを計画する

point

リハビリテーションの計画というと，目的や方法や実施期間などがきちんと書かれてある紙を思い浮かべる方が多いかもしれません。実際はもっとダイナミックなプロセスで，本人をはじめとする関係者から，多方面の情報収集をし，合意づくりをしていく，流動的な過程なのです。この章では，少しでもその実際に近づけて，リハビリテーションの始まりから，社会参加の継続的な支援まで，その時々のプランの立て方や，軌道修正のやり方をお伝えしたいと思います。

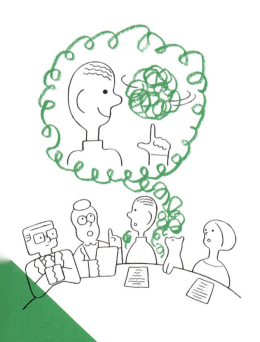

Ⅰ 治療・リハビリテーションの計画を立てるときの基本的な考え方

　第3章ですでに述べましたが，治療とリハビリテーションとは密接に連携すべきものであり，実践の場では切り離して考えても意味がありません。そこでこの章でも，治療計画とリハビリテーションの計画とを連動して述べていきたいと考えています。ただし治療計画については簡単にふれ，リハビリテーションの計画についてはくわしくお伝えしたいと思います。

　精神障害の人の治療・支援を主治療者として担当する際に治療やリハビリテーション計画の立て方がむずかしいと感じる読者は多いと思われます。他の疾患もそうでしょうが，特に精神障害はその本質を理解するために，生物・心理・社会的な多面的な視点が欠かせないし，リハビリテーションでは第1章で述べた生活機能モデルが必須なので，診察室のなかだけ（面接だけ）で治療プランを立てるのはむずかしいです。そして個別性が大きいことも特徴です。

　治療やリハビリテーションの計画を立てるには，①本人や家族の希望や好みと，多様な援助技術に関わる知識を現実の状況と突きあわせて，②最善の治療法もしくは制約があって実施がむずかしければ次善の方法を選び出して，③しかも自分の置かれている治療環境のなかで実行可能なやり方を考え，スタッフと連携し，④そして患者や家族と合意を得ていく，という**重層的なステップ**が必要です。ひとつの明確な正解があるわけではなく創造的であり，対人サービスの本質的な要素を含んでいます。こうした複雑で熟練を要するプロセスを文章で示すことはむずかしいのですが，なるべく筆者が実際に行っている判断の過程に近づけて記述していきたいと考えています。

　もうひとつ大切なことは，現実の臨床場面で行われている治療・リハビリテーション計画を立てるという行為は，集めうる情報をひと通り集めて，揺らぎのない計画を精密につくるといった作業ではないということです。相手と関わりながら可能な情報を収集し，関係をつくりながら当面のプランを立て，介入後の反応を見てプランを更新・追加していくことだと理解してください。基本的には繰り返しでありながら絶えずフィードバックを受けて文脈

が更新され，1周ごとに次の段階へ進む**らせん状のプロセス**をイメージしていただくとよいでしょう（図4-1）。それも本人や家族，スタッフの仲間との**共同創造 co-production** のプロセスです。そうでなければ，実際の臨床場面のダイナミックさに追いつけず，役に立たない画餅になってしまう可能性があります。

そうは言いつつも，体系的な治療・リハビリテーション計画をまったくつくらないというわけではありません。治療の節目では患者と家族を含む治療チームの合意を形成していくために，体系的な計画を立て，明文化する必要があります。

第 1 節のまとめ

リハビリテーション計画は，治療計画と密接に絡みあい，絶えず文脈が更新されながらアセスメント，計画，実行とらせん状に進んでいくプロセスです。本人や家族やスタッフの仲間との共同創造 co-production であることを忘れないでください。

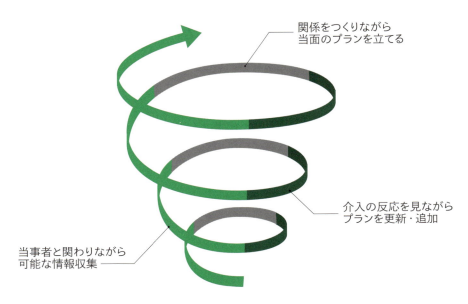

図 4-1　プランを立てるのはダイナミックな過程である

2 初診察（面接）時の治療・リハビリテーション計画

　はじめての診察のときには，医学的治療のプロセスが大半を占めます。以下に概略をお示ししたいと思います。

　はじめての診察は，外来での時間的制約や本人の疲労などのことを考えると，せいぜい1時間半程度が現実的ではないでしょうか。この限られた時間のなかで本人との関係づくりをはじめつつ，最低限の診断的情報を収集して，ともかくなんらかの治療行為を開始する必要があります。まずやるべきことは以下の5点です。

①患者や家族がなぜ来院したのかなるべくくわしく聞き，とりあえずの初診察時の目標をつくる。
②家族歴，生育歴，既往歴，現病歴を聞き，「本人がどのような人で，どのような生き方をしてきて，どんな困難があって病状が出てきたのか」「家族をはじめ本人を取り巻く支援と障壁はどんなものがあるのか」を知る。この過程のなかで，なぜ今苦しいのかの背景が治療者にも，患者・家族にも浮き彫りになり，自分のことを深く理解してもらえたという思いをもたれることがあります。この情報は，生活を回復するリハビリテーションをはじめる際にも起点となる重要な情報です。
③現病歴と現症から状態像診断をする。明確な症状が把握できれば操作的診断がつけられます。
④身体状態（たとえば高齢の人が数日きちんと飲食していない），希死念慮など緊急を要する点については必ず訪ね，情報を把握する。
⑤初回には投薬に備えて，最低限血液検査と心電図を測定する。

　たとえばこんな具合です。26歳の男性が「3年間他のクリニックに通っていたがうつがよくならないのでこちらに受診しました」という話をしてくれました。筆者は病状の経過や治療の様子を聞き，当事者や家族がどうよくなっ

てほしいと思っているのか，どこが不満なのかを具体的にたずねます。よく聞くと，「今通院している先生には話していないことがある。自分の考えを否定する声が聞こえて苦しい。薬も効かないので飲んでいない」などの情報がわかってきます。そうなると，改めて診断をつけるために他の症状をたずね，薬歴なども確認します。「声」のために仕事がうまくいかず苦しいこと，それがよくならず不安であることが，今回通院先を変えた理由であることがはっきりすると，どのような治療を本人が望んでいるかもわかってきます。

　会社での状況を聞き，家族の生活の様子や本人との関係を聞いていくと，本人のいらいらしている様子や前と違って仕事に集中できないこと，友人づきあいなどもしなくなっていること，会社の仲間や家族は心配しながらも本人が話してくれないので困っていることがわかってきます。そういう周囲の反応に，本人は「おかしいと思われていつも見られている」と感じ，余計いらだつ悪循環になっている様子も見て取れます。

　生育歴は大事な情報です。もともとは運動が大好きで，おとなしくまじめな人であったこと，しかし大学のころから，何とかよい仕事につこうと資格取得にがんばっていつも無理していたこと，そのために交友も減ったこと，友人と比較しての劣等感があったこともわかります。調子を崩したきっかけとしては，会社に慣れてきたころに，本人が責任を持って新しい企画に取り組むことになり，毎日残業しているうちにだんだん眠れなくなっていたことなどがはじまりであったとわかってきました。本人は追い詰められていて，「もう自分はだめになってしまう」と，周りの心配とは裏腹に危機意識を持っていることがわかり，共感していくことができます。そうした本人の苦しさを話しあえると，ずいぶんと治療者への安心感を持ってくれるように思います。操作的診断をつけるために今一度精神症状を確認したあと，まずは薬物療法の変更をしなければなりませんので，これまで身体疾患の罹患はないかたずね，身体面の状態を検査し，睡眠や食欲も確認して，投薬する薬を選び，その説明をします。どういう病状であるか，薬はどんな効果がどれくらいの時期から期待できるか説明します。起こりうる副作用についても説明しますが，副作用が起こる治療に対しては誰でも不安になりますので，可能な限り少量からはじめ，何か心配であれば連絡できるようにしておきます。

　以上のことを通して当面の治療計画を立てますが，その場で説明してこの計画で治療を行っていくことについて合意を得る必要があるので，簡潔・明

瞭なものでないと役立ちません。また，次回以後の診療のなかで1度立てた計画を更新していく柔軟性が必要となります。この例で言えば，「仕事の緊張感や疲れから，脳がうまく機能しないために，『声』が聞こえるようになっている状態で，統合失調症の可能性が高いです。まずは脳とこころの休養が必要です。脳の休養には薬が大切です。少量からはじめますので，すぐには効き目が実感できないかもしれません。こころのほうも，今は病気なのでがんばろうとしないで，とりあえず次の診察までの1週間は仕事を休んで，自宅でゆっくりしてみましょう。担当する企画が気になると思いますが，誰でも風邪を引いて熱があれば，お休みをとりますよね。それといっしょです。睡眠がしっかりとれるようになることがまずは目標です」などと計画を説明します。

初診時の暫定的な治療の進め方は次のようなものになります。

①**主訴や状態像（または診断）から，当面どのような治療を行うかを決める**

先ほど述べた例でふれました。情報を集めて操作的診断をつけ，それに対応した薬物群をまず選び，そのなかから副作用，既往歴，現在の本人の状態などを考えて投与する薬を選びます。

②**治療の場の選定・同意と療養環境や具体的な生活の指示**

入院治療が適切であるかどうかを判断し，必要であれば入院治療を勧める理由をよく説明します。自殺企図など，リスクが差し迫っている緊急度の高いケースには入院を強く勧めます。本人の同意が得られない場合もありますが，その理由をよく聞いて，誤った思い込みや偏見などがあれば正確な情報を説明します。

入院ではそのようなリスクからの保護とともに，安心して療養に臨むことのできる環境の提供や，積極的なリハビリテーションを行えることがメリットとしてあります（私たち専門家は，そういう環境を適切に提供する責務があると思います）。職場や交友や人生上の出来事などからとりあえず本人を切り離して，「治療を行う場なので，ふだんの気がかりは棚上げしましょう」とお話しします。もちろん気持ちのうえではそうは簡単にいかず，なかなか心配事から離れられないのですが，しばらくの間は空間的・物理的に離れること，「治療を受ける患者さん」という役割のみで当面はよいことを繰り返し伝えていきます。

また病棟で 24 時間 1 日中生活をともにすることで心理・行動面での豊富な情報が得られるので，十分な鑑別診断を行う場合にも入院は選択されます。安心できる環境での生活は回復への一歩です。どのような状況で元気になる（どのような状況で調子が悪くなる）かは，回復にも，その後の社会生活を送るうえでも大切な情報となります。

　外来治療を行う場合には，自宅での過ごし方を病状の見立てに基づき具体的に説明します。食事，睡眠といったごく日常的なことからはじまって，外出してもよいか，勉強してもよいかなど，患者が持っていることの多いこごまとした懸念について，本人と家族の希望や考えも聞きながら具体的な方針を示します。精神疾患の場合，食べ物についての制約があることはほとんどありません。しかし本人や家族の心配を聞いて，通常の食事でよいことを伝えて安心してもらいます。睡眠時間もどれくらいがよいかよく聞かれますが，個人差が大きく，また疾患の回復経過に大きく左右されます。現状どれくらいとれているか，どれくらい眠りたいと思っているかを聞き，それが適切であれば適切であることを伝えます。もしもっと眠りたいなどの希望があれば，本人の希望に添って薬を調整したりしますし，「今少し睡眠をとることが大切ですね」と伝えたり，「無理に寝ようとしなくて大丈夫です。回復してくるとだんだんしっかり眠れるようになりますから」などと軌道修正を図ります。こうしたことは，その後の回復に伴って本人が自立して判断・行動できるようになってくる間まで行えば十分です。

　家族も患者がいらいらしているときはどうしたらよいかといった日常的な接し方から，登校させてもよいかなどの大局的な方向性について，多くの不安や疑問を抱えています。これも協働作業を通して具体的に指針を伝えることが，その後の関係づくりに役立ちます。

③情報収集計画を立てて，説明する

　正確な診断をつけ治療・リハビリテーション計画を立てるために，必要な検査や情報のやりとり（専門家からの一方的な収集ではなく，お互い知りたいこと伝えたいことを話しあう相互交流を目指しましょう）について，優先順位をつけて説明し，同意をとります。初期の段階から患者，家族に治療チームに加わってもらい，情報のやりとりなどの協力が得られれば，治療・リハビリテーション計画を多面的なものにする（精神症状だけではなく生活面についても把握する）

ことができ，援助の質を上げることができます。高校生が学校に行けなくなって1か月たち，家で自傷行為をしているという理由で受診した場合は，まずはもともと学校ではうまくやれていたのか，不登校にあたり学校で何が起こっているのかなどの情報が診断とその後の治療を左右しますので，「大切なことなので，まずは学校の担任の先生のご意見を聞いてください。それに沿って次回に相談しましょう」という簡潔な情報収集を指示することもあります。本人が置かれている生活の状況についての情報は大切です。診察室のなかで精神症状を確認するだけでは，治療のための見立てはできません。

④関係づくりを開始する

　治療関係の基盤となるのは，今後の見通しについての的確な説明，苦痛や不安の軽減につながる具体的な対応や指示，投薬です。さらにこれまでの生活についての聴取のなかでお互いの人となりについて共感や理解が生まれ，治療関係につながります。そのなかで本人の今の気持ちや状況が見えてきます。

　初診時にやるべきことはたくさんあります。情報のやりとり→仮説→検証を繰り返しつつ診断と治療・リハビリテーション計画についての見通しを固めていき，そのうえで見立てを説明し同意を得るという実証的なプロセスが重要で，知識と熟練が必要になります。指導者の下で経験を積むこと，その際のわからなかったことや失敗について勉強していくこと，カンファランスで経過をまとめて振り返り，先輩の意見を聞くこと，ほかの職種の専門家の見方も聞くことなどを繰り返すことで，有用な知識や経験が蓄積されます。はじめに述べたように，初診では医学的な必要性からの治療的な関わりがほとんどですが，生活歴の聴取，生活の指示，環境の把握，治療関係づくりなど，リハビリテーションの土壌となる要素がたくさん含まれています。のちに大きな収穫が得られるよう，この段階で丁寧に耕しておきましょう。

第2節のまとめ

　初診時には，診断と当面の治療計画を立てるための情報を集めるとともに，治療関係づくりがはじまります。そのなかで本人や家族が心配するのは当面の生活をどうしたらよいか，ということです。それについては環境と本人の本来の生活の力や，今の困難を知ることが必要になるので，それはリハビリテーション計画のはじまりと言えます。

3 急性期を乗り切るための計画

　初診後数回の診療（はじめは毎週来院してもらうことが望ましいです）における情報のやりとりと治療への反応を評価して，初診後1か月ごろにはその後数か月の急性期を乗り切るための治療・リハビリテーション計画を立てます。うまく薬物療法に反応して，睡眠がとれるようになり，本人の苦しさが減ってきているのであれば，急性期を乗りきる見通しが見えてきますし，残念ながら手応えがなく，むしろ自傷行為などの危険な行動のリスクがはっきりしてくるようであれば，入院を計画することもあります。初診のときと同様に，この時点でも患者や家族を含む治療チームで計画を共有します。以下のように進めるとよいでしょう。

①初期の診断を可能であれば確定する

　初診で治療をはじめるために操作的な診断をつけておきますが，その後，精神症状についてくわしい情報が得られたり（薬物が奏効すると，内面を語りやすくなり，はじめは語ることができなかった症状が話せるようになることはよくあります），関係者からの観察情報やこれまでの経過についての正確な情報が得られることが多いので，確定診断がつけられます。さらに必要であれば，心理検査や生理学的検査，画像検査などを追加して，診断を固めることもあります。

②急性期の薬物療法について具体的な計画を立てる

　初期の投薬についての効果，副作用，患者や家族の反応を踏まえつつ，当初の投薬計画を修正し，急性症状が治まるまでの薬物療法計画を立てます。

③急性期のおよその見通しのもとで，疾患と治療についての心理教育を計画する

　苦痛が去って日常生活を落ち着いて送れるようになるために，患者と家族に必要な情報を提供します。この時点で回復の展望を示します。全体の展望を得る広域地図はむずかしいかもしれませんが，カーナビゲーションのように当面の進行方向を指し示すための心理教育です。

④急性期の間の生活の過ごし方について計画を立て患者や家族と合意するとともに，回復後の社会生活の目標を探しはじめる

　前章でも述べたように，精神症状によって学校や仕事などのふだんの生活が破壊されてしまったように見えるかもしれませんが，実際は生活の破たんから精神疾患・こころの病ははじまります。なぜ生活は破たんしたのか，それをどう回復していくことができるのか，どのような生活を目指していくことが本人や家族にとってよいのかを手探りすることがリハビリテーションの第一歩です。精神症状があるために生活が破たんしたのではないように，精神症状がよくなればおのずと生活も回復するわけではないのです。生活する力を取り戻すために可能な試みを行い，また本人の環境からの負担を減らしたり，力を伸ばせる環境へと方向転換することもいっしょに行っていきます。症状の軽減と，生活する力の回復と，環境との相互作用は密接に絡みあっているので，単純にどれかだけ取り出すとうまくいきません。

　回復の道程については，診察はもちろん，入院中であれば，病棟での看護師や作業療法士などの観察，家族からの情報，仲間との様子など，多角的な情報を重視します。外来であれば，家族や所属している組織からの情報が役立ちます。回復の目安（第3章第3節参照）をわかりやすく本人や家族に伝え，回復の階段をいっしょに登っていることを体感できるように工夫します。

⑤関係づくりを進める

　急性期には病状を聞いて回復具合を確認し，当面の薬物や生活の処方（睡眠の取り方など具体的な生活の仕方についての指示）をすることが基軸になります。言葉でつながることにまだ困難がある場合には，いっしょに簡単な作業や散歩など身体活動や時間を共有することで，安心感や信頼感が育まれます。面接において，言葉のやりとりで気持ちを共感したり，本人のこころのありようを受け止めたりすることが，言葉でつながるということですが，これにはある程度以上の自我機能が必要になります。たとえば幼児であれば，言葉だけでつながるのはむずかしく，いっしょに遊んだり，場合によってはやさしく接触することが役立つかもしれません。思春期を境に言葉でつながる能力は向上しますが，精神疾患のためにその能力が一時的に低下してしまうことがあります。そばにじっと座っていることで空間や時間を共有する，お茶をいっしょに飲むなどの簡単な動作を通じて経験を共有するなどのことが役立

つのです。自我機能の低下により現実的な行動が混乱しやすい時期なので治療チームがよく連携し，回復までの経過の情報をどう伝えるか，周りとの関わりを当面どうしておくとよいかなど，方向性を共有したうえで関わる必要があります。猜疑的であったり，両価的であったり，焦燥感が強かったりすると治療関係が結びにくいですが，そうした情報をチームで共有しつつ，わかりやすい言葉で肯定的・支持的・具体的に関わることが大切になります。この関係は，そのままリハビリテーションでの関わりにつながっていきます。

📄 CASE...4-1
苦しい急性期を乗り切ることに難渋した FE さん

　FE さんは 26 歳女性。5 年以上，自宅で引きこもって生活していました。最近何回も「自分は犯罪者なので刑罰をお願いします」と地元の交番に訴えたため，警官から勧められて受診しました。活発な幻覚妄想状態であり，病歴聴取もむずかしい状態で，衝動的な行動の危険性があったために，入院治療を行うことにしました。精神症状や経過の特徴から，統合失調症の診断は間違いないと思われました。「今は考えが混乱しやすく，自分を守ることができなくなっている状態なので，あなたを守るために入院治療が必要です。お薬が効くと 2 か月ほどで今の状態は改善すると思います」とお話しし，本人は「犯罪者だから入院はできない」と言うので，母親の同意を得て医療保護入院としました。

　薬物療法が開始されると同時に，受け持ち看護師が FE さんのこころの安心感が得られるように，彼女の好きなネットゲームの話を聞きました。父親に仕込まれた将棋も好きだったので，治療者がいっしょに将棋を指しました。ところが薬物療法をいろいろ工夫したにもかかわらず，なかなか妄想がよくなりません。妄想に基づいた退院希望も繰り返されました。そのたびに FE さんの気持ちを主治医が傾聴したのですが，高校のころから何をやりたいか自分でもわからず迷って自信がなかったこと，専門学校でタレントを目指したがすぐに挫折したこと，自分が周囲に迷惑をかけているのではないかという思いがずっとあったことなどがわかってきました。特にシングルマザーとして自分を育ててきた母親への申し訳なさがあるようでした。現在の妄想症状の基盤に人生の苦労があることが，主治医には見えるようになりました。焦る気持ちや苦しさ

に共感できるようになったのです。

　同時に鑑別診断のための検査も行い，診断は確定されましたが，治療ガイドラインに沿った投薬でも改善しない薬物療法抵抗性の精神病症状を示していました。FE さんは身体的な既往歴があって，薬物療法が限定されるために，治療チームと母親とで話しあって，修正型通電療法を実施することになりました。FE さんは退院を主張したので，母親同意の形で実施せざるを得ませんでした。

　幸い修正型通電療法が奏効し，2 か月ほどの間に徐々に妄想が消退し，FE さんの表情も和らいできました。これまでも理学療法士といっしょに歩行する時間をとり，体力低下を防いでいたのですが，歩きながら自然とおしゃべりするようになるという変化が見られました。

　入院してから 4 か月たち，退院してデイケア通所することが話しあわれました。もともと FE さんは「どう生きていったらいいかわからない」と混乱していましたし，リアルワールドから離れて長かったので，新たな生活目標を見つけるための，そして集団で過ごす自信を取り戻すための，デイケア利用です。

▶ 第 3 節のまとめ

　初診後の何回かの診察により，急性期を乗り切るための計画（見通し）を立てます。できれば診断を確定し，初期の治療への反応から，薬物療法などのおよそのめどを立て，生活の回復のための準備として，苦しいときをどう乗り切っていくかを話しあい，プランを立てます。こうした営みのなかで，当事者と専門家の関係性が形づくられていきます。

4 うまく急性期が乗り切れないときの治療・リハビリテーション計画の修正

　前節で紹介したような方法で計画を立てても，症状が落ち着いていかないことはもちろんあります。本節ではそのような場合にどのように計画を修正

すればよいのかみていきたいと思います。

①診断の見直し

治療が計画通りにいかないときに，診断を再検討するのは鉄則です。抑うつ症状の背景にパーソナリティ障害があったり，長い不遇の生活のなかでトラウマがこころに影響を与えていたりなど，初診後の関わりのなかから新たに気づくことがあります。

②精神症状の再評価と薬物療法の再検討

診断に誤りが見られない場合，ノンアドヒアランスの可能性を検討してみたほうがよいです。患者や家族が薬物について誤った知識を持っている場合や，治療に両価的な感情を持っている場合などもあるため，服薬心理についてよく問診します。治療者が標的としている症状と患者が取り除きたい苦痛との間に開きがある可能性もあります。たとえば治療者はうつ病の中心的症状である抑うつ気分や抑制などを標的にして，抗うつ薬を調整しますが，患者にとっては便秘や眠気などの副作用が一番気になっていることがあります。薬を飲むにあたって，よくなってほしいことや困っていること，不安に思っていることなどを聞くようにします。薬がどのように作用するかも，過剰な期待や不安を防ぐために，具体的に説明します。

③治療への希望が持てているか検討する

性急な改善を期待していたり，強い絶望感から先行きを悲観的に考えていたりする場合には，先走って失敗してしまったり，なかなか治療者の思い描く治療計画にのってくれなかったりします。家族や，場合によっては治療者もいっしょに不安になってしまうことがありえます。このような場合には，どんな小さなことであっても進歩が見られたときには積極的に評価し，言語化して皆で共有します。たとえば，「食事がおいしく感じた」「いっしょに行った散歩で気分がよくなった」などです。そして，これらの延長線上に進歩の目安を設定し患者の肯定的な気持ちを引きだします。医師や看護師はどうしても精神症状を目安にすることが多く，もちろんそれは回復の重要な指標ではありますが，患者の気持ちとは合致しないこともあります。上記のように，患者ができたこと，重視していることを汲みとって，その延長線上にある具

体的でわかりやすい事柄を回復の目安とするのは一見遠回りに見えますが，実は回復への早道なのです。

④環境要因が負荷になっていないか検討する

　回復が進展しない場合に検討すべきことのひとつに環境があります。取り巻く環境が回復を妨げているケースにしばしば出会います。患者が自宅住まいの場合には家族の強い不安や過剰な世話やきが負担になっていることがあります。このような場合，家族への支援，ことに家族心理教育が役立ちます。病棟でも思い切って保護室から個室に移動してみたら，本人が回復を実感できてよい影響がある場合もありますし，外界音など刺激の多い部屋が負担になっていて個室に移動するとよくなる場合もあります。

⑤治療者の孤立を防ぐ

　なかなか病状がよくならないときに，しばしば治療者が不安や自責の念を感じ（場合によっては病棟などでの批判的な空気が実際にあるかもしれません），心理的に孤立してしまうことがあります。そのような状態から患者が安心感を持てる治療・リハビリテーションを生み出すことは容易ではありません。患者を「待つ」ことや創造的な治療・リハビリテーション計画もむずかしくなります。支援者チームのなかで計画を共有することはそうした事態を防いでくれます。また回復の過程は個人差が大きく，統合失調症の回復にはしばしば時間がかかることも知識としてしっかり持ち，時機をうかがうことも必要です。そのためには過去の治療履歴をよく参照することが役立ちます。

▶ 第4節のまとめ ◀

　当初の見通しがうまくいかない場合は少なからずありますので，軌道修正する心構えと技術が要求されます。もう1度スタート地点に戻って診断の見直しなどが必要な場合や，本人の絶望感が回復の妨げになっていることもあります。このような時期には，患者，家族のみならず，支援者が焦って不安になっていたり，孤立してしまったりすることがあります。時機を待つ姿勢が大切なこともあります。

5 日常生活の再開や退院を準備していくための計画

　第3章で述べたように，急性期を乗り越え，少しずつ日常生活ができるようになってきたら，本来の生活を取り戻していくための計画を立てます。

①精神症状のモニターと薬物維持療法に移行していくための計画を立てる
　急性期に標的としていた症状群の回復を確かめつつ，いずれ安定して社会生活を送れるようになる時期の維持療法を想定して，当面の薬物療法を考えます。急性期の治療量をしばらく維持することが一般的ですが，眠気やだるさなど，生活の再開に妨げになるような副作用がある場合には，減量を考えます。

②家族心理教育を実施する
　はじめは主治医などの個人担当者と家族との面接を行い，日常生活に戻るうえで必要となるステップや注意事項，退院に向かう全体的な流れをわかりやすく説明します。くわしくは第3章第4節（p.98）をご覧ください。

③回復期の生活を想定し，必要なリハビリテーションを計画する
　この時期のリハビリテーション計画を立てる際に，もう1度本人や家族から話を聞きます。大切なのは次の点になります。

・**発症に至った心理社会的要因の把握**　リハビリテーションの担当者（ここまで治療に携わっていた医師や看護師に加えて，リハビリテーションを専門とする作業療法士や，精神保健福祉士などが加わる場合があると思います）が，生育歴，生活歴，そして現病の発症過程のていねいな聴取により，病前の人となりや社会機能や夢や希望を知り，なぜ発症に至ったのかの心理社会的要因をもう1度つかんでおきます。回復の障害や目標を理解するうえで役立つ情報がそのなかに潜んでいるからです。さらに今後回復してきたときにどんな社会生活になりそうか，リハビリテーションの担当チームのなかで可能な範囲でよいのでイ

メージを描きます。そしてそのために必要なリハビリテーションを想定していきます。特に本人が元気だったころの生活の様子，趣味や特技をくわしく聞きます。支援に関わる皆が，回復したあとのイメージを共有できるようになりますし，それだけで本人のなかに希望が生まれてくることもあります。またリハビリテーションは，「障害 disability」と「能力」両方へのアプローチですので，持っているであろう元気なころの能力をよく吟味しておくことはとても大事です。

　よくある誤解は，リハビリテーション計画というと障害 disability をアセスメントして，それを改善するためのプログラムを処方するという考え方です。そのプログラムに本人が興味を持てなかったり，むしろ負担感ばかり感じてしまうことはしばしば起こります。回復の機が熟していないかもしれませんし，そもそも本人の志向性や能力から考えると，そのプログラムは向いていないかもしれません。本人がやりたいこと，元気になれることを優先します。それは仲間とのおしゃべりであったり，スポーツであったり，気楽に楽しめるプログラムであることも多いです。

・**環境，対人関係，日常生活の情報収集**　学校や職場など，現在置かれている環境，家族をはじめとする周囲との対人関係，日常生活の実際の様子なども，必要があれば改めて関係者から情報を収集します。置かれている状況によって，もとの生活に戻っていくのか，そうだとするとどのような配慮や環境支援が必要か，もとの生活にかなり困難がある場合，とりあえずの回復までの安全な場所をどこに想定するか，そしてその先どのような生活を本人のために準備する必要があるか，などの計画です。たとえばいつも両親のけんかが絶えず，時にはその余波を受けて本人も言葉の暴力を受けるような状況で，すぐひとり暮らしがむずかしい場合には，本人の回復を守るために，家族との話しあいや支援者の家庭訪問を計画します。訪問看護をはじめとするアウトリーチサービスの導入なども検討されます。

　心理教育，服薬教室，症状自己管理モジュール，精神症状への認知行動療法などはいずれも，このころから本人の好みや必要性を考えながら，参加を勧めていきます。くわしくは第3章5, 6, 8節を参照してください。

④環境をゆっくりふだんの生活に戻していく

　病棟であればほかの仲間との交流が増えてきて，人間関係を持つ力などが回復してくると，治療者の目の届く病棟を離れて，またふだんの生活を試みるために外出や外泊を行うようになります。そのなかでみられる本人の生活の様子——特に本人の思考や強みやもろさに目配りしながら，治療者や家族の保護のもとでの生活から，自身で判断し自身で行動する，より自律的な生活へと戻っていくことを，患者や家族と協働で計画します。自宅住まいであれば，徐々にもとの生活を再開していく時期になります。

⑤個人面接の方針を立てる

　急性期においては病状に伴って随時外来での面接が，入院している場合はベッドサイドでの毎日の短い会話が役立ちます。回復期においては定期的・定型的な面接を実施できるようになります。面接間隔や実施時間，同席者といった治療構造をまずは決めます。主治医のみで行う場合，主治医とリハビリテーション担当者が同席して行う場合，主治医とリハビリテーション担当者がそれぞれ個人面接を持つ場合など，定期面接にはいろいろなパターンがあります。どのパターンでも，共通の生活目標をどこに置くか考慮し，その目標に沿って薬物療法，ケアマネジメント，精神療法などの要素を配置します。患者の自我の強さや対人反応から，希望を聞きつつも具体的な治療者の考えを明確にしたほうがよい場合と，なるべくいっしょに考えることにして判断を本人にゆだねるほうがよい場合があります。個人面接について，くわしくは第6章をご覧ください。

CASE…4-2
単一家族心理教育のなかで，退院後の生活について自分の考えを周りに伝えられたＶさん

　Ｖさんは30代男性で，会社勤めをしているなかで被害関係妄想がはじまりましたが，精神疾患と気づかず何年も経過していました。だんだん仕事に集中できなくなっていましたが，配置転換があってから，まったく新しい部署に適応できなくなり，激しい幻覚妄想状態になってしまいました。会社で攻撃を受けていると思って関係各所にメールを送るなどのことがあり，心配した上司が両親に知らせ受診となりました。Ｖさ

んは会社ぐるみの嫌がらせだと言い張って治療を拒否しており，何日も食事や睡眠がまともにとれていない状態でしたので，医療保護入院となりました。

　入院で休息し，スタッフに疲れや不安をねぎらわれ，薬物療法も効果を上げてきたVさんは，幻聴や妄想が消退していきましたが，ほとんど寝たきりの状態となりました。それまで会社員として立派にやってきた人でしたが，ひげもそらず，ぼんやりと横になり，周囲に関心がないようでした。入院前は長らくひとり暮らしをしていたのですが，両親が部屋を訪ねると，ごみが散乱しており，ひどい状態だったそうです。消費者金融に借金もありました。会社にも迷惑をかけたと両親があいさつに行きました。こうした後始末を主に父親が行いました。

　毎日病院に母親がVさんの様子を見に来ましたが，あまり話もしない様子です。ひげをそらない，だらしないと父親は怒りますが，それに対しても反応がありません。両親の大きな心配と，無反応なVさんの様子，そしてもともとは颯爽とした会社員だった話を両親や本人から聞いた主治医や受け持ち看護師は，今回のエピソードが本人に与えたダメージを感じました。借金のためにひとり暮らしができなくなって両親のもとに戻るVさんの行く末が心配でしたし，精神疾患の説明に興味を示そうとしないVさんの態度にも不安があったので，単一家族心理教育（1回1時間，全5回）を行うことにしました。

　両親とVさんを相手に，最初の2回は，統合失調症の症状と経過，必要な治療などの話を主治医がしました。しっかり質問の時間をとったところ，父親から，被害関係妄想がはじまったころから，何回か心配して親だけでほかの病院の精神科に相談に行ったが，ちゃんと対応してくれなかったことについて，強い不信の気持ちが表現されました。また今回の入院にあたって，いかに両親が苦労したか，そしてそれを誰にも助けてもらえなかった怒りも話されました。父親の気持ちを2回にわたりじっくり聞いたことで，「気持ちを聞いてもらえたのははじめてです」と父親が信頼を寄せてくれるようになりました。

　次の1回は親子間のコミュニケーション練習に充てました。母親が毎日様子を見に来ても，Vさんは無反応な様子で，母親も焦りを強めていましたが，Vさんに気持ちを聞くと，「申し訳ない」とボソッと話し

ました。「お母さんが毎日来ることに少し負担感もありますか」とたずねると，うなずいてくれました。そこで，母親へ「いつも来てくれて申し訳なく思っていること」「よく眠れるようになっているからあまり心配しないでほしいこと」を伝える練習をVさんにしてもらいました。面会を数日に1回にすることも話しあいました。

　残りの2回は退院後に心配なことの問題解決法を練習しました。父親から，お金の管理をどうするか，ひとり暮らしをさせて大丈夫なのかどうか，という心配が出されました。主治医が司会役をし，両親，本人，受け持ち看護師，ソーシャルワーカーがグループになって，まず出された問題について現在どういう状況にあるか情報交換をし，その後よいと思える解決法を出しあいました。なんでもいいからよいと思う解決策を出してもらうことが，問題解決法がうまくいくためのコツなので，スタッフは少し意表を突いた解決策なども挙げて，家族の柔軟な対応を助けるようにしました。父親から出たひとり暮らしへの心配については，ひとり暮らしを続ける，両親と同居する，グループホームに入るなどの選択肢が提案されて，それぞれのメリット，デメリットが話しあわれました。両親の意見とともに，必ずVさん本人にも意見を言ってもらうように促し，遠慮がちでしたが，ボソッと意見を言ってくれました。十分な検討ができたころを見計らって，主治医は「退院後の生活をどうするかは，Vさんが決められるとよいと思います」と水を向けたところ，Vさんは言葉少なに，しかししっかりと「お金もないのでまずは両親と同居させてもらってリハビリをします。またひとり暮らしができるようになりたい」と話しました。その結論は，両親も治療者も納得できるものでした。

第 5 節のまとめ

　本格的なリハビリテーションが可能な時期になると，今一度リハビリテーションの担当者がそのための情報収集をします。特に本人がもともと持っていた力や，どんな環境に置かれていて，どのような支援を受けられるかが重要な情報になります。それをもとに役立つと思われるリハビリテーションへの参加を勧めていきますが，それを個人面接などを通してモニターするのも，リハビリテーション担当者の大切な役目です。

6 社会参加に向けた計画

　リアルワールドに戻っていくまでの道筋を想定し，そのためのリハビリテーションを考えます。

①薬物維持療法と再発防止の計画を立てる
　急性期に比べれば，より副作用の軽減に力点が置かれますし，社会生活がしやすいための配慮が必要になります。可能な限り低用量での維持療法が求められますが，再発防止のためには必要な用量があることはエビデンスがあります。残念ですが，症状が出現したときの「狙いうち療法」は再発率が高まるリスクがあります。維持療法も個別性が高いので，「注意サイン」を家族や身近で生活する人の協力を得てモニターすることで，再発防止に役立つプログラムへの参加を勧めます。また再発防止には急場の医療へのアクセスのしやすさや，ほかの治療スタッフとの連携が必要です。

②必要であれば本格的なリハビリテーションプログラムを計画し，地域への資源につないだり，リアルワールドへの参加にチャレンジする
　具体的なプロセスやプログラムは，第3章の第5～7節（p.100～112）ですでにご説明しました。
　これまでのリハビリテーションの様子から，本人の能力や好み，障害disability をふまえた専門家によるリハビリテーションプログラムの選定をします。特定のリハビリテーションプログラムはそれぞれ，標的となる機能・活動・参加の障害がありますので，そのプログラムはどのような障害に対し，どの程度エビデンスがあり，どのような結果が期待できるか，本人や家族に説明して参加の同意を得ます。もちろん専門家は，当事者が置かれている職場の状況や，自身の力量や経験に鑑みてプログラムを提供するわけですから，エビデンスが最もある最善のプログラムは実施することがむずかしくて，第二，第三選択のものとなることもあります。そのことについても説明するようにします。どのような時間的・経済的負担がかかるかも伝えます。

情報収集のための面接では，情報収集と同時にリハビリテーションの目標を話しあっていきます。専門家が情報収集をして，それをもとにリハビリテーション計画を提示するという一方向的なものではないことはこれまでに繰り返し話してきました。情報交換の面接をしてお互いの考えを確かめあったあと，本人は家族と相談したり友達の意見を参考にして考えるでしょうし，専門家は仲間のスタッフと相談して推奨できるリハビリテーション計画をつくります。そしてまた双方が考えを持ちあって，合意できるリハビリテーションを計画するというプロセスが大切となります。Shared decision making や，共同創造 co-production の考え方です。その際に，専門家側で，わかりやすい図表やしおり，エビデンスについての説明資料などを準備できると，本人や家族の理解がより進みやすいです。

③**持続症状への対処を計画する**（持続症状への認知行動療法）

症状自己対処ができるようになることは，安定した自立生活を送るうえで大変重要です。くわしくは第 3 章第 8 節（p.112）で述べました。

◀ **第 6 節のまとめ** ▶

リアルワールドへ進んでいくためのリハビリテーションのプランは，回復期のリハビリテーションの延長となりますが，環境が実社会に近づいてくると，計画・実施・モニターのプロセスは，だんだんに本人の比重が大きくなります。ここで共同創造のプロセスを踏むことができていくと，信頼関係が深いものになります。

7 外来中断・引きこもりなどへの計画

初診の段階で本人の思いと違う診断名や治療方針を告げられた，期待してたほどにはよくならない，症状がよくなっても障害 disability が改善しない，思っていた生活に戻っていかないなど，さまざまな理由で治療の中断が起こります。同様の理由から外来以外は自宅に引きこもりになる（外来ニートなど

と呼ばれます）人もいます。そうした中断や回復の頓挫など，援助計画がぶつかる壁を乗り越える工夫をここでは考えていきます。

外来中断を防ぐための工夫

　維持療法の必要性についての合意が事前に行われていることがまずは必要です。症状が改善してもなぜ服薬を継続するのかという素朴で自然な疑問に答えなければなりません。服薬継続は，再発防止のエビデンスがたくさんありますので，治療者はパンフレットを使ったりしてわかりやすくそれを説明します。インターネット上で，向精神薬への依存を警告する情報をよく見かけますので，そうした情報を見たことがあるかたずね，医学的に正しい考え方（抗精神病薬などで依存症状が形成されることはない）も提示します。

　治療やリハビリテーションの継続には家族とのふだんからの連携が重要です。家庭での様子をたずね，家族の心配や希望を聞き，家族の役割を具体的に示すなど治療チームの一員として接していきます。

　特に青年期の心性が強い人（成人になる過程での大人の価値観や社会への両価的な気持ちや，とにかく自己の独自性や独立性を打ち出そうとする考え方など）で，治療から自立したい志向を強く持っていることが多く，治療者との関係が良好であっても果敢に服薬中断を試みることがあります。このような場合は「なぜ中断したか」を問うてみる工夫が次に生かされます。「早くよくなりたかったから」「もう病人はいやだと思ったから」などの気持ちを話してくれたら，そこに共感しつつ，維持療法継続が，長期の回復に有用であるというエビデンスをわかりやすく伝えます。身近な仲間の回復する姿や，ピアサポーターとの話しあい，さまざまなメディアに掲載されている回復した人たちの情報も役立ちます。筆者はいつも診察室にそのような単行本や雑誌などを置いておき，貸し出しも行っています。

　通院そのものが負担であったり，生活の困難さが治療中断に結びつく場合などには，アウトリーチが役立つでしょう。

外来以外は引きこもっている人たちへの工夫

　引きこもり生活をしている場合，薬物療法の効果が出にくい自我障害，たとえば自我漏えい症状（こころのなかの考えや気分が周囲に漏れたり，影響を与えていると感じる症状）など，本人の苦痛が大きい症状が残存していないでしょう

か。華々しい幻覚妄想状態は改善してもこうした症状が残ることで，人と交わることが苦痛になったり，外出が困難になったり，病前と比べて自分が変わってしまったように感じて自信を失ってしまうことがあります。陰性症状に見えるもののなかには，環境の変化でずいぶん変わるものがあることに注意が必要です。「無為自閉」と思えた人が楽しい活動や仲間と出会い，生き生きして意欲や感情を取り戻すことはデイケアなどでもよく体験されます。

　生活のゴールが見えず希望が持てないときや，挫折の繰り返しのなかから現状に甘んじてしまう場合もあります。たとえば母親への依存と反発という苦しい状況から抜け出せず，それに対する母親の献身的な支えのなかで，自立しようとする気持ちと依存したい気持ちとの「平衡状態」になってしまう例などです。回復への励ましや外出への誘いなどの刺激が乏しくても，批判的な意見を伝えるなど刺激が大きすぎてもうまくいかず，後者では自分の殻に引きこもってしまうことが起こります。

　リハビリテーションの場が，援助者との力の上下関係が明確であったり，「いかにも病気を持つ人たちの集団」という雰囲気であったり，また本人や家族のなかにあるセルフスティグマのために，障害を持つ仲間やリハビリテーションへのネガティブな気持ちを持っていたりすると，リハビリテーションへの参加を勧めても行こうとしないことが起こります。リハビリテーションへの抵抗感についてはすでに第3章第5節（p.100）で述べましたので，参考にしてください。

リハビリテーションへの参加を継続できない（しない）人たちへの工夫

　まずは勧めたプログラムが結局は本人の希望に合っていなかったのではないか，ということを考えてください。違うプログラム，違う集団，違う仲間やスタッフとであれば，また通いはじめることができる例は多くあります。たとえばデイケアを勧めたけれども，実は本人は早く仕事をしたいという希望が強く，就労移行支援事業所のプログラムに変わったら，休まず通うようになった，などの例があります。

　「参加しようとしているプログラムや集団に参加できない理由」が本人のなかに隠れていることは少なくありません。隠しているのではなく隠れているということに注意が必要です。本人もほんとうの理由に気づいていないの

です。たとえば，デイケアで早く友達になろうとして張り切って周りに話しかけても，機が熟しておらず，周りから思うような反応が返ってこないときに，自分のそうした行動を内省することができないで，「面白くないからやめたい」「自分に向いていない」などと言って，その後参加しなくなることがあります。こうした「やめる理由」は，場を変えても繰り返し口にされることが多いです。本人のなかに，不適応を引き起こす考えや行動があり，それらがうまくいかないことのほんとうの理由であるためです。十分に援助者との関係が熟していたり，本人が成長して社会参加の体験を積んでいたりという時期にならないと，このほんとうの理由に本人が気づくことはなかなかできません。性急に周りから指摘すると，かえって本人が反発して，関係がうまくいかなくなることもあり，注意が必要です。

　援助者は，そうした「本人のなかに隠れているほんとうの理由」を見つけるように努め，プログラム参加のときにそれが障壁とならないように援助することが求められます。先ほどの性急に友だちづくりをしようとする例では，「今までも皆デイケアで友達ができているけれど，通って3か月くらいしてからのことが多いです」「はじめはスポーツなどに集中しているとそのうち話し相手ができてくるので，しばらくはプログラムをこなすことをやってみませんか」などとアドバイスします。うまくいかない本人の気持ちを汲んだり，ねぎらったりすることも，援助者の役目です。当事者仲間やピアサポーターが助けてくれることもあります。

　先にもふれましたが，持続的な症状（たとえば，いつも人に見られていると感じて緊張してしまうなど）により，プログラム参加が困難になっている場合もあります。持続症状への対処の項（第3章第8節）を参考にしてください。浦河べてるの家の人たちがはじめた，当事者研究も参考になります（第2章参照）。

統合失調症の陰性症状

　統合失調症の陰性症状は，社会参加を進めていくうえで大きな障壁になります。陰性症状は大きく分けて，感情や表情が乏しくなり，言葉や行動なども減る「表出行動の減少」と，周囲への関心や行動する意欲が乏しくなり自分から動けない「意欲・発動性の低下」の2つがあります[1]。自分の殻から出てこようとしない，何をしたいのかわからない，いろいろ周囲が勧めても参加しようとしない，という形で陰性症状は現れます。リハビリテーション

プログラムに参加を勧めても，しぶって参加しない，参加しても周りと交流しようとせず，周囲の情報が届いていないように見える，などです。

　陰性症状に対する心理社会的治療が開発されていますが，まだ研究段階にあり，わが国に導入されていないので，残念ながらふだんの臨床で利用することはむずかしいです。くわしくは池淵[1]をご覧ください。社会生活技能訓練（social skills training: SST）や認知機能リハビリテーションでも，陰性症状の改善効果が報告されています。しかしいずれも効果の程度はさほど大きくなく，はっきり陰性症状が改善し，リハビリテーションにどんどん参加するようになる，ということまでは期待できません。どうも周りの専門家が，陰性症状に関心を持ち，改善を働きかけ続けることによって，非特異的なメカニズムで改善していく部分が大きいのではないかと，筆者は考えています。

　陰性症状があって感情表出が乏しい人でも，その場を楽しんだりできることがわかっています。仲間との楽しい交流の場で，陰性症状が重い人も巻き込まれて，楽しみに参加するようになることは実際によく起こります。楽しいことは今までもなかったし，将来もないだろう，という悲観的な見方が，多く見られますが，案外その場では楽しめるのです。したがって，脳の機能として楽しむ力が不足しているというよりは，楽しいことを計画したり，思い出したりすることがうまくいかないのではないかと考えられています[1]。

　また陰性症状のある人に特徴的なこころのあり方として，「敗北主義的な信念 defeatist beliefs」があることが知られています。どうせうまくいかない，失敗するに決まっている，という「ゆがんだ信念」です。筆者がかつて経験したなかでは，周りにいくら勧められてもまったくリハビリテーション活動に参加しなかった人がいました。あるとき，「過去にデイケアに参加したときには，楽しくなく居場所がなくてつらかった。今後もうまくいきっこないからやる気持ちにならない。何してもダメだと思う」と話してくれました。それまでの面接では言葉が少なく，気持ちを話さないので，5分もすると話すことがなくなってしまうような状態でしたが，おそらくは本人のなかに隠されていた深い挫折感を理解してもらい，そして本人自身もそれに気づくことによって，こころのうちが開かれるようになり，こころのなかをぽつぽつ話すようになったのです。そして面接のなかでの会話がまとまってきました。同時に本人も気持ちをわかってもらっているという感触を持ったようでした。

　陰性症状のある人たちは，周囲が気づきますし，症状の存在をたずねるこ

とですぐ確認することができます。これまで述べてきたような背景があることを理解し，性急にリハビリテーションを勧めるのではなく本人の気持ちにつながろうと努力することや，そのなかで少しずつ，本人が少しでも興味や関心が持てる機会を工夫していくことが役立つと思います。

📄 CASE…4-3
母親に頼って自宅で生活し，外に出ようとしないWさん

　Wさんは，大学時代は元気で，おしゃれで，ボーイフレンドもいて，とても楽しかったそうです。しかしカルト宗教に誘われて集団合宿に出かけてから様子がおかしくなり，大学卒業後は就職しないで自宅で暮らしています。自宅で引きこもるようになった早い時期から，「宗教団体に毎日の生活を盗撮されており，それがネット上にアップされているので，皆がそれを知っている。街を歩くと皆が振り返るのでいやだ」と言ってまったく外出しなくなりました。何年もたち，父親が亡くなったのをきっかけに，叔父さんが心配してくれて，やっと受診に結びつきました。

　薬物療法がはじまっても，Wさんの「盗撮されている」という考えも，外出しないという状態も変わらないのですが，外来のソーシャルワーカーと受診のたびにいっしょにお茶の時間を持ち，楽しかった大学時代など，Wさんのもともとの様子を話してくれるようになりました。そのころから，母親を手伝って食事をつくったり，通信販売で新しい洋服を買ったり，10年ぶりに美容院に行けるようになるなどの進歩がありました。しかしデイケアを勧めたのですが，Wさんは見学はしたものの，「私は他の病気の人とは違うし，やっていることもあまり興味がないです」と断られてしまいました。少しずつ生活の幅は広がっていましたが，外来主治医やソーシャルワーカーが唯一の外とのつながりでした。

　Wさんのお母さんは細やかな優しい人で，Wさんによかれと思っていろいろサポートしています。時には厳しいことも言いますが，Wさんには効き目がありませんでした。Wさんとお母さんとは，お互い不本意かもしれないけれども，一種の平衡状態のまま何年もたちました。

　Wさんは，診察室では陰性症状が前景にあり，聞いてみると，「どうせ今さら社会に出てもうまくいかない」「楽しいことなんかないし，新しいことをはじめる気にならない」と思っているとのことでした。しか

し自宅では，好きなタレントの出る番組を録画したり，取り寄せ便のスイーツを楽しみにしているそうですが。「お母さんが病気になったらどうなるんだろう」という不安も口にしていました。

　Wさんのお母さんがたまたま内科で入院治療を受けることになり，はじめてWさんはひとりで生活することになりました。びっくりしたことに，Wさんは食事づくりをし，母親のお見舞いをし，様子をたずねるご近所の方にもしっかり挨拶をしていました。主治医もソーシャルワーカーもそんなWさんの頑張りをねぎらいました。お母さんが無事退院になり，疲れが出たWさんはもとの生活に戻りましたけれど，お母さんは今までサポートしすぎていたかも，と感じるようになりました。Wさんが一歩踏み出せるようになるときが来るかもしれません。

第 7 節のまとめ

　治療やリハビリテーションが中断してしまったり，回復が途中段階でとどまってしまうことは，重い精神障害ではしばしば見られます。その原因として考えられることをいくつか挙げました。薬物療法への理解の不十分さ，本人の治療やリハビリテーションへの思い，リハビリテーションの行われている場の（回復への契機の）貧しさ，陰性症状等々が考えられます。計画が思うように進まないときのチェックポイントを表 4-1 にまとめています。

- ■ 治療への希望が持てているか検討する
    - ・ 周りが性急な改善を期待していないか
    - ・ 本人が強い絶望感から先行きを悲観的に考えていないか
- ■ 小さな進歩でもよいので積極的に評価して，目に見える形にして皆で共有する
- ■ 環境要因が負荷になっていないか検討する
- ■ 持続症状や陰性症状への対処など，回復を妨げている要因がないか再考する
- ■ 薬物療法の処方を見直す（ただし過剰に期待しない）
- ■ 統合失調症の回復にはしばしば時間がかかることを忘れず，焦らない
- ■ 担当スタッフの孤立を防ぐ

表 4-1　リハビリテーション計画がうまく進まないとき

8 社会参加の継続を支援する

　リアルワールドに戻っていったとき，そこで出会うさまざまなストレスにいっしょに対応しながら，徐々に本人が力を回復していくことを支援します。

社会参加の支援

　それまで継続して支援していた専門家が，仕事や学校に参加しはじめたり，家庭生活をはじめたりした人たちを，引き続き応援できることが一番望ましいと思います。支援は，なんらかのプログラムを提供するというよりは，定期的に継続的な面接をする形になります。面接を行う場所は診療の場でも，アウトリーチの場でも，どちらでも構いません。また面接の担い手は，いろいろな職種の専門家が可能であると思います。くわしいことは第6章でまたお伝えします。面接の目的は以下の2つです。

①今できている社会参加を継続する

　そのために本人の気持ちに寄り添い，困っていること，よかったこと，大変だったことについて，共感し，本人の考えを支持し，困っていることの解決についていっしょに考えること。

　基本は本人の意欲や考え，できていることを支持していくところにあります。ふだんの様子を聞き，できていることをねぎらい，どうしていきたいのか聞き，共感します。こうした支援が続いていくと，本人はますます成長し，自分の力を伸ばしていくことになります。

②危機のときのサポートをする

　職場で職務内容が変更になった，ミスをしてしまい注意を受けた，子供が学校でいじめにあった，など，生きていればさまざまな出来事に出会います。このような出来事を，たくましく乗り越えられる場合も多いですが，思わぬこころの揺れから調子を崩すことがあります。精神病症状とは，現実のストレスを直視して対処できないときに，現実とはかけ離れた，もしくはゆがん

だ形での認識が幻聴や妄想としてはじまります。ストレスがその人の対処する力を超えてしまうとき，症状は起こるのです。どんなことが危機につながるかは，人それぞれ違いますので，本人も周囲の人たちも，本人の「こころのクセ」を知っておけると役立ちます。なお，統合失調症の人は「山のなかではなく，ふだんの生活で遭難する人たち」と言われます。ストレスへのもろさを表す言葉です。しかし苦手なストレスは人それぞれ異なり，これまでの研究で，たとえば立場をおびやかされる，異性との恋愛の破たん，経済的危機が知られています。裏を返せば，何にでも弱いわけではないし，しっかり対応できることもたくさんあります。

　まず主治医やリハビリテーションの担当者など，リアルワールドでの生活を支えてくれている人に，本人や家族がすぐに相談できることが大切です。ちょっとしたアドバイスで気持ちが切り替わって，危機を乗り越えられることもよくあります。日々の出来事に対しては，学校の教師や職場の上司など周囲の関係者のサポートが役立つ場合も多いですので，彼らといつでも連絡できるようなゆるやかなチームをつくっておくことは，長期的に本人を支えていくうえでは大事です。たとえば，学校であれば家族と信頼関係がある学校の担当の先生と，具合が悪くて休学していたときに直接話をする機会を設け，その後も連絡が取れる体制になっている，職場訪問をしてくれている就労支援機関の担当者と顔なじみになっているなどです。こちら（医療）側からコンタクトをとる場合もありますが，あちら（いっしょに生活している関係者）が日ごろの様子を心配して（困って），相談を持ちかけてくる場合もあります。そういう双方向の関係性を，筆者はゆるやかなチームと表現しています。

　面接はそれまでと同じ支援者が継続したほうがうまくいきますが，経過が長期にわたると支援者の事情から支援が続けられない事態も起こりえます。そのため，「地域生活サポートチーム」や「アウトリーチチーム」といった支援者を支えるチームが必要となります。支援者が困ったり，悩んだりしたときに相談ができ，対処する知恵が生まれやすいのはもちろんのこと，よいことがあったときに，喜びを分かちあえる仲間がいることは，とても大きな支えになります。

📄 **CASE...4-1**

デイケアでのリハビリテーションからはじまり，学校生活，仕事経験，恋愛などを通して成長していったMさん

　Mさんは中学校のころにいじめを体験し不登校になりました。家で荒れ，精神症状が出現してきたので，デイケアに通い，そこで友達ができました。その後，Mさんの目標であった高校進学を目指し，単位制高校に入学し，デイケアには週1回継続して参加していました。いじめ体験があって，学校の友達とつきあうことへの恐怖感があり，そのつきあい方をSSTで練習しました。

　Mさんは知的能力と意欲に恵まれ，大学に進学することができ，好きだった日本文学を生き生きと研究するようになりました。そこで学校の先生に恋愛感情を持ちますが，こころのなかに秘めておく苦しさから被愛妄想（相手に恋愛感情を持たれているという誤った思い込みで，同時につきまとわれているなど被害感を持っていることが多い）に発展し，その後何年か悩まされることになりました。大学を出たあとは，いくつかの仕事を経験しましたが，それなりの社会経験となり，Mさんは自信をつけることができました。

　30代半ばになっていたMさんは，「結婚を目標にしたい」と話すようになり，お見合パーティーなどに参加するようになりました（結構もてたそうです）。ある男性に強くひかれたMさんは交際を申し込み，デートを重ねました。そのなかで相手のはっきりした返事がもらえないまま，強く盛り上がる感情と，深い不安や疑心に苦しみ，そうこうするうちに幻覚妄想状態となりました。このときは治療拒否もあり，回復するのにかなり時間がかかってしまい，幻覚や妄想が収まってからも，気力が出ない，集中できない，すぐ疲れる，体調がすぐれないなどの状態が数年続きました。月1回の外来で，愚痴をこぼす日々が続きました。「きっとまた元気になれるよ」という声かけが担当スタッフからいつもありました。

　また少しずつアルバイトをはじめてから回復が進み，しっかりと働けるようになったときには40代後半になっていました。Mさんは徐々に気力を回復し，仕事だけではなく，趣味の絵画やヨガも楽しめるようになりました。高齢になった家族を支え，家事も手伝うなど，Mさんは

今家族の大黒柱になっています。外来で話すことは，徐々にその年齢の大人が持つ冷静で客観的なものとなり，自分の感情に流されず，いろいろな出来事を処理する様子が伝わってきます。外来ではそうしたMさんに共感し，奮闘ぶりをねぎらい，その考えを感心しながら聞いています。ただし，がんばりすぎないように時々ブレーキをかけていますが。

CASE...4-5
Zさんは「服薬中断実験」などを経験しながら社会での生き方を自分のものにしていきました

　Zさんは，会社員になって数年たったころに，幻覚妄想状態がはじまりました。その後3回再発しましたが，なんとか休み休み仕事を続けていました。「会社のみんなが待っていてくれた」のだそうです。そのなかで，どうしても自分の病気のことが受け入れられず，薬物療法を再開すると幻聴などが消失していくことをうまく理解できないでいたそうです。よく頑張っていたのですが，仕事に壁を感じて，十数年勤めた会社を辞め，家事手伝いをするようになります。その生活のなかで，ずっと精神症状がなかったところから，強く希望して，主治医との合意のうえで，「服薬中断実験」をしました。「何かあれば，ドクターストップをかけます」という条件でした。半年余りで，周囲に対して猜疑的な状態となり，引きこもりになってしまったZさんは，話しあいの末しぶしぶ服薬を再開しました。

　その後婚活をはじめたZさんは，今のパートナーと出会い，慎重な交際のあとで結婚しました。病気のことをどう話すか，薬をどうしたらいいか，いろいろ主治医と相談しました。主婦生活を体験し，パートの仕事を経験し，主治医に頼まれて，医学部の講義で自分の体験を話すこともしました。「病気を持っていることの苦労はあるけれど，生きていく一部にしか過ぎないし，薬もあくまで補助してくれるだけ」とZさんは話してくれました。幸せそうな結婚生活ですが，年齢もあり，少し病気の心配もあって，子供を持つことは希望しませんでした。Zさんなりの生活設計があるようです。

第 8 節のまとめ

　社会参加の維持を応援していく時期には,専門家が計画するというよりは,本人の行動に共感し,よかったことをともに喜んだり,気づきを共有することが役目になります。本人の成長に伴走するのです。しかし危機介入への備えは大切で,専門家の大切な出番です。社会参加の支援は担当者が面接する形になると思われますが,担当者がチームに属していることが,長い支援を可能にします。

第 4 章のテイクホームメッセージ

この章を読んで,やっぱり完璧に紙に書かれた計画がイメージされるとしたら,筆者の力量不足ですのであやまりたいと思います。どうしてもテキストですとあれもこれもと書いてしまいます。実際はまずやれるところから出発するわけですが,共同創造の精神でやっていくことが肝であること,現実の変化に合わせて柔軟に修正していくことが求められることを忘れないでください。

引用文献
1) 池淵恵美:「陰性症状」再考——統合失調症のリカバリーに向けて.精神神経学雑誌 117:179-194,2015

本章の理解を深めるために
・池淵恵美:疾病への対処能力向上に向けて——服薬及び症状自己管理モジュール.精神医学レビュー 35:66-75,2000
・池淵恵美:統合失調症の人の恋愛・結婚・子育ての支援.精神科治療学 21:95-104,2006
・ロバート・ポール・リバーマン(著),西園昌久(総監修),池淵恵美(監訳),SST 普及協会(訳):精神障害と回復　リバーマンのリハビリテーションマニュアル.星和書店,東京,2011
・日本精神神経学会(監訳):米国精神医学会治療ガイドライン「精神医学的評価法」.医学書院,東京,2000
・大森一郎,他:入退院時.精神科臨床サービス 1:386-392,2001

第 **5** 章

人生を支援する
リハビリテーション

point

各ライフステージには共通する成長の課題（場合によってはつまずく契機）があります。それを視野に入れたリハビリテーションをこの章では述べます。人生の課題として重要な，働くこと，恋愛・結婚・子育て，そしてひとり暮らし，体の健康について，特に取り上げました。どうしたら働くことを支援することができるのか。家庭を持ちたいという思いをどうしたら応援することができるのか。今までに明らかになっているエビデンスや経験知をこの章で学んでください。

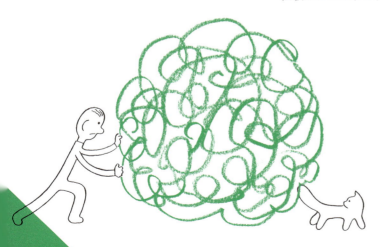

ライフステージと精神障害

　人間の心理・社会的側面は人生を通じて発達していきますし，年齢に応じた社会・人生からの要請のなかで発展していく側面があります。年代ごとに要請される社会的役割によって，人生をいくつかのステージに分けることができます。各ステージに固有の課題があり，それを背負うことになるため，それぞれの時期に特有の精神的な成長と危機の契機があります。

　乳幼児期は主に家族のなかでの生育から始まり，徐々に社会の集団に属して成長していく時期です。そのなかでは定型の発育からの遅れや，養育環境が問題になります。小児期では学校という集団への不適応や，この時期に目だってくる行為障害，不安障害や心身症などがみられます。

　思春期・青年期には自我の成長が起こり，社会への帰属がより明確になってきます。そのなかで学校におけるいじめなどの問題とともに，統合失調症の好発年齢となってきます。成人期では，就職や結婚・出産など社会的役割が増え，それを契機とした精神障害が発症することがみられます。まだ成人期のはじめの段階にある若い男女に，過労や職場環境での不適応として起こってくるうつ病が，最近多く報告されています。中年期には，原家族から離れて新たな家庭を持ち，社会のなかでの個人の生き方が確立され安定する時期ですが，男性の場合，昇進などに伴ううつ病がみられます。女性では出産，引っ越し，更年期，家族の介護などがうつ病の誘因となりますが，近年は仕事のストレスも大きな誘因になっています。老年期では，社会的役割の喪失，自身の健康や近親者の死など，さまざまな喪失体験が重なりやすいことから，うつ病が好発します（精神病性の妄想を伴うものが他の年齢と比べて多い）。わが国では高齢者の自殺率が高いことが，社会問題となっています。

　統合失調症をはじめとする重い精神疾患においては，もともと人生の早い時期に発症することや，生活の障害 disability があるために，ライフステージに伴う課題の影響を受けやすいと思います。20代は自立が課題となる時期ですが，進学・就職などを契機に発症することが多く，病状が安定せず入退院を繰り返しやすい時期です。社会参加をなんとか確保していくことが課題

となります。30代は，病状の再発のしやすさが少し安定してくるとともに，リハビリテーションを受け，就労などの自立が求められると同時に，社会での経験を通じて障害を受け止め，回復していく時期と考えられます。40代は，親の年齢が上昇するので，自立とともに基本的な生活技術や，成人病などのリスクが高くなることから，健康についての自己管理能力などが求められてきます。

　50代以後では，徐々に親の支援が期待できなくなるために，ひとり暮らしが切実な目標となり，また成人病の罹患率の高さや発症年齢の若さから一般人口より一足早く身体管理が問題になることが知られています。また統合失調症などの重い精神疾患では，平均寿命が，一般人口に比べてかなり短いことが大きな問題となっています。残念ながら自死が多いほか，前述のように若いうちから成人病を発症しやすいため，生命予後が縮まることが報告されています。

　このようにライフステージの各段階において，必要な治療・リハビリテーションも異なってきます。

第1節のまとめ

　ライフステージの段階に応じて，特徴的な危機があります。そしてそれは成長の契機でもあります。リハビリテーションの目標は社会参加とリカバリーの支援ですから，ライフステージの課題に沿った支援はとても重要です。

2　就労支援

なぜ就労支援が大切なのか

　仕事は，多くの場合，人間の生活を支える基本となります。仕事によって，社会的役割が得られることから，社会的な居場所ができます。仕事は私たちの生活の多くの時間を占め，精神生活に大きな影響を与え，そして経済を通

して物質的な生活の基盤になります。成人にとって自己価値のかなりの部分が仕事によって規定されるでしょう。もちろん仕事以外にも，リカバリーの基盤となる，社会のなかでの役割や自己価値を支える活動はあります。それについては，第3章第12節「人それぞれのリカバリー」(p.121) のところで紹介しました。ただし，リカバリーしていくなかで仕事が大きな影響を与えることは間違いありません。それにもかかわらず，精神疾患・こころの病と，それに伴う障害 disability によって，働く意欲や力が損なわれてしまうために，考えている以上に当事者に大きな打撃をもたらします。精神障害リハビリテーションのなかで，就労支援が大きな重要性を持つことは必然であると筆者は感じています。

　就労は，統合失調症をはじめ精神疾患の人の社会参加のなかで，近年最も大きく向上した領域で，社会制度の変化がよい影響を与えた好例です。2016年の障害者雇用促進法の改正により，それまでは身体障害者と知的障害者のみであったのが，精神障害者も雇用率に算定されるようになりました。従業員が60人以上の企業では精神を含む障害者を雇用することが義務づけられた影響で，精神障害者の一般企業への就職は右肩上がりに増加しています。以前では考えられなかった有名企業でも精神疾患を持つ人たちが働くことが可能となりました。また障害者総合支援法（2013年施行）など福祉的就労を助成する制度によって，就労移行支援事業が飛躍的に増え，一般企業もこの事業に参入するようになりました。就労移行支援A型事業所では，法定の最低賃金を保障するようになり，かつての作業所のイメージ（わずかな工賃しか支給されない）はなくなってきています*。

　こうした社会の変化は，精神疾患を持っている多くの人の「ふつうに働きたい」という希望をかなえる方向で進んでいますが，実は課題がたくさんあります。医療側の職業リハビリテーションの意識や就労支援技術が追いついておらず，雇用側・福祉側から，医療への不満が大きくなっているのが現状です。また医療，福祉，雇用それぞれの側の支援技術の未熟さから，精神障

---

* 就労支援にあたっては，福祉制度や雇用制度についての知識が必要ですし，「A型って何?」などと関連する事業についての知識も必要です。また専門を異にする，複数の職種が関わる領域であり，たとえばジョブコーチなど，医療職の人にはなじみの薄い職種もあります。こうした就労支援に関わる用語は非常に多く，これらを解説していくことは，本書の範囲を超えてしまいますので，興味のある方は文献1, 24をご覧ください。

害を持つ人ではいったん就職しても離職が多くなっている実態があります。また障害者を雇用する制度のおかげで，障害を明らかにしたうえで職に就くことが広く行われるようになっていますが，若い人のこころのうちには葛藤があります。仕事に就くことを選ぶと「障害者」というラベルを受け入れなくてはなりません。職につきたいという思いと，障害者としてではなく生きたいという思いとの間で葛藤が生じるのです。また障害者雇用は最低賃金を保障するとはいえ，「今の給料では結婚して奥さんを養えない」悩みがあり，また特例子会社などの環境では「ふつうの人と同じ仕事ではない」不満があります。

　世界的に見ても，社会のありようと精神障害者の就労とは関連しています。競争的な雇用がむずかしい，生活の障害がある人に対して多様な「働き方」を提供できるかどうかが，その社会の成熟度に関わると言えるでしょう。実際に就労支援制度の発達した先進諸国では，一般社会でいろいろな仕事を得て生活している精神障害を持つ人たちを見ることができます。しかし残念なことに，まだそれは十分なものではありません。たとえばイスラエル全体で登録されている精神科病院入院患者の調査[8]によれば，初回入院の統合失調症の場合，最低賃金以上の仕事に就いている人の割合は10.6%，2回以上入院の場合5.8%と厳しい数値です。おしなべて先進国では，通常の就労（一般就労：障害者向けではなく一般の人がつく仕事に雇用されること）を維持できる割合は1〜2割程度であるとする報告が多くみられます。こうした事情は発展途上国や，社会体制の異なる国では大きな違いがあります。

　精神の障害を持つ多くの人たちが，社会のなかで働くことが可能となるためにどのようなリハビリテーションが必要か，この節では考えていきます。

統合失調症をはじめとする
重い精神障害の人への就労支援のエビデンス

　どのような就労支援が精神障害を持つ人に必要になるのか，まずはこれまでの研究からエビデンスが確立されている手法をみていきたいと思います。障害を持つ人のリハビリテーションの歴史のなかで，障害の種類にかかわらず就労支援はずっと重要視されてきました。しかし必ずしも社会のなかで仕事を持つことは成功してきませんでした。なかでも障害のわかりにくさやスティグマから，精神障害の分野は後れを取ってきました。当事者や家族の希望に添えていなかったのです。しかしながら，新たな就労支援の考え方や技

術によって，一般の社会のなかで就職できる人が増加するというエビデンスが出されるようになりました。これは重要な進歩です。ここでは，一般社会での就労の増加につながるエビデンスにどのようなものがあるかご紹介したいと思います。

i) まず就職したうえで援助を受けながら仕事を続けていく「援助つき雇用」が一般就労には有用

　米国ではそれまでの職業リハビリテーションの反省から，知的障害者などを対象にして訓練機関でのトレーニングを長く行うのではなく，実際の職場でサポートを受けながら定着を図る援助つき雇用（supported employment）の手法が生まれて，1990年代には精神障害者に対しても実施されるようになりました。そしてその成果をレビューした論文が出版され，援助つき雇用の優位性が示されました[4]。コクランデータベースの体系的レビュー[7]では，援助つき雇用は，就労前に行う職業リハビリテーションに比較して，一般就労率で有意な効果があること，そして症状や生活の質では差がないことを示しています。また援助つき雇用のなかでも，ここで述べている「一般就労を目標とするときに効果のある就労支援のエッセンス」を兼ね備えているindividual placement and support（IPS）は重度の精神障害を持つ人にとって最も効果が明らかであるとしています。Hoffmanら[12]は援助つき雇用で一般就労しても離職が多いのではないかというそれまでの懸念に対し，5年間の調査により援助つき雇用の効果は持続することを示しました。雇用制度などが異なるわが国において，エビデンスのあるモデルがどのように取り入れられて，発展しているかについては，本節の「わが国で成果を上げ，医療・生活支援・就労支援の統合が試みられている実践例」（p.175）で紹介します。最近では，就労移行支援事業所などで，IPSモデルを取り入れて，なるべく早く職場探しを行い，実際の職について仕事をしていくことを支援し，成果を上げているところが少しずつ増えてきました。仕事を希望する人には障害が重かったとしても門戸が開かれることや，なるべく本人がやりたいことを尊重して職場探しをする点も，IPSモデルの特徴です。

ii) 医療・リハビリテーションと就労支援の統合モデルは一般就労率を高める
　Cookら[5, 6]は福祉・就労・医療の統合の度合いによって就労の達成率が

異なることを検証しました。7施設で1,273名の重い持続的な精神障害を持ち，就労の希望のある人を無作為に2群に振り分け，就労支援チームの福祉・就労・医療の統合の度合いが高い統合群と，低い非統合群とで比較したところ，統合群のほうが有意に一般就労を達成した率や月40時間以上働けた率が高いという結果でした。Mueserら[18]は204名の重度かつ持続的な精神障害を持つ人で，就労希望があるが職のない人を対象に，IPS群（精神保健センターで，医療，リハビリテーション，援助つき雇用を包括してサービス）と，その他の統合の度合いが低い就労支援群の2群とを比較したところ，20時間以上働くことができた人の割合や，労働に伴う2年間の総収入などにおいて，IPS群が有意に優れていました。

ⅲ）援助つき雇用を補完するリハビリテーション

社会生活技能訓練（social skills training: SST）や認知機能リハビリテーションなどは，障害を持つ人たちの就労を支援するリハビリテーションです。就労維持を目標とするSSTでは，仕事をすることでどのように生活が変わるか，職場で期待されること，自分の力を生かすのはどのような仕事か，ストレスや症状にどう対処するかなどを学習し，スキルの練習をします。

McGurkら[16]は，援助つき雇用に認知機能リハビリテーションを加えることで，これまで援助つき雇用で就労に至らなかった人たちの就労転帰の改善を報告しています。McGurkらの支援方法はわが国にも導入され，VCAT-J（Vocational and Cognitive Ability Training by Jcores; Jcoresという認知機能リハビリテーション専用ソフトを利用した就労支援プログラム）として公表されています。

一般就労を目標とするときに効果のある就労支援のエッセンス

ⅰ）就労支援を行う者と生活支援やリハビリテーションを行う者とは，同一のチームで援助する

これまでのエビデンス[15]によれば，同一の専門家（もしくは同一のチーム）がインテーク，関係づくり，アセスメント，就労（プレイスメント），そして継続・同行支援などの一連の就労支援サービスを一貫して行うほうがうまくいくことがわかっています。わが国の制度のもとでは，就労移行支援機関が，生活支援を行うスタッフや医療と連携したり，デイケアスタッフが就労支援

機関とゆるやかなチームを組むなどの工夫が求められます。

ⅱ）職業能力の評価は，実際の職場かもしくは類似の環境で実際の労働を行い縦断的に観察することが，最もその後の仕事をする力を予測できる

　精神症状の評価や，検査室で行われる適性検査などではその後の就業を十分予測できないことがわかっています。受け身の検査室で測られた機能と，実世界の社会的状況下における仕事や能動的な取り組みで要請される機能は異なるうえ，検査室と職場とでは人的・物的な環境も大きく異なるからと考えられます。

ⅲ）一般就労を目標とするのであれば，対価を伴わない労働や福祉的就労を継続するよりも，はじめから収入の得られる場での労働を援助するほうがよい

　就労前の訓練を長く行うことはむしろやる気をそぐことが知られています。ただし本人にまだ就労の希望がはっきりしない場合，体力や症状などが不安定でまだ改善の可能性が大きい場合などは，準備のための場（たとえばデイケアや就労移行支援機関）が役立ちます。

ⅳ）就労後の援助は継続して行われるべきである

　精神疾患・こころの病を持つ人たちは，ストレスにもろいことや自身の能力や耐性を十分内省するのがむずかしいことがあり，仕事をやめやすい傾向があります。これを防ぐために，就労後も継続してサポートする体制が重要です。

ⅴ）当事者本人の希望や志向を尊重して職業選択をすべきである

　希望する職場についた人のほうが，そうでない人と比べて仕事が持続し，また満足度も高かったというエビデンス[15]があります。しかし障害者雇用枠では，一般的には未熟練者向けの入門レベルの仕事が多いため，学歴はあっても，また専門的な仕事への希望があっても，事務補助程度の簡単な業務を任されることがほとんどです。はじめは負担のかからない仕事から入って徐々にステップアップできるような，仕事のうえでのキャリア育成の視点が，これからは求められるでしょう。

ⅵ）**就労することに伴う生活の変化，ことに生活保護や障害年金などの経済的問題については，あらかじめ当事者本人と十分検討しておく必要がある**

　障害年金を受けている人にとっては，仕事に伴って受給資格を失う可能性が出てきます。生活保護を受けている人にとっては，保護費を自分で稼ぐことは容易ではありませんので，収入を得ることをためらう場合があります。こうした現実的な心配についても，個々人で事情は違いますので，いっしょにしっかり選択肢を考えていきます。

ⅶ）**サービスを利用することに困難がある人に対して，こちらから出向いてサービスを提供する**（アウトリーチ）

　重い精神疾患の人では，能動性・計画性にしばしば障害があるところから，援助者側から出向いて継続的なサービスを行う支援が重要です。エビデンスの明確な就労支援モデルであるIPSモデルでは，関係づくり，求職活動，フォローアップ支援などの職業サービスは，就労支援の専門家が地域で提供することを推奨しています。サービスを利用することに困難がある人に対して，こちらから出向いてサービスを提供するアウトリーチの考え方です。これはわが国ではまだ十分根づいていない試みです。オフィスで待っていて本人が現れなければ就労支援は終了，というスタンスでは必ずしも就労支援は成功しません。いつも働く意欲を持続できる人ばかりではないからです。求人面接でうまくいかず，がっかりして仕事探しを中止してしまった人の場合，援助者のほうから連絡を取り，本人の都合のよいところに出向いて相談の機会を設け，もう1度どんな求人情報があるか，いっしょにハローワークに確かめに行ってみる，などがアウトリーチ活動の例です。

> 📄 **CASE…5-1**
> ### やりたい仕事が見つかるまで長い道程を重ねたYCさん
> 　YCさんは地域活動支援センターに顔を出しています。外来通院の期間が長かったのですが，なかなか家からの一歩が踏み出せないために，主治医に勧められたのです。ぶらりとやってきて，新聞を読んだり，そばの人と話して帰って行くという参加ぶりでしたが，ほんとうは数学の先生になりたい夢がある，と言っていました。高校まで数学が大好きだったし，今でも受験参考書で数学の勉強をしているときが楽しいのだそう

です。周りから、「家庭教師はどうなの」「塾の先生だったら募集があるんじゃないの」などと声がかかりますが、YCさんは動こうとしません。聞くと以前学習塾の講師に応募しましたが、お試し授業の結果採用されなかったのだそうです。

　一時的なアルバイトということで、公園清掃の仕事が入り、仲間と出かけたYCさんはまじめな仕事ぶりでしたので、就労継続支援事業所から誘われて、定期的に清掃の仕事をするようになりました。ここでもゆっくりマイペースでまじめな仕事ぶりでしたが、半年ほどでYCさんは行かなくなりました。「やりたい仕事ではない」というのが理由です。そこで就労継続支援事業所のスタッフが相談して、就労移行支援事業所に通ってみることになりました。数学の教師を目指すための仕事、ということで、学習塾の事務補助の仕事を探したり、公務員試験の勉強をしてみたり、学習塾講師の求人に応募したりしましたが、いずれもうまくいかず、YCさんはだんだん、お休みが増えてしまいました。結局、移行支援事業所の2年間の期限のなかで、YCさんの納得のいく仕事は見つけられませんでした。

　その後何年も、もとの地域活動支援センターに気まぐれに通う生活でしたが、たまたま通院先のソーシャルワーカーから、小さな会社で事務補助の募集をしており、「数字に明るい人」という条件だったというので、YCさんにどうかと提案がありました。数値を記入してある一覧表のチェックや入力をする仕事だということでした。YCさんもパート勤務でもやってみたいということになり、ソーシャルワーカーが会社への求人を助けて、仕事をはじめることができました。ゆっくりした仕事ぶりだが間違いが少なく確実であることから評価を得ることができ、YCさんも数字を扱えるのが面白く気に入った様子です。結局1日5時間のパートとして今でも仕事を続けています。数学の問題を解くのは余暇の楽しみでやっているとのことです。

＊地域で働くスタッフが、いろいろな仕事を提供して、YCさんを助けました。YCさんは夢をかなえるところまではいきませんでしたが、おかげでやりたい仕事にたどり着いたのです。現実の仕事に納得できると、夢はより現実的なものに変わっていくことがあります。

仕事を目指す人たちのために，専門家にしてほしいこと

ⅰ）当事者がどのような働き方（生き方）をしたいと思っているか，よく聞いてほしい

　ていねいにこれまでの生活の様子を聞くことで，意識的・無意識的な本人の価値意識が見えてきます。なかでもクラブ活動や趣味など，好きだったこと，得意だったことや，対人交流の特徴が大切です。家族の間で共有されている価値意識（たとえば，「大企業に就職できれば，一生経済的に安心できるから大企業に就職すべきである」）からも大きな影響があります。そのうえで現実にできることとの折りあいをつけていくのを助けます。

ⅱ）精神障害についての知識（病名，症状，どのような治療が必要か，仕事への影響，症状とのつきあい方）について，よく説明してほしい

　自己についての直接的な情報とともに，客観的な情報を学ぶことによって，精神障害の自己への影響を知ることができるし，社会生活を設計する基礎知識のひとつになります。

ⅲ）本人が自身の力［作業能力，対人能力，セルフモニターの力（症状，自分の感情，疲労度など）］を知るための場を工夫してほしい

　面接のなかだけでこうしたことを理解することは無理ですので，専門家とともに社会生活を「共体験」していく機会が必要です。具体的には，作業療法などでいっしょに集団での課題達成を経験したり，本人が生き生きと元気になる体験をすることで，本人の持ち味がわかり，本来の力をどうしたら引き出せるかを支援者がつかむことができます。またできたことを十分に共有することが，その後の職場での苦しい体験を乗り越える力となります。つまずくときのパターンもわかります。共体験して，それをいっしょに言葉にして共有する支援者（専門家）が必要なのです。

ⅳ）仕事をする力を学ぶ場を提供してほしい

　仕事をする力を学ぶには職場実習が役立ちますし，それ以外にも試行錯誤できる場をいっしょに探してほしいと思います。そのためには「共体験」した支援者と，就労支援の専門家や雇用側の人たちとがつながるゆるやかな

チームが必要です。気心の知れた医療機関，就労移行支援機関，ハローワークがつながることができれば，大きな力になります。医療・福祉・労働という，お互いの異なる立場をわかりあえる関係性や，うまくいった事例の共有がチームを支えます。

v）**本人といっしょに動いてくれる人が必要**──窓口での対応やあっせんだけではうまくいかない

　ハローワークを利用し，どのような勤務形態を選択するか，履歴書の書き方，職場面接など，言葉での説明だけでは，認知機能障害などの影響で本人はうまく実行できないことがほとんどです。協働作業してくれる専門家が必要です。

vi）**症状の悪化は職場や生活のストレスから起こるので，仕事や生活のうえでの主観的・客観的変化を聞いてほしい**

　症状の悪化の誘因については，当事者が気づかないことも多いので，ゆるやかなチームからの情報が一番役に立ちます。

　「幻聴が増えているので，主治医に相談しなさい」と職場で言われて臨時受診，というケースは多いですが，そのような場合，薬の増量や職場を休む対応はあまりうまくいきません。ある女性はしばしば職場で幻聴が増悪しますが，その誘因はいくつかあり，「ちょっとした失敗がきっかけで，上司や同僚がどう思っているか不安になっている」など，いずれも職場の出来事がきっかけです。その対処をすることで，薬を増量しないで乗り切れます。またその人が，集団のなかでのどのような行動パターンをとるかがあらかじめわかっていると，何が誘因になっているか予測しやすいです。

vii）**いつも生活や仕事の様子を気にかけて，本人の頑張りをねぎらってほしい**

　本人の価値観に沿った評価が大切です。

📄 CASE…5-2
職場のちょっとした出来事で幻聴がはじまり，いつも解雇させられると心配していたEさん

　Eさんは，30代女性。就労移行支援機関からの紹介で，店員が10名

ほどのファストフード店の裏方として，清掃の仕事をしています。ゆっくりマイペースの仕事ぶりですが，まじめで休まないので，店長に，「疲れないように休憩して水分をとってください」と指示されるほどです。ところがある日，彼女から店長に「お客さんに，おまえなんかやめろ，と言われる」という訴えがありました。幻聴を心配した店長は受診を指示しました。

　主治医はEさんにいろいろ生活や仕事の変化を聞いてみましたが，変わったことはないということです。お母さんも，いつもと変わらないとのことでした。それで，就職のときからずっとお世話になっている就労移行支援機関のジョブコーチにお願いして，職場訪問をしてもらいました。訪問の目的は上司の意見や職場環境を確認するためです。

　店長さんも，「まじめに働いてますよ」とのことでした。また特に大きな環境の変化もないということでした。その後も幻聴は続き，お客さんの声での悪口，時にはスタッフの声での悪口がひどくなり，「やめたほうがいいんでしょうか」と店長さんに相談する事態となりました。

　ある日，ジョブコーチとの面談のなかで店長さんが「アルバイトの人が入れ替わるときに幻聴の悪化が起こるような気がする」と言ったそうです。そのことをジョブコーチづてに聞いた主治医が，診察のときに尋ねてみると，「新しい人が来ると，自分はいらないということだから，やめさせられる」とEさんは答えました。やっと幻聴悪化の理由がつかめたのです。それで主治医は，「店長さんはいつもよくやってくれている，とEさんのことを褒めてますよ。それにやめさせるのであれば，ちゃんと主治医やジョブコーチにも連絡があると思いますが，まったくそういうことはないです」と話しましたが，Eさんはまだ疑心暗鬼でした。そこで店長さんにEさんを直接ほめてもらうようお願いし，またジョブコーチにも主治医と同じことを答えるようにお願いしました。

　幻聴が起こるたびに，店長さんにほめてもらい，主治医とジョブコーチから解雇の事実はないことを伝えました。何回も同様のことを繰り返すうちに，だんだんEさんは，「陰でこそこそ言っている声は幻聴かもしれない」と言うようになりました。主治医が，「当時は『ほんとうにやめさせられる』っていつも心配してましたよ」と返すと，苦笑いしていました。

> Eさんは5年勤続で表彰を受けました。彼女のがんばりが大きかったけれど，職場・就労支援・医療の連携が功を奏したのだと思います。

多様な働き方（生き方）を目指す

　これまで，一般就労を念頭に置いた就労支援についてお話ししてきましたが，筆者は，精神の障害を持つすべての人が一般企業で働くことを目標にすべきと考えているわけではありません。さまざまな障害者への就労支援制度が整備されてきてはいるものの，実際に一般就労で働けている人はまだ少数派です。これまでに試みられてきた就労支援の介入報告を見ても，働きたいと考えて就労への高いモチベーションを持って研究に参加した持続的な精神障害を持つ人たちに対して，理想的と思える介入が行われても，仕事を続けていくことができるのは全体の数割であるという現実があります。その背後には，障害のために十分な時間働けない人たちや，働くことをあきらめてしまった人たちや，自信を失ってチャレンジしようとしない人たちもたくさん存在します。仕事を続けていくことを選ばなかった人たちが，その人たちにとって「満足できる生活」を見いだしていけるような社会でもある必要があると考えています。20～40代ごろまでは就労にチャレンジしても，その後は自分なりの生き方をもう1度模索するようになる人もいます。就労をしなくても，ひとり暮らしや，結婚して自分の家族を持ち，子育てすることへの期待や支援のニーズもあります。

　「自分なりの生き方」はひとりでつくりあげていけるわけではありません。青年期までの家族や友人や学校生活での影響は大きいですし，自我が確立してからは仕事仲間など同じ社会的立場に立つ人からの影響は大きくなると思います。そうした人たちの関わりや社会体験のなかで，徐々に自分なりの生き方が見いだされてくるのだと思います。しかし障害を持つことによって，自分なりに生きていくことが困難になったり，どう生きていいのかの道筋や意欲が失われてしまう場合があります。そういう場合に，支援者が寄り添いつつリカバリーの道を探していくのですが，寄り添い方については第6章でくわしくお伝えしたいと思います。

　前掲のように，エビデンスのある就労支援としてIPSモデルがありますが，このモデルの大きな特徴として，「働くことに興味があるすべてのクライア

ントは，除外基準なしに援助つき雇用サービスにアクセスできる」ことを掲げています。これは，これまでのアセスメントや訓練を重視する就労支援へのアンチテーゼであり，就労をあきらめてしまう人をひとりでも減らしたい，という願いが込められていると思います。当事者に希望を与え，私たち専門家を鼓舞する優れた理念です。しかしこの理念は，すなわち誰でも就労できるという事実とは異なることに注意が必要です。実際に IPS モデルで成果を上げている研究報告であっても，一般就労を維持できる人の割合は3割程度です。したがってこの理念は重要ですけれども，どんな人も受け入れてしかも実際に就労を実現していくためには，専門家としての力量と経験が不可欠でしょうし，場合によっては就労ではない選択肢を受け入れる現実的な視点も必要となります。理念と現実の双方を見据えることが，支援者には求められていると思います。

　何度か試みたのちに，あるいは挫折したあと何年もたってから自分なりの働き方が見つかった例を筆者はたくさん経験してきました。例えば雇用保険の被保険者になれるのは基準以上の労働時間が必要です。しかし，障害を持つ人にとっては雇用保険を受けられるだけの質と量の仕事に就くことが困難であるために，一般就労したいという本人の希望に反して，収入の少ない福祉的就労に長くとどまらざるを得ないケースも少なくありません。だからといって就労は困難であると専門家が決めるのではなく，「われわれができるのは職場をさがすところまでであって，その仕事ができるかどうか決めるのはあなた自身である」という専門家側の考え方や，就労は1度で簡単に成功するものではないことを，当事者と共有しておくことが大切だと思います。そして，一般就労と福祉的就労とを本人の希望に沿って行き来しやすいように，医療機関と就労支援専門機関との垣根を低くできたらと思います。理想を言えば，同じ援助者が，本人のニーズに沿って医療と福祉とを適宜提供できる，すなわち利用者からみて統合されたサービスを提供できる組織がほしいです。医療費と福祉による財源との違いはあっても，医療サービスと福祉サービスとが切りわけられずに，利用者を中心として混在した形でサービスが提供できないだろうかというのが筆者の願いです。

　再発や再入院を経験し，年齢が上がってくると，特に家族の高齢化に伴ってひとり暮らしや経済問題が課題となってきます。そのなかでソーシャルファームなど，一般就労ではないけれど社会のなかで働くことを選ぶ人がい

ますし，わが国でもそうした人たちのための多様な働く場が増えてきました。ひと口に福祉的就労と言っても，たとえば高齢者への配食サービスなど，人の役に立っていると感じられる仕事，カフェでバリスタとしての腕を磨けるようなやりがいのある仕事，仲間と製品が売れていくのを分かちあえる職場などがあります。わが国でも魅力ある現場を創意工夫する専門家が増え，それを可能にする社会制度が少しずつ整備されてきています。

社会で働く場の工夫のなかで，浦河べてるの家の人たちは，「安心してさぼれる職場」というキャッチフレーズをつくりだしました。困りごと大歓迎で，「3度の飯よりミーティング」とも言っています。生産性重視・効率重視・商品価値を求めるという，世間の価値観から離れて，独自の価値観を打ち立てることで，障害を持つ人たちが生き生き働けるようなコミュニティづくりが目指されていると感じます。

今の治療技術やリハビリテーションでは，残念ながら十分改善しない障害があります。神経認知機能障害，意欲・発動性の低下，社会的興味の消失，持続的な対人過敏・被害的傾向と引きこもり，病識不十分，ストレスへの脆弱性などです。そうした事態について理解し，本人や家族とも共有することにより，適度な援助への期待（たとえば過剰な薬物療法への期待の防止）と，当事者や家族自身の人生を求める自立の姿勢とのバランスを求めていくことができると思います。リカバリーのプロセスのなかでその人なりに生きられるようになることで，一般就労しない生き方へと，考え方がシフトしていくかもしれません。

CASE…5-3

病気になったあと，給料は安くなったが ゆったり仕事できる職場が見つかり，納得して仕事しているCさん

Cさんは長年，IT企業で働いてきました。残業が多くとても大変だったそうです。中年と言われる年齢になったとき，仕事先で知りあった人に恋愛感情を持ち，毎日が緊張と不安と期待のなかで過ごすうちに，日ごろの仕事の過労や不安と重なって，さまざまな統合失調症の症状がはじまりました。

休養と投薬で改善したCさんは，一般企業で働くことに疲労感を感じ，また再発も不安だったので，障害者のための求人を見て就職しました。

野菜を栽培する会社でした。前の仕事に比べると，給料が格段に安くなりましたが，ストレスもずっと減りました。ふたたび仕事という生活の枠組みができ，自尊心を取り戻すことができ，定期的な収入のおかげで両親に申し訳ない気持ちが減り，精神的にずっと安定してきました。しかし生きている以上誰でも感じるような，人生の迷いや悩みは残っています。「いつまでこの仕事を続けていくのか，はたして自分にとってそれは適切なことなのか，年を取ってきたときに，この仕事で食べていくことができるだろうか」といった迷いです。Cさんは「でも，今の会社は居心地がよい。自分にとって無理のない仕事だし，信頼してもらっているので，当分の間続けていこう」と思っています。前の仕事をしていたころに比べると，心身の余裕ができて，ユーモアを楽しめるようになり，趣味を楽しむゆとりも生まれました。「ずっと自分らしい生活です」と言っています。

わが国で成果を上げ，医療・生活支援・就労支援の統合が試みられている実践例

　今わが国では多数の優れた就労支援モデルが実践されていますので，特定の実践例を取り上げて紹介するのは適切でないようにも思いますが，わが国の制度のなかでどうやって就労支援をしていくことができるかイメージしやすいようにご紹介したいと思います。

i) 医療機関における実践

　医療機関におけるすぐれた実践として，浅井の報告[2]があります。デイケアでの質の高い就労援助の例です。筆者も帝京大学病院メンタルヘルス科デイケアにおいて同様の実践を行っています。浅井は，統合失調症の症状や能力の改善は，段階的ではなく，1つの成功で自信が回復するとさまざまな能力が一気に回復したり，また逆に1つの失敗で，今までできていた多くのことができなくなってしまうことを経験するので，デイケアの就労準備は段階的な職業訓練ではないとしています。

　そのうえでまず，デイケア集団に適応し，友達をつくり，集団生活を楽しむこと，役割を達成することで自信を回復すること，どのような状況で再発

しやすいのか，回避するためにどうしたらよいかを，スタッフ，当事者本人，家族が学習します。その後に，就労支援の専門機関やハローワークとの共同作業により就労支援を進めますが，ハローワークや職場にもデイケアの受け持ちスタッフが同行します。

　大切なことは，デイケアで必ずしも本人が最初から就労を目標にしているわけではなく，人生の目標を見失い自信をなくしており，しばしば「働かなくていい」と述べたり，逆に「一流企業を目指したい」などとこだわる場合も多いということです。しかしデイケアのなかで，本人が人と関わり，仕事をする力を回復して，自信を取り戻し，身近なデイケアの先輩が就労していく姿を見て，現実的に働くことを考えられるようになるのです。就労後も継続してサポートを続け，職場との連携も行います。

　このやり方は，デイケアの担当者がケアマネジャーの役割を担い，当事者の内面と深く関わりつつ，医療と就労支援とを統合した支援を行い，就労支援の専門機関と緊密に連携することが特徴で，エビデンスのある就労支援技術に支えられています。

　職場開拓や職場支援については，医療機関のスタッフは経験が少ないので，このモデルの成否は，理念や技術を共有できる就労支援の専門機関と連携できるかどうかにかかっています。そのためにこれまで繰り返し述べてきた「ゆるやかなチーム」を形成すべく，医療機関と就労支援の専門機関との双方向からのパートナー探しが，大切な支援の基盤づくりになります。本人のSOSはまずケアマネジャーに伝わることが多く，その後に関係諸機関と連携して対処していくことになります。本人が職場に定着していく過程で，職場の上司などナチュラルサポート（先輩や同僚，上司，友人，近隣の人など，通常の環境で得られる，専門家ではない人々からの支援のこと）の比重が徐々に高まります。

　医学的な治療と生活支援とを区別する考え方は，医療の場では根強いので，そこをどう乗り越えるかは大きな課題です。また医療の場では就労支援の方法として就労準備のためのプログラムなど院内での集団活動にどうしても重心が傾きがちで，個別の就労支援計画に力が注がれないことが起こります。集団でお互いが学びあうメリットを生かしながら，個別の社会参加の計画が常にあること，つまり個々の当事者に対して個人支援をするスタッフが存在することが大切だと思います。そして院内での活動や準備訓練でとどまらずに，援助つき雇用を実現するには，ハローワークへの訪問など，就労支援の

ためにアウトリーチできる体制が整っているかどうかが大きいと思います。

現状では，ハローワークへの同行や職場訪問などは，診療報酬の対象とならないばかりか，こうした行為によって人的基準が満たされなければ，デイケア料そのものも算定できなくなってしまいます。医療制度が，現実の障壁となっているのです。回復していくためのよいサービスが，支援者の働き甲斐につながり，医療機関の質を高めるという現実的なメリットで，なんとか制度の壁を乗り越えているというのが正直なところです。

ⅱ）就労支援専門機関による実践

先達として思い浮かぶのは紀南障害者就業・生活支援センター[19]です。本センターに仕事を希望して登録する障害者の半数は精神障害者で，職場定着まで至る人が多数います。ここでは「就労支援は生活支援の一部」という考え方から，まずセンターに付属する作業所などで対人関係能力や，服薬が本人の症状の安定や仕事しやすさに役立っているかどうか，副作用による影響はないか，そして新しい場で緊張しやすいかといった本人の作業特性などを見極めて，その後多数ある協力事業所（連携関係にある一般の企業や事業所）のひとつでジョブコーチ支援事業*2か月，トライアル雇用*3か月を行い，常用雇用となったら職場に定着していくための支援を行います。センターの職員はそれぞれ，職場訪問をしたり，同行支援を行ったり，職場開拓，グループ就労のマネジメントなどを行います。

センターは収入を得るために働きたいと希望する人の集まりなので，「調子が悪くてもなんとか仕事場に行く」ことが皆の共通理解になっています。職員も「授産施設で何か月やってもいっしょ。職場に出てみないとその人の本当の力はわからない」と述べています[19]。調子を崩すなどの場合には，就業・生活支援センターのスタッフが窓口となって，医療機関と連携します。

就労支援専門機関が就労支援の主体である場合には，働きたい希望をしっかり持った当事者が集まりやすい，ハローワークや企業との連携がしやすい，経験が蓄積されやすい，関係諸機関とのサービスネットワークをつくりやすいといったメリットがあると思います。また「働いてみる体験」がしやすく，

＊ここに書いた就労支援制度は，法律改正により内容や呼称が変わっていきますので，なるべく新しい福祉制度の専門書を参照するほうが正確です。たとえば精神保健福祉士のための最近の教科書などをご覧ください。厚生労働省のウェブサイトなども役立つでしょう。

そこから実際の職場への移行がしやすいという強みもあります。しかし就労専門機関では，医療との連携がむずかしいことが課題となっています。この2つは，そもそも基盤にしている社会制度や背景にある学問体系が異なるうえ，医療は症状を治療することを一般的な目的としており，必ずしも就労などの生活支援を業務とは考えていないことが連携をむずかしくしています。医療・福祉の連携を双方から育てることが必要となりますが，具体的にどのような試みが考えられるでしょうか。たとえば，医療機関であれば福祉機関のなかに，福祉機関であれば医療機関のなかにというように双方から同じ目標や価値観を持つパートナーを見つけ，いっしょに支援を行い，成功体験を積み重ねて，お互いの持つ力を認めあうことで，就労支援の領域を育てていきます。医療機関に就労支援の専門家を置くことも，就労支援の専門機関に精神保健福祉士などの精神症状や生活支援にくわしい専門家を置くことも考えられるかもしれません。しかしたとえば，今の診療報酬の体系では就労支援のコストは支出されませんので，専門家を置く人件費が捻出できません。したがって，実際に就労支援を行っている医療機関では，デイケアスタッフが就労支援の勉強をして仕事探しに出かけたり，訪問サービスに従事するスタッフが職場訪問するなどの工夫をしていかざるを得ないのが現状です。筆者は医療機関でも就労支援が診療報酬につながるような制度の改正を，長年希望しています。

ⅲ）うまくいっている実践に共通するもの

　医療機関で行う場合，就労支援専門機関で行う場合のいずれも，実際に成果を上げている支援では，利用者側からすると「ひとりの人（が表の顔となっているチーム）」が一貫して，仕事の動機を持つ時点から職場定着までを支援していることが最も大きな特徴と言えるでしょう。裏側では支援する側の努力によりネットワークがつくられているとしても，利用者から見える顔はひとつということです。IPSモデルのように医療と就労支援を統合して行うことを，わが国の制度のもとで実践するためには，理念をしっかり共有して異なる機関が連携し，利用者に対してシームレスな支援を提供することになります。こうした連携の技術は，相澤による優れたテキスト[1)]にくわしいです。

　現状では，職業紹介，職場開拓，企業指導など，障害者雇用の重要な部分はハローワークが行うよう制度設計されていますので，ハローワークは企業

と求職者双方のコーディネートを行う最前線の機関です。ハローワークの力量によって，連携の成果が上がるケースがみられます。ある地方のハローワークでは，障害者求人が少ないため，一般求人を出した企業へアプローチし，障害者求人を開拓したという話を聞きます。こうしたことが可能になるためには，ハローワーク職員が精神障害の就労支援の力量を持つことが必要です。学習と経験の機会を保障し，蓄積していくシステムづくりが求められると思います。医療機関からは，そうしたよい就労支援をしているハローワークの職員の熱意や力量を認め，仕事に成功している人たちの喜びや回復を共有していくことをこころがけます。

◀ 第 2 節のまとめ ▶

　一般の職場に就職することを可能にするための援助技術については，エビデンスが明確にあり，利用者から見たワンストップショッピング（医療・生活支援・仕事支援をひとつのチームで行うこと）の優位性や，まず訓練をしてしっかり仕事の準備をするやり方ではなく，早い段階から実際の働く場を見つけて，その職場での仕事を支援する援助つき雇用の考え方が，推奨されています。わが国では，医療，福祉，雇用支援機関がそれぞれ別々のシステムで動いていますので，これらをつなぐゆるやかなチームをつくることが大切です。こうしたエビデンスのある就労支援について，ぜひ学んでください。また一般の職場に限らず，福祉的就労などの多様な働き方や生き方を受け入れていく，社会の仕組みや私たちの考え方が求められます。

3　恋愛・結婚・子育て支援

なぜ恋愛・結婚・子育て支援なのか

　精神障害をもつ人の恋愛・結婚・子育てを支援するのはなぜでしょうか。本人や家族の人たちの強い関心や希望があるからですし，こうした体験に

よってリカバリーが促進されるケースを多く見聞するからです。人を想い，パートナーとめぐりあって新しい家庭を築き，子供たちに囲まれた生活をする権利を誰もが持っており，多くの人がその実現を望みます。これらの希望がかなえられ，彼ら／彼女らの思う当たり前の生活に近づくことがリカバリーのプロセスそのものなのです。恋愛・結婚・子育ては身体に障害を持つ人にとっても，精神に障害を持つ人にとっても当たり前のことである，というノーマライゼーションの考え方が基本です。

　これまで各地の当事者の方たちから，恋愛・結婚・子育てにまつわる体験談を聞く機会がありました。彼らの体験談は，こうしたことがいかに人生と疾病からの回復に影響の大きなものであるかを示しています。健康な人たちに比べ，当事者の人たちはより純粋にパートナーとの関係を求め，ふたりの関係性を深く考えているように思われます。ふたりの生活を大切な寄りどころとしている生き方には強く胸を打たれます。

　筆者はこれまで，統合失調症や双極性障害などに伴う障害 disability を持ちつつ，恋愛や結婚を目指す人たちを支援してきました。また家族会などを通してそうした体験をした人たちと知りあうことができました。そうした方々は，必ずしも経済的に恵まれているとか，より病状が軽いということではないように思います。しかしパーソナルリカバリーの視点からはご自身の落ち着いた生活を持ち，パートナーや周囲の支援してくれる人々とのあたたかい関係を持ち，自身への信頼感や自信の裏打ちがあることが，お話ししていても感じられます。毎日の愛情ある生活がそうしたことを可能にしているのだと思います。必ずしも器用に，生活費を稼いだりできないなかで，ふたりの生活を大切な寄りどころとしている方が多く，その懸命な生き方は強く心に響きます。そして孤独でないことの大事さにも，気づかされます。

　もちろん恋愛がうまくいかなくてたくさん苦労し，周りも巻き込んで大きな騒動となり，病状にも影響してしまったケースなどもたくさん経験しました。しかしそうした人生の瑕疵は誰にでもあるわけですし，人間はそのなかで成長するのですから，充実した人生に必要なスパイスなのだと思います。

　そうは言っても，精神の障害を持つ人たちの，恋愛・結婚・子育ての実態はなかなか大変で，当事者の人たちの想いをかなえていくためにはハードルがあります。

　全国精神保健福祉会連合会（みんなねっと）の協力で 2010 年に実施された

1,492名の家族会会員（家族のいずれかが精神障害者であり，そのうち82%が統合失調症）の調査[10]において，当事者の平均年齢は42.9歳ですが，調査の時点で婚姻関係にある人は8%に過ぎませんでした。婚姻を経験した人のうち子供に恵まれた割合は72%ですが，自分で育てているのは38%でした。過去にパートナーと6か月以上生活した経験がある人も16%と少なく，今後そうした経験をしたい人は51%でした。家族会に参加されている方への調査なので，自立している人や発症間もない人は少ないとはいえ，多くの人が結婚生活をあきらめていたり，希望は持っていても実現できていないように思われます。

　こうした生活実態の調査はどのような対象をもとに行っているかにより数値に違いがありますが，多くの人が恋愛への関心はあるものの，結婚に至る人は一般人口に比べて少ない[13]という調査が多いです。そのなかで女性は結婚の機会は多いが離婚も多く，男性はそもそも結婚そのものが少ない傾向が見られます。こうした性差にはその土地の文化の影響があります。実態を踏まえて，本人や家族にもあきらめがあり，専門家のなかにも，悲観論や関わろうとしない無関心があるように筆者には感じられます。それを乗り越えてどうやって，当事者の希望をかなえることができるのかについて，考えてみたいと思います。

恋愛・結婚生活をどう支援するか

　統合失調症に限らず多くの精神障害においては，社会性の障害を伴うことが多いので，興味はあっても周囲とうまく関われなかったり，現実的な興味を持ちにくく，自分の世界で生きようとする傾向があります。この傾向は恋愛行動にも影響し，成人になっても異性に関心が乏しいように見える人がいます。しかしながらそうした社会性の障害が見られるときでも，人との関わりを促進する環境においては，交友に楽しみを見いだし，異性に思いを寄せる様子が見えてくることもよく体験します。恋愛や性愛行動への関心については，統合失調症やそのほかの精神障害を持つ人たちも一般の人口と大きく変わることはないという報告[13]が見られます。

　苦しく混乱をもたらす症状によって，人生の希望や目的が見えなくなり，恋愛どころではないケースもあります。思春期に発症する統合失調症においては，性衝動と症状が絡まって妄想の核となったり，性的な幻覚があったり

> - 結婚を維持することは，誰にとってもむずかしい
> - 当たり前だが，生活の基盤と日常生活の知識が必要
> - パートナーと安定したつながりを維持していくスキルが必要である
>   →そのためには自分とのつきあい方を知っていることが求められる
> - どの結婚生活にも多様な個性があり，それを支えるのは，ふたりの力とよい支援者の存在である

表 5-1　結婚支援に役立つこと

し，性愛の発達と症状は深く関連している場合があります[14]。また大人としての振る舞いを学習する年ごろに，性愛体験ができなかったり，仲間と隔絶した生活を送ったりすることで，社会的に適切な行動を学習できないところから，親密な友人を持ったり，恋人との関係を維持したりするのが困難になることが起こります。年齢を考えると幼い性知識や行動を示す人もいて，心理教育やスキルの学習の機会を提供する必要があると思います。統合失調症の女性では望まぬ妊娠も多いとされ，こうしたことは，身を守り，しかも自分も相手も満足しうる妥当な性愛行動を持つスキルが障害されていることを表していると思います。

　こうしたことから，精神症状の改善と並行して，早い段階から仲間との交流体験を持つこと，そのなかで自然な恋愛体験も持てるような場に参加できることが望ましいです。そして，心理教育やSSTを通して，知識やスキルの学習の機会を提供し，社会的な経験の乏しさ，つたなさを補う工夫をしていくことが大切だと思います。人と関わり，自分とつきあう術が足りないと，当然恋愛はうまくいかないからです。こうした社会参加の場を提供したり，参加していくことを支えることは，最も専門家に望まれる支援であると思います。恋愛などによって調子を崩す人についても，私たち専門家が支援を工夫することができます。また結婚生活の支援に役立つことを，表 5-1 にまとめました。

📄 CASE...5-1
恋愛をするたびに大混乱する YK さん

　YK さんは 30 代の明るい女性ですが，長身でイケメンの男性が好みで，

タイプの人に出会うとすぐ好きになってしまいます。こころときめく人が現れるたびに，わくわくしてふだんのことが手につかなくなり，いつもの生活ペースが崩れ，そのうちに幻覚妄想状態になってしまうことがこれまでに何回もありました。数週間たつと落ち着いてくるのですが，入院が必要になったこともありました。

　YKさんはデイケアで生活ペースの安定と仕事の準備の活動をしていたのですが，誰にでも明るく声をかけるし，ほがらかで屈託がないので人気がありました。40代の男性がそんなYKさんを好きになりました。長身でもイケメンでもなく，口数の少ない静かな人だったので，YKさんもまったくわくわくしなかったのですが，誘われて美術館に出かけたりするうちに，彼の人生経験が豊富で落ち着きのあるところに気づくようになりました。何よりも彼はYKさんの性格が大好きだと言って，あたたかく見守ってくれるらしいのです。ふたりのつきあいはもう半年続いており，YKさんが異性との交際で調子を崩さなかったのははじめてのことでした。「大好き」ではないようですし，ふたりが今後どうなっていくのかはわかりませんが，YKさんはよい経験をしていると思います。

妊娠・出産をどう支援するか

　妊娠や挙児については，恋愛以上に社会的経験やスキルが必要です。統合失調症をはじめとする重い精神疾患の女性では，望まない性行為や妊娠が多く，妊娠中の体調管理が十分にできないことから妊娠・出産に伴う合併症が多く，母体や新生児の死亡率が高いとする複数の報告が海外にはあります。こうしたリスクへの不安から，産科医院でも服薬中の女性の妊娠や出産の受け入れを避ける傾向が，わが国でもみられます。

　統合失調症の男性では挙児率が低いことがこれまで報告されていますが，Bhatiaら[3]は米国とインドで調査を行い，米国では男性のほうが女性よりも婚姻率が低く，挙児率も低かったが，インドではそうした男女差がなかったとしています。わが国における調査[13]でも，地域や時代により婚姻率や挙児率は異なっています。このことから結婚や挙児は，個人のスキルや疾病性だけではなく，周囲の環境や文化によって規定されている部分が大きいこと

がわかります。障害のある人が家庭を持つことについて，私たちがどう受け止めるか，ということだと思います。

本人や家族の不安が大きいのは，妊娠・出産・授乳時の服薬についてです。本書の範囲を超えますのでくわしくは述べませんが，妊娠中に薬物療法を中断するほうが，病状悪化などのリスクが高いことを指摘している報告があります[20]。また産褥期には再発のリスクが特に高まるために，積極的に薬物療法を再開することを考慮する必要があります。専門家はリスクを避けることを第一にして，投薬中の人の妊娠・出産支援を回避してしまう場合があるように思われます。当事者と専門家がいっしょに検討して，リスクを考慮したよりよい選択をしていくことが求められます。

Gentile[9]は，妊娠中の抗精神病薬治療による胎児への影響について，1950年代以降の文献を検討し，いずれの抗精神病薬においても，胎児は安全であったという報告と催奇形性を生じたという報告の両方がみられたとしています。少なくとも特定の薬剤と特定の催奇形性との関連があるという報告はなかったとしています。ただし薬剤によっては，母体の代謝異常や胎児の体重増加および代謝異常の報告がみられます。

Seeman[21]は，2000年以降の文献を踏まえて，統合失調症の女性に対して，これまでの性愛体験や避妊の知識について話しあうべきこと，妊娠時には心身のケアを行うサービスに結びつけること，服薬中の授乳については本人とよく話しあうべきであること，産褥期には訪問サービスを提供すべきであること，子育て支援が必須であること，を提案しています。筆者は回復を目指そうとする早い段階から，結婚や修学・就労を目標とすることをいっしょに話しあい，そのための治療・リハビリテーションであることや，必要なスキルの学習を勧めています。出産援助の実際については，**表5-2**にまとめました。

子育てをどう支援するか

みんなねっとに参加している家族会の調査[10]によると，子供をもうけても自分で育てていない人の割合が高いことはすでに述べました。家族会の役員をしているある親御さんは，家族会で発表された調査結果を聞いて「恋愛・結婚を支援すると言うけれども，親を当てにしていないでしょうか。結局親が大変な思いをするということにならないですか」と，手厳しい意見を述べました。子育てがうまくできないケースを経験した専門家は多いはずで，そ

> - 遺伝相談，受胎調節などもサポートする
> - 結婚に慣れるまで1年くらいは子供をもうけないほうが安全（新しい場に慣れることを優先）
> - 妊娠を計画したころから可能な範囲で減薬する
> - 薬物の影響について情報提供し，当事者とパートナーでどうするかよく考えてもらうが，再発防止との兼ねあいを考慮する
> - 産科医と連携する
> - 妊娠・出産そのものは，周囲の援助が得られれば大きな問題なく乗り越えられることが多い
> - 出産後は睡眠確保のため，希望があれば人工栄養にし，夫などの応援をあおぐ

表5-2 出産援助の実際

うしたことから精神障害を持つ人の挙児に前向きになれない専門家も多いように思います。子育ては長く時間がかかり，次世代につながる課題ですし，ひとつの機関だけでは完結しませんので，ネットワークづくりの工夫が必要となります。具体的なネットワークづくりの工夫については，のちほどべてるの家の例を参考にして述べたいと思います。

フィンランドの大規模な前向きコホート調査[22]で，養子先の303家族について調査したところ，養子の生物学的な母親が統合失調症である高リスク群では，家庭環境が批判的，抑圧的，混乱しているなどの場合には，統合失調症スペクトラムの発症率が有意に高いことがわかりました。実の母親が統合失調症スペクトラム以外の診断，もしくは精神障害を持っていなかった低リスク群では，望ましくない環境でも統合失調症スペクトラムの発症に有意差がなく，遺伝的素因の高い子供は，劣悪な環境に脆弱であることが示されました。統合失調症などの精神障害の人の子供に対しては，特に養育環境をサポートする必要があることがわかります。

デンマークで統合失調症の親を持つ，10～20歳の207例の子供たちの追跡調査[11]が行われていますが，幼時より統合失調症の母親から離れて，養家や父親や施設で育てられた子供たちと，ずっと統合失調症の母親に育てられた子供たちで比較したところ，統合失調症の発症率をはじめ統合失調症ス

ペクトラムと考えられている精神疾患やそのほかの精神疾患において，両群に有意差はありませんでした。ずっと母親に育てられた群のほうが大学を卒業したり（53%），結婚している人（75%）の割合が高かったので，実の親が育てるメリットを考える必要があります。

　子育てには多くの支援が必要です。そしてそれは精神医療の専門家ひとりの努力では実を結ばず，家族や地域や子供の福祉の専門家たちとの連携がどうしても必要です（図5-1）。この連携を実現することは今の精神医療の外来サービスの現状からはなかなかむずかしい課題です。児童相談所など，子供の側のサービスは親の適切な育児を求めるために，精神障害を持つ親にとってはしばしば厳しいものとなり，サービス利用が敬遠されやすいのです。各地で，萌芽的ですが精神障害を持つ親への子育て支援の試みがみられますので，そうした先駆的な試みに学びたいと思います。

べてるの家から学ぶ恋愛・結婚・子育て支援の実例

　浦河べてるの家では，恋愛・結婚・子育て支援について，多層的なプログラムを展開しています*。「当事者研究」はよく知られたべてるの家の活動ですが，病気などの症状や，生活上の課題，人間関係，仕事などのさまざまな苦労を，当事者が主人公となって，自ら主体的に「研究」という切り口から取り組み，そこで明らかになった課題をSSTで練習します。さまざまな障害を持ちながら地域で暮らす人たちの活動のなかから生まれた「自分を助けるプログラム」なので，恋愛，結婚，子育てもテーマになります。

　べてるの家では，恋愛，結婚に関する当事者によるミーティングがさまざま行われています。カップルミーティング（恋愛ミーティング）は，月1回程度開催されますが，恋愛を「究極の人間関係」としてとらえ，当事者たちにとっては身近な恋愛に関する事柄の報告や相談，研究ができる場です。性にまつわるさまざまなテーマを取り上げるハートミーティングは浦河保健所や浦河町，浦河赤十字病院などの協力によって年に数回開催されています。「性

＊ここで紹介している浦河べてるの家が中心となった恋愛・結婚・子育て支援の多様なプログラムは，2013年7月の時点での情報によるものです。その後浦河赤十字病院の体制変更により，こうしたプログラムも変更になっている可能性があります。しかし筆者が述べたいのは，プログラムの具体的な詳細ではなく，当事者の視点からの恋愛・結婚・子育てを支援するための多層的なプログラムが，べてるの家を中心として組み立てられてきているということであり，それによってはじめて，多くのカップルがよりより人生を目指していくことが可能となっているという事実です。

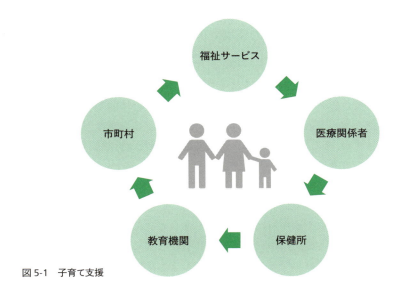

図 5-1　子育て支援

感染症について」「避妊方法について」「恋愛をしてよかったこと」などがテーマとなります。あじさいクラブは週 1 回，浦河赤十字病院精神科デイケアを会場として開催される，子供を持つ当事者たちによる子育てに関するミーティングです。育児をテーマに交流したい地域住人も参加し，子育てを通じたさまざまな苦労や恵みといった貴重な経験を共有しあいます。「仲間の協力も借りてみんなで育てる」というポリシーがあります。「浦河管内子どもの虐待防止ネットワーク」は，浦河保健所，浦河町（子育て支援センター，教育委員会等），浦河赤十字病院，児童相談所，日高振興局福祉課，教育機関，べてるの家の人々で構成され，月に 1 回本人と関係機関の支援者たちとで「応援ミーティング（子育て支援会議）」を開催し，親が自分自身と向きあったり，子供に必要な環境を整えたりするための応援が行われます。

　こうした多層的な支援は皆当事者を主人公として，「どう苦労を乗り越えるか，それを皆がどう応援できるか」という視点で組み立てられているので，困難事例への対応や，虐待事例の管理といった考え方ではないのです。当事者の地平に立ってどうしたらこのような多面的な支援が展開できるか，私たちの大切な課題です。

一般のリハビリテーションの現場での支援

　当面の社会生活の目標を話しあう際に，本人や家族に，いずれ恋愛や結婚も大切な目標となること，もしそうなった場合に相談に乗ることを伝えておくことが大切だと思います。生育歴・生活史をていねいに聞くことで，元々の社会生活能力や，本人の人生の希望，精神障害による影響などを把握することができますが，そのなかで異性との恋愛経験や夢なども聞いておけると，その後の支援の参考になります。

　投薬によって，性機能に影響が出る場合も多いですし，服薬によるこれから生まれてくる子孫への遺伝的な影響などを密かに心配する場合も見られるため，薬物療法の効果や副作用について話しあうときには，そうしたことも含めて説明したり，性機能についてもたずねることが必要です。異性を担当する支援者は，特に意識してそうした配慮をします。性的なニュアンスを持つ体験症状は，こちらから聞かないと語られないことが多く，本人の自罰的な感情と連なっていることが多いように思われます。

　リハビリテーションのプロセスでデイケアなどを利用する際に，集団場面の多い治療的環境では，異性と接する機会も増え，その様子から本人の考えやふるまいを知ることができます。心理教育プログラムで，恋愛・結婚・妊娠などを取り上げることは，皆の希望に添うテーマであり，またなかなか他では話しにくい話題でもあることから，当事者の関心が高く，人気のあるプログラムです。また個別の支援では提供することのむずかしい体系的な情報やスキルの学習に役立てることができます。結婚した仲間の体験談に，皆が真剣に耳を傾ける場面に，筆者はこれまで何回も遭遇しました。

　ふだんの面接では，生活や仕事のこととともに，恋愛や結婚生活についても話をします。恋愛のもめごとを聞いたり，夫の浮気の相談をされたりすることもあります。浮気が事実なのか妄想なのか，判別するのに困ったこともありました。皆が共通して悩むのは，パートナーにどう精神障害について説明するかで，これまでの例やうまくいくコツをアドバイスします。「病気は大切な個人情報なので，相手が信頼できるとしっかり思ってから伝えたほうがよいです。伝え方にもコツがありますからお教えします。相手との関係が安定しないうちに，自分の経済状態を伝えたりしないのといっしょですね」などと話します。パートナーに支援者からくわしい説明をする機会も，筆者

は設けています。もちろん何をどこまで説明するかは，本人とよく打ちあわせしておきます。外来まで足を運んでくれた相手の場合，その後結婚まで進展することが多いです。何よりも障害を相手に隠したままの結婚では，当事者が通院や服薬を続けにくくなり，突然の治療中断が起こることがあります。支援者にとっても，その後の支援がむずかしくなるので避けたいです。現代では，さまざまな出会いのための斡旋機会があります。出会い系サイトなど，場合によっては危険なリソースを使う場合もあるので，自分を大切にしてほしいこと，よく吟味したほうがよいことなどを話しあっています。

　妊娠の可能性が出てきたら，本人や家族に精神障害そのものや服薬が妊娠にどう影響するのか，その人の状態に合わせて説明することが必要になります。産科医との協力が大切で，精神疾患を持つ人の妊娠や出産について，精神医療の側からの情報提供をしたり，産科医側の心配や不安にも答えたりしていくようにします。そうでないと「薬はなるべく飲まないほうがよいですよ」などと，十分な情報がないなかではリスクが生じる可能性のある説明が産科医からなされることも起こります。精神症状が悪化するような場合には，速やかに精神医療関係者が対応することも，産科医側からの信頼につながります。結果として，円滑な妊娠・出産を体験すると，その後の協力関係ができてきます。しかし，当事者や家族や産科医との相談の結果，少量の抗精神病薬を継続しつつ妊娠することで合意していたケースで，流産となり，その原因を薬による影響と考えた当事者が主治医に相談せずに服薬を中断してしまい，統合失調症の症状が再発した残念な事例もありました。

　子育てには周囲の支援がどうしても必要で，妊娠を計画する時点でまずは家族など周囲からの支援体制について確認します。その後，妊娠中盤の身体的に落ち着いている時期に，実母や夫などとも，育児の支援体制を打ちあわせすることが重要です。家族の助けが借りられないケースでは，産後3週間ほど母子で入院できる，助産師が経営する施設を利用した例もありました。

　出産は案外多くの人が無事に乗り切れますが，産褥期は再発リスクが高まるので，乳児を育てる間の睡眠確保の工夫や服薬などについて産科医，精神科医，本人，家族とよく相談します。保健師も貴重な支援者です。保健師は母子保健の領域で専門的な知識と経験を持ち，また地域の母子保健を支援する機関についての情報に詳しいからです。家族が子育てを手伝える状況ではないなど，周囲の支援が見込めない場合，保育所を勧めます。精神疾患の診

断書があると，入所しやすくなります。地域により子育て支援施設はいろいろありますが，子供の虐待防止など，子供の保護に力点が置かれていると，母親は理想的な子育てを期待されているとプレッシャーに感じたり，思うような子育てができていない現状を非難されているように感じて，あまり利用したがらないことが起こります。悩んでいたり自責的になって苦しい母親の気持ちに寄り添う支援者が必要になります。

CASE...5-5
周囲の反対にもかかわらず結婚した JM さん

　JM さんは 20 歳になったばかりの女性。発達障害のために，高校までずっと特別支援学級に通っていました。人づきあいがうまくできないことや，自分の好きなことには関心があるけれども，なかなか皆といっしょの活動ができないこと，いつもと違うことがあるとパニックになり大声で泣いたりするなどのことがあり，発達障害の人たちのためのデイケアに通いはじめました。そこで彼と出会って，あっという間にふたりの間で結婚の話がはじまりました。

　JM さんのお父さんは娘が結婚できるチャンスはこのときしかないと思ってのり気でしたが，お母さんは娘が家事も何もできないし，日常生活すべてを母親が手助けしているという理由で，大反対でした。それで JM さんは大混乱となり，自傷行為をしたり，食事もとらない状態となってしまったためやむなく入院となりました。そんななかでも，彼がお見舞いに来ると，いそいそお化粧する JM さんの姿が見られました。何回も関係者皆で話しあいがもたれ，まずはふたりの交際を見守ること，半年たったらまた皆で話しあうことを合意して，JM さんは退院となりました。

　しかし JM さんはその合意に実は不満で，デイケアにも行かず，家に引きこもるようになりました。彼とのデートだけは元気に出かけていました。そしてとうとう熱意に根負けして，お母さんがふたりの結婚を手伝うことになったのです。お母さんは「大変なことは目に見えているが，とにかくやりたいことをやらせてみないことには仕方がない」という覚悟でした。支援スタッフもお母さんの覚悟に背中を押される形で，住まいの確保，生活保護受給の手続き，家事サポートの手配などをしました。家族計画も指導しました。ふたりの夢の生活がスタートしたのです。

ところが 3 か月たって，JM さんは実家に帰ってきてしまいました。「彼が自分の実家に行ってばかりで頼りないから，いっしょに暮らせない」という理由で，恋愛感情もさめたようでした。彼にとっても，ふたりの生活は相当負担が大きかったのだろうと思います。ふたりが現実に気づいて判断をくだしたのです。周りでは，当事者ふたりがどんな生活になるのか，そしてその結果大きなダメージを受けるのではないか，とずいぶん心配して反対したのですが，ふたを開けてみると JM さんがちゃんと現実的な判断をしました。本人の希望を尊重すべきであるということは，言葉で言うのは簡単でも，実際に実行するのはむずかしいと改めて感じた例でした。

専門家に見られる悲観論や無関心をどう乗り越えるか

　しばしば専門家には，障害を持つ人の恋愛・結婚・出産に対して，「病状悪化や不安定につながることが多く，たくさんの支援が必要なので，なかなかうまくいかない」という悲観論や，「本人が決めることだから」と言って，支援を敬遠する態度がみられます。これまでに，妊娠中に病状が悪化したり，結局はそのために子供を乳児院にお願いすることになるなど，厳しい現実を経験して，否定的な意見を持つことになった場合もあると思います。

　デイケアなどの，治療やリハビリテーションを目的とする集団においては，生活や人生の回復までは視野に入らず，疾病がもたらす直接的な影響と思える精神症状や日常生活技能の一時的な喪失に焦点があたりやすいと感じています。そうした環境では，恋愛はその人の感情をかき乱し，期待や不安からくる精神症状の悪化や衝動的な行動化をもたらすものであり，回復の障壁と受け止められやすいです。確かに具合が悪いときには唐突に異性へ接近することなどが起こりやすく，そうした行動により情動の不安定化を招きやすくなります。

　また恋愛や性愛行動は，集団の穏やかな人間関係にきしみを生じさせ，過剰なうわさや，対象となる人を疎外するような感情的な動きや，そうした人間関係からの引きこもりなどを生じやすく，「あたたかく穏やかで，皆が仲のよい」治療的な集団の理想ではなくなってしまうと感じる専門家もいます。そして，「異性への関心は回復してからにしたほうがよいですね」といった働きかけが行われたりします。

恋愛や性愛行動は人間のさまざまな欲求に根ざすもので，衝動や妬みも引き起こしやすいため，上述したいわば抑圧的な集団の傾向は，実は就労支援事業所やグループホームなど，地域で活動している社会福祉施設にもあるし，一般社会にもあります。一般的にも，社内恋愛は，規範を遵守し，しかもその規範の外では個人の自由を追求できるような，自我機能とスキルと抑制機能を持った人が成就できるのだと思います。精神疾患・こころの病を持つ人は，そうしたことがしばしば苦手で，守るべき親密な関係をすぐに他者の目にさらしてしまいます。その結果，集団からの疎外や抑圧を受けることが起こってしまいます。

　子育てもまた，社会の規範を守れない人に対して社会の目は厳しいです。確かに，児童虐待防止という視点から見れば，不安な子育てをしている人も多いと思います。次世代を担う子供を守る視点は重要ですが，子育てをする当事者たちの考えや主体性もまた視野に入れなければ，一方的な専門家による管理で終わってしまうでしょう。

　治療やリハビリテーションを目的とする集団では，恋愛・結婚・子育ての支援はむずかしいと感じています。支援をする側の目的が支援を受ける人の幸福にあること，そして集団のルールや規範や文化は，支援を受ける人の幸福を守るためにあることを意識する必要があると思います。

　統合失調症の人の恋愛・結婚・子育てには困難がたくさんあり，現実の支援も容易ではありません。本人や家族も，早くからあきらめてしまうケースをよく見かけます。そうでない場合には，「以前にまだ無理と反対された」「支援者に話を聞いてもらえない」などの理由で，専門家に相談せずにチャレンジして，うまくいかなくなることも起こります。例えば，服薬していることを隠して結婚して，妊娠とともに服薬を中断し，再発するケースなどです。このような事態はうまく支援すれば避けられることを多くの人が知っておくべきだと思います。

　専門家として恋愛・結婚・出産を支援する理由は，本人の希望や当たり前の人生の支援であるからですし，リハビリテーションの目標である，望みうる最大の社会参加の達成やパーソナルリカバリーにつながるからです。その実現のために専門家に求められるのは，知識はもちろんのこと，恋愛・結婚・出産という体験を通して回復し力をつけ，安定して自分の生活を歩めるようになった人を経験することだと思います。

CASE...5-6

Lさんは病気になって周囲に過敏になり悩みましたが，パートナーと出会って病気のことも話して結婚し，その後2人の子育てを通してふつうのお母さんの苦労をしています

　Lさんは大学を卒業して，一般企業に就職しましたが，いろいろな苦労があり，だんだん「いつも周りの人に見られている。自分の考えが周りに知られてしまっている。それで皆が合図をしてくる」などと感じるようになり，周囲が信用できなくなってしまいました。会社を辞めて数年引きこもりの生活をしていましたが，周りの人たちが自分のことを監視カメラで見ていると感じて，家でもつらかったそうです。精神科を受診し，薬物療法を受け，また心理教育や症状対処のためのSSTに参加して，いろいろな症状について頭で理解できるようになり，同じような症状を持つ仲間がいることで安心し，薬物療法のおかげで安眠できるようになり，だいぶ楽になりました。ただ，周りにどう思われているのか，自分が変だと思われているのではないか，という気持ちがどうしてもぬぐえず，もともとは友達づきあいが好きだったLさんですが，苦痛や緊張があり，人づきあいがとても大変になってしまいました。また自分のことが嫌いになり，それもつらかったそうです。

＊Lさんのように，精神病症状を経験することで，周囲の人に対する受け止め方や自己認識が変わってしまう人は時々見られます。

　Lさんは治療によって少しずつ外出できるようになり，高校時代の友人に誘われて，同窓会に出席し，そこで今のご主人に再会しました。病気のことをどう伝えるか，主治医と作戦を練り，プロポーズを受けた後に打ち明けることになりました。作戦はみごと成功し，その後ふたりでいっしょに外来に来てくれました。彼は，Lさんが率直に話をしてくれたので，病気そのものはそんなに心配はしていないが，将来の妊娠や出産が心配だということでしたので，主治医からくわしい説明をしました。
　順調な交際期間を経て，ふたりは結婚しました。Lさんは30代の半ばになっていましたので，早く子供がほしいと希望していました。そのため，ふたりの生活がしっかり落ち着いてきた時期から，主治医は薬を減量しました。幸いもともとの維持療法が低用量でしたので，服薬しな

いですむようになり，無事妊娠しました。妊娠期間中も大きな問題はなかったので，実家のお母さん，ご主人を交えて，育児の体制をしっかり話しあうことができました。

　出産の日，Lさんは微弱陣痛で2日がかりの出産になり大変でしたが，なんとか無事男の子を出産しました。ところが，大変な時期を乗り切って，分娩のあとの処置を受けているうちに，「ふっと妄想が出てきた」そうで，産科医から主治医に連絡がありました。相談のうえで，少量の抗精神病薬を再開することになりました。産科医から，授乳しても大丈夫と言われましたし，Lさんも希望したのですが，産褥期で疲れているときに，夜昼なしの授乳は大変だろうと考え，話しあって人工栄養も導入することにしました。そうすると，夜間はご主人やお母さんが授乳を交代してくれ，Lさんはぐっすり眠ることができるのです。

　その後Lさんはもうひとり男の子に恵まれました。子育てはもちろん大変で，Lさんはしょっちゅう心配していましたが，保健師さんが定期的に相談に乗ってくれ，支えてくれました。Lさんは評判のよい幼稚園に入れようと張りきるなど，少し周りがハラハラするようなところがありました。ママ友とのつきあいで，また「周りからどう思われているだろう，変に思われているに違いない，自分はどこかおかしい」という悩みが再燃し，主治医にいつも相談していました。Lさんは実際，家事や育児も，ご主人や実母の助けはありましたが頑張ってこなし，ママ友たちとも周囲から見ればふつうのつきあいをしていましたが，本人の言う「張りあう気持ち」「嫌われているような感じ」があって，苦労していました。軽度のものでしたが対人関係念慮があり，一過性に被害妄想が出てくることがありました。Lさんの「ふつうになりたい」思いは強く，希望して何回か服薬をやめてみるチャレンジをしたのですが，どうしても対人関係念慮が強くなってしまい，妄想的になりやすくなるなどがあり，少量服薬したほうが安定していると主治医もご主人も感じています。

　長男は，いつも心配しがちのLさんを見ているせいか，おとなしくよい子であり，反抗期も目立たなかったようです。成績がよかったので，Lさんは中学受験で張りきり，長男が不眠を訴えるということが起こりました。主治医も交えて相談し，なんとかLさんの思いを汲みつつ，長男の負担が大きくならないように話しあいました。次男は元気いっぱい

で，反抗期もはっきりあり，それにLさんは手を焼いていました。「自分に変なところがあるから嫌っているのではないか」などと悩むので，反抗期の特徴や一時的なものであることなど，主治医が説明しました。

　幸いふたりの子供たちは，いろいろあったにしても学校生活で特に大きな問題もなく，無事高校生になりました。ところがLさんは，ご主人が浮気しているのではないか，と不安になりだし，たびたび家庭で騒動があったようです。事実は周りにはわかりませんけれども，1年ほどで落ち着いてきました。Lさんは，「病気になって以来，すぐ自分が嫌われているように感じて不安になる」という自分について語れるようになってきていて，そんな自分とのつきあい方をLさんなりに試みるようになっています。デイケアの勉強会があり，Lさんにお願いして，恋愛のいきさつや育児体験を話してもらいました。若い女性たちは皆真剣に話を聞いていました。「自分の苦労がお役に立ててうれしいです」というのがLさんの感想です。

第3節のまとめ

　恋愛・結婚・子育ては人生の大切な目標のひとつであり，多くの人が希望する事柄です。障害があって困難を感じる人たちにどのような支援が役立つか，それぞれのステップに沿って専門家に知っておいてほしいこと，ぜひやってほしいことを，この節ではまとめました。現状ではまだまだ恋愛・結婚・子育てを支援しようという意欲や技術を持っている専門家は少なく，また関係者がつながったゆるやかなチームをつくって支援する必要があることから，現場でも手間ひまがかかり，大変だと思われがちです。

　支援が足りないために，本人や家族のなかにはあきらめてしまう人たちがいます。支援したいと考えていても知識や技術が足りないとうまくいかないこともあります。また，たとえば病状悪化して子育てできなくなる例などを経験して悲観的になっている専門家も多いと思います。また専門家が無関心なので，本人が相談しないで結婚し，つまずいてしまうなどの例もあります。望んでいる人たちがパートナーにめぐりあって幸せになるために，支援の考え方や技術をぜひ磨いてください。

4 ひとり暮らしや身体的健康の支援

ひとり暮らしの支援

　はじめてひとり暮らしをするときの，誇らしいような，不安も伴うわくわく感は，多くの方が体験されているのではないでしょうか。社会常識として親からの自立が重視され，リハビリテーションでもひとり暮らしが重要な目標となる英米と比べると，わが国（や東アジア地域）では家族との同居が一般的です。初瀬による調査（2016）[10] でも，平均年齢42.9歳の1,492名のうち，原家族から離れて配偶者などと生活している人は9％，ひとり暮らしは12％にすぎません。日本の家族のよさとともに，いつまでも自立できない人たち，親亡きあとの不安，家族への重い負担についても考えなければならないと思います。家族支援についても，ひとり暮らし支援についても，少しずつ社会の理解と制度の整備が進んでいますが，それでもまだ不十分です。ここでも社会資源の豊かさや，家族への側方支援や，仲間の存在や，近隣の人々によるナチュラルサポートが，うまくいくかどうかを左右します。そしてひとり暮らしの支援も，医療だけではなく，地域の訪問看護事業所や行政で実施しているヘルパー支援など，異なる組織に属する人たちと連携するなど，ゆるやかな治療チームで取り組まないとむずかしい領域だと思います。

i） 自分の成長のためにひとり暮らしにチャレンジする

　わが国では，まずは就労，それから結婚が目指されることが多く，原家族と暮らしながら社会参加を目指すことが一般的に行われています。それはもちろん，社会の文化的影響が大きいと思いますが，筆者の暮らす首都圏では，住居費が高いのでひとり暮らしに相当コストがかかるという現実的な事情もあります。都市圏ではない地方では，公共交通が不便，ひとり暮らしをサポートする生活用品や福祉サービスの入手がむずかしいなど，異なる大変さがあると思います。冬の雪の季節が大変といった事情もあるかもしれません。
　しかしひとり暮らしの体験は，大きな自信や達成感につながり，本人が成

長します。筆者が関与しているグループホームでは，3年の期限のなかで家族から離れて暮らすことを体験してみる人たちが多いです。公的な補助がありますので，住居費が安く済むこと，グループホームの世話人から慣れない暮らしのサポートを受けられること，グループホームの仲間がいて，安くていいお店などの生活情報がもらえたり，ひとり暮らしのさみしさを共有できたり，いっしょの夕食会があったり，まったくのひとり暮らしとは違うメリットがあります。一番よいところは，未来に向かっての情報がたくさんあるところです。グループホームを出てアパートで生活するためには，どの程度生活費が必要か皆で検討したり，暮らしやすいアパートの探し方の情報を共有したり，アパート生活をはじめる先輩の体験を見聞きしたりすることができます。こうしたグループホームが増えてほしいと思っています。

　暮らしを支えるには，医療・福祉・公共サービスなどまさにすべてが必要になってきます。よいケアマネジャーを中心として，先にふれた，ゆるやかなチームが機能する必要があります。グループホームの世話人などが，ふだんの生活全般に目配りできる立場にあり，医療と福祉をつなぐ役割を担うことが多いために，ケアマネジャーとしては適任かと思います。特に，本人がケアマネジャーと相談しながら，「昼間何をするか」を具体化し，できれば社会的役割が得られる活動に参加することは大切です。その人の生活の安定や豊かさや生きる目標に関わるからです。

📄 CASE...5-7

グループホームでの生活を通してひとり暮らしの技術と自信をつけた O さん

　O さんは高校在学中に精神症状がはじまり，通院していました。そのため大学には進学できず，長らく自宅で引きこもり生活をしていました。その後主治医の勧めで福祉事業所に通うようになり，仲間とだんだんいっしょに作業を楽しめるようになりました。40歳になったときに，親からの自立を希望し，ご両親も大賛成でした。家事など一斉やったことがなかったので，お母さんがその後グループホームに入るまでの半年間，家事をいろいろ教えました。グループホームに来てからは，はじめ外で買ったお弁当で毎日過ごしていましたが，お母さんが訪問していっしょにカレーをつくったりして料理の練習をしました。週末には自宅に

帰り，彼にとっての休養日としていました。そのようにして，Oさんはひとり暮らしに慣れていき，3年後に民間のアパート生活をはじめました。今度は障害者就労を目指していて，経済的にも独立したいと言っています。

ⅱ）家庭の事情でひとり暮らしを選択する

　家族とどうしてもうまくいかない，事情があり住む家庭がない，などの事情で，本人の準備ができているかどうかではなく，ひとり暮らしせざるを得なくなることがあります。家庭内で，精神疾患を持っている人からの暴力，家族から障害を持っている人への暴力も，残念ながら時々起こります。やむにやまれぬ事情が双方にあることも多く，そうした場合にもひとり暮らしは選択肢になります。

　家族とうまくいかないときや，当事者のサポートをすることが可能な家族に恵まれてこなかった場合には，どうしても本人のなかに，親密な関係を築くことへの不信感や不安感があることも多く，支援者がその心理的障壁を乗り越える努力をしていく必要があります。また親密な関係への渇望から，支援者に依存的になりすぎてうまくいかなくなる場合もあります。支援者は家族にはなれませんから，できること，できないことを明示しながら，誠意を持ってできる支援を根気よく続けていくことになります。

　先にふれた筆者が関与するグループホームでも，そうした事情で入居する場合があり，世話人が関係づくりに注力します。そのなかで，自分なりの生活を安心して送れるようになって，また支援者との関係を頼りにすることができるようになって，安定してくるように思います。3年たって，自信がついてひとり暮らしする人もいれば，しばらく離れて生活したことで，自立して家族と関われるようになったために，もとの家族との同居に戻っていく人もいます。

📄 CASE...5-8
けんかが絶えない家庭から飛び出して，グループホームの世話人の支えで仕事もしているNさん

　Nさんは女性で，小さいころからいつも両親のけんかを見てきました。そしてお母さんが叩かれたり，どなられたりするのを辛く感じていまし

たが，そんなお母さんの愚痴の相手もしんどかったそうです。お父さんには，性的虐待も受けたそうです。Nさんは，両親の猛反対を押し切って，25歳でグループホームに入居しました。保健師や病院の手助けがあり，生活保護をもらって生活することになったのですが，週20時間の障害者就労で，だいぶ慣れて自信がついたこともはずみになったそうです。職場では，ほとんど口を利かず，黙々と仕事をするので，信頼されているそうですが，グループホームでなかなかこころを開こうとせず，仕事から帰ってくるとほとんど自室にこもる状態でした。しかし世話人がいつもNさんの仕事ぶりをほめており，少しずつ世話人には気持ちを話すようになりました。皆の集まりにも，世話人に隠れるようにして参加するようになり，徐々に皆から仲間として認知されるようになりました。両親からは，帰ってくるようにたびたび連絡があるようですが，Nさんは仕事が忙しいから，と帰らないでいます。

ⅲ）親亡きあと

家族が一番心配するのが，この「親亡きあと」です。経済的にももちろんですが，どうしたら兄弟や親族に負担をかけないで，ひとり暮らしできるか，ということを多くの親御さんたちは悩みます。筆者も実際に，ひとり暮らしになった方たちを経験しましたが，それまでに家族以外の人からどのような支援を受けてきたか，家庭外で活動する経験をどの程度してきたかが，成否を分けるように思います。もちろん家事経験は大事なので，なるべく家族が元気なうちから家事の練習をしたほうがよいのですが，たとえば食事は都会ではお弁当を買ったり配食サービスを受けたりすることが容易にできますので，いろいろなサービスを利用することができれば案外生活できます。たとえば税金への対応や，家電製品の故障など，一般に生活する人でも自分で処理するのがむずかしいようなことはいろいろありますので，そういうときに相談するスキルや，相談できる相手を持っていることが大切だと思います。

ヘルパーさんなどの支援を受けるにしても，セルフモニターする力，セルフコントロールする力は，ひとり暮らしできるかどうかに大きく関わってきます。SSTなどの集団でのリハビリテーションで，こうしたスキルを学ぶことができますし，仲間から教えられるところも大きいように思います。何よりも，その人なりのゆるぎない生き方をしていけるかどうかという点は，ひ

とり暮らしに影響し，またひとり暮らしの達成感によって育くまれるように思います。

> ### 📄 CASE...5-9
> #### 親が亡くなってLCさんは急にひとり暮らしになりましたが，母方の叔父さんやデイケアの支えを受けて，趣味を楽しみ，さみしさともつきあって生活しています
>
> 　LCさんは40代半ばの男性。お母さんとふたり暮らしでしたが，突然お母さんが倒れて亡くなり，ひとりで暮らすようになりました。お母さんは生前いつもLCさんの老後を心配していました。LCさんは30代までは仕事をしていたのですが，その後長い引きこもりになっていたのです。しかしお母さんの教育もあり，LCさんは掃除やお料理はひと通りできるので当座の生活は心配ありませんでした。近くに住む母方の叔父さんが，遺産整理など，むずかしいことは相談に乗ってくれました。少し生活が落ち着いてから，主治医の勧めでデイケアに通うようになり，得意な囲碁で仲間を見つけるようになりました。家でも，昔好きだったピアノを思いだし，地域のサークルに通うようになりました。週末は叔父さんが食事会に呼んでくれることがあり，囲碁で戦うのが楽しみになっています。ただひとり暮らしはやはり何かと不安のようで，あちこち体の不調を訴えては，いろいろな病院に通うことが続いています。胸が痛いから肺がんではないか，と検査を受け，異常がないとその場は少し安心するように見えても，また別の不調を訴えるという具合です。主治医から，少しずつ「こころのストレスが体の不調に出ているのでは」と話しかけ，LCさんははじめ体の病気だと固く信じていたのですが，このごろはさみしいと体に不調が出るような気がする，と言うようになりました。ひとり暮らしは，そうしたさみしさとどうつきあっていくかだと，LCさんは感じています。

iv）長期入院のあとの地域生活

　長期に入院生活を送ったあとの退院では，受け入れる家庭がすでに代替わりしていたり，場合によっては家族が同居を希望しないことも多く，ひとり暮らしを選択せざるを得ないケースが増えます。入院中に「よい患者さん」

だった人は，指示を受けて行動する生活に慣れているので，地域での生活で混乱することがあり，「困った患者さん」だった人は，自分の判断で行動するので，地域では案外たくましく生きていけることがあります。長期入院の人では，病院での生活から離れたときに，訪問看護などのアウトリーチサービスや，ヘルパーなどの生活支援が大切になります。

　入院から地域へと精神医療の転換が進めば，重い症状や障害を持った人たちも地域生活を送るようになると思います（そうなっていかなければ，日本は世界のなかで，精神障害を持つ人たちの人権を尊重していない，という批判を受けることになります）。そうなってきたときに，先進諸国で脱施設化が進んだときに整備されたように，24時間の介護を受けられる住居施設など，生活支援の手厚い施設の整備が必要になってきます。そしてそうした施設に医療がアウトリーチサービスを提供します。また施設入居を希望せず，地域での一般の住居での生活を希望する人が多いことは，先進諸国での長年の経験によりわかっていますので，そうした人たちには，包括的地域生活支援（assertive community treatment: ACT）など，医療と生活支援を1つのチームで届けるサービスが必要になります。ACTは多職種からなるチームが24時間体制で，アウトリーチを中心として，医療と生活支援を含む包括的なサービスを提供することが特色です。ACTによって，地域で生活することが可能になる期間が増加するという明確なエビデンスがあります。

CASE...5-10
Yさんは20年の長期入院のあと，グループホームで生活をはじめましたが，いろいろ苦戦しています

　Yさんは20年近い入院生活があり，病院のケースワーカーや職員のあと押しで，地域生活の練習や，体験宿泊などを経て，グループホームに引っ越ししてきました。まじめに病院の生活どおりに，夜9時には寝て，朝6時に起きる生活をし，病院と同じ時間に服薬をしています。入浴も病院は昼間でしたので，グループホームでも昼間に入ります。夜でいいんですよ，と世話人が説明しても変えないようでした。食事は，体にいいからと，いつも納豆とお豆腐を食べています。ところが退院して2か月たち，「お金がない」と不安そうにYさんは世話人に相談しました。生活保護費が下りているのに，何に使っているのだろうと不審に

> 思った世話人は，Yさんの部屋にいっしょに行ってみましたが，買い物をした形跡もありません。お財布を見せてもらうと，1万円札がたくさん入っていました。びっくりして尋ねると，入院中の買い物練習ではいつも千円札だったので，万札を使ったことがなかったのだそうです。Yさんが自由な生活を楽しめるようになるのには，ずいぶん時間がかかりそうです。

身体的健康の支援

　社会参加する人が増え，よりよい生活を求めていくうえで，身体的健康の問題はゆるがせにできません。客観的リカバリーおよびパーソナルリカバリーの両方ともに，身体の健康が大切だからです。統合失調症では，男性で約20年，女性で約15年，平均寿命が短いことが知られています[23]。そして自死とともに，がんと，心血管系疾患が死因の上位となっています。そしてメタボリック症候群の有病率が32.5%にのぼるという報告もあります[17]。

　入院治療ではなくて，地域での当たり前の生活が目標となっているなかで，医療による管理という視点ではなく，どのように当事者に身体的健康への関心を持ってもらい，自己管理するスキルを身につけてもらえるかが課題となっています。体重を自己管理するためのリハビリテーションプログラム，禁煙のためのプログラムなど，エビデンスのあるプログラムも推奨されるようになっています。いずれも集団で行うもので，仲間でいっしょに健康目標にチャレンジすることが大事な要素です。

　自己管理の問題は，もともとの精神疾患・こころの病の状態や，こころの回復がどの程度進んでいるかと連動しています。たとえば，精神状態の悪化によって，食生活が乱れて，糖尿病が悪化する例などは，日常的に経験されます。元気になってきて，自信もつき，自分を大切にしたいと思えるようになり，しっかり食事の管理をして体の健康を取り戻す例もあります。就職面接で受かりたいから，身だしなみや体型に気をつけるようになるということもあります。逆に，「自分は社会に役立たない」と思っていたら，自分を大切にしなくなりますので，アルコールやたばこなどにも依存してしまうかもしれません。リカバリーが身体的健康に与える影響，身体的健康がリカバリーに与える影響，双方ともにあると思います。表5-7に精神の障害と身体的健

康との関連についてまとめました。

　まずどうしたら身体的な健康に関心を持ってもらえるか，という視点が大切です。そのためにも，自分自身への関心を呼び覚ます，リカバリーを目指したリハビリテーションが重要です。当事者といっしょに日常生活に関心を払い，同じ視線で点検や工夫をして，本人が行っている努力をしっかり評価していくことが，支援者の役割です。

　英国の NICE ガイドラインでは，外来などで，血圧や体重や腹囲などを定期的にチェックすることを勧めています。これはいろいろな職種でも簡単にでき，経費もかからず，外来の看護師などといっしょに健康状態をモニターしていくことができます。服薬している薬物の種類によっては，定期的な血液検査や心電図検査がこれに加わります。ふだんの顔色や，体型，服装の整い方（洗濯されたものであるか，季節に見あっているかなど）といった，生活の乱れが表れやすい部分については，リハビリテーションをいっしょに行っているスタッフが一番よく気がつくかもしれません。

　統合失調症の人は，「山のなかではなく，ふだんの生活で遭難する人たち」と言われることがあります。風邪でのどが痛く熱が出れば，私たちは不安になりますが，そうしたことでも，混乱してしまったり，適切な手当て（栄養を取り，暖かくして寝ていること）ができなかったり，不安のなかで過剰な医療を求めたりすることが起こります。生活支援のスタッフ（たとえば訪問看護師）

原因	結果
認知機能障害 自己認識の障害 セルフモニターの障害	身体管理能力が低下する 食習慣の不適切さ（脂質や糖質が多い）
社会参加の障害 活動性の低下	家にこもりがちで食事や睡眠などの 生活リズムが乱れる 経済的な困窮など二次的な要因となる
向精神薬	糖・脂質代謝に影響を与える 食欲増進により体重増加が起こりやすい
自己価値観の低下 意欲の低下	自身の健康に無関心

表 5-7　精神の障害と身体的健康との関連

など，安心して相談できる人が身近にいることが大切になってきます。すぐに受診や服薬をしたり，何回も相談の電話をかけるなどの，医療の乱用ではなく，どう利用するのがよいか，いっしょに判断してくれる人の存在です。

　精神，身体，日常生活の問題を切り離して考えることはむずかしいです。歯の痛みで不安になることもあれば，近所の人のおつきあいで悩むこともあり，生活費の不安でいらいらすることも起こります。支援者はその専門性にかかわらず，そうした，こころ・体・生活の問題を，本人の視線でいっしょに考えていくことが求められています。

📄 CASE...5-11

いらいらから食べ過ぎてしまうことを乗り越える練習をしているGさん

　Gさんは40代の女性。ストレスがあるとすぐ食べてしまいます。それで，いつも健診では「メタボ」であるといって注意されます。血液検査でも，血糖値と中性脂肪が高めだと言われています。それでもGさんは気にしていないようにふるまっていました。実はいらいらや不安と闘うことに精いっぱいで，その解消に食べることに夢中になっていたのです。ところが，デイケアで勉強会に出たところ，皆で食習慣を見直そうという呼びかけがありました。Gさんが試しにポテトチップスを減らしたことを翌週報告したところ，皆から拍手がわきました。そんなところから，少しずつGさんのダイエットがはじまり，健診でほめられた，着たかった服を着ることができた，友達にきれいになったとほめられた，と励みになることが増えていきました。もちろん途中でつまずいてリバウンドしたこともあったのですが，「失敗して当たり前。またいつでもやりなおせる」という先輩の体験談が支えになっています。

◀ 第4節のまとめ ▶

　わが国の文化では，精神障害を持つ人を家族が守る伝統が強いので，ひとり暮らしをする人は多くありません。しかし，ひとり暮らしによって大きな成長が得られることや，家族との関係が改善する例がたくさんあり，家族が支援を受けて少しずつ考え方を変えていけるとよいと思います。それまで家庭生活に恵まれなかった人，家族間のあつれきが大きかった人などはたくさ

ん支援が必要ですが，ひとり暮らしがうまくいくようになると，リカバリーに進んでいけます。長期入院の人たちに対しては，手厚いケアのある居住プログラムが，わが国で導入されていくことが必要でしょう。体の健康もリカバリーには欠かせない要素です。専門家が管理するのではなく，自分を大切にするために自分の健康を守る，という本人の前向きな気持ちをどう育てていけるかが大切です。仲間との集団プログラムが役立ちます。

> **第5章のテイクホームメッセージ**
>
> 障害を持っている身近な人に，ほんとうだったらどんな生活をしてみたいか聞いてみてください。多くの人は，仕事がしたい，恋愛がしたい，家庭を持ちたい，ひとり暮らしがしたい，などと答えるでしょう。支援するための知識や技術や経験が専門家には必要です。ぜひ胸を張って，いっしょに仕事探ししましょうと答えられるようになってください。

引用文献

1) 相澤欽一：現場で使える 精神障害者雇用支援ハンドブック．金剛出版，東京，2007
2) 浅井久栄：精神科デイケアにおける就労支援――実行委員会方式とSSTの統合による就労支援．In：安西信雄（編）：地域ケア時代のデイケア実践ガイド．金剛出版，東京，2006，pp117-135
3) Bhatia T, et al: Gender and procreation among patients with schizophrenia. Schizophr Res 68: 387-394, 2004
4) Bond GR, et al: An update on supported employment for people with severe mental illness. Psychiatr Serv 48: 335-346, 1997
5) Cook JA, et al: Results of a multisite randomized trial of supported employment interventions for individuals with severe mental illness. Arch Gen Psychiatry 62: 505-512, 2005
6) Cook JA, et al: Integration of psychiatric and vocational services: a multisite randomized, controlled trial of supported employment. Am J Psychiatry 162: 1948-1956, 2005
7) Crowther R, et al: Vocational rehabilitation for people with severe mental illness. Cochrane Database Syst Rev CD003080, 2001
8) Davidson M, et al: A nation-wide study on the percentage of schizophrenia and bipolar disorder patients who earn minimum wage or above. Schizophr Bull 42: 443-447, 2016
9) Gentile S: Antipsychotic therapy during early and late pregnancy. A systematic review. Schizophr Bull 36: 518-544, 2010
10) 初瀬記史：精神障害者の生活状況や医療ニーズについての報告――大規模な地域家族会参加者への自記式アンケート調査から．日本社会精神医学会雑誌 25：8-18，2016

11) Higgins J, et al: Effects of child-rearing by schizophrenic mothers: a 25-year follow-up. Acta Psychiatr Scand 96: 402-404, 1997
12) Hoffman H, et al: A randomized controlled trial of the efficacy of supported employment. Acta Psychiatr Scand 125: 157-167, 2012
13) 池淵恵美：統合失調症の人の恋愛・結婚・子育ての支援．精神科治療学 21：95-104，2006
14) 池淵恵美：統合失調症の人の恋愛・結婚・子育て――症例を通しての考察．作業療法ジャーナル 44：572-578，2010
15) 池淵恵美：わが国における就労支援モデルの構築．精神科臨床サービス 12：436-448，2012
16) McGurk S, et al: Cognitive enhancement treatment for people with mental illness who do not respond to supported employment: a randomized controlled trial. Am J Psychiatry 172: 852-861, 2015
17) Mitchell A, et al: Prevalence of metabolic syndrome and metabolic abnormalities in schizophrenia and related disorders--a systematic review and meta-analysis. Schizophr Bull 39: 306-318, 2013
18) Mueser KT, et al: The Hartford study of supported employment for persons with severe mental illness. J Consult Clin Psychol 72: 479-490, 2004
19) 永井亜紀：紀南障害者就業・生活支援センターに行くと元気がもらえます．Review 50：21-25，2004
20) Robinson GE: Treatment of schizophrenia in pregnancy and postpartum. J Popul Ther Clin Pharmacol 19: e380-e386, 2012
21) Seeman MV: Clinical interventions for women with schizophrenia: pregnancy. Acta Psychiatr Scand 127: 12-22, 2013
22) Tienari P, et al: Genotype-environment interaction in schizophrenia-spectrum disorder: long-term follow-up study of Finnish adoptees. Br J Psychiatry 184: 216-222, 2004
23) Tiihonen J, et al:11-year follow-up of mortality in patients with schizophrenia: a population-based cohort study（FIN11 study）．Lancet 374: 620-627, 2009
24) 特集　就労支援と医療の統合をめざして．実践家・企業・当事者の知恵から学ぶ．精神科臨床サービス 12 巻 4 号，2012

第 **6** 章

回復を支える
支援者の役割

point

リハビリテーションの専門家は，個人として当事者や家族に関わるとき，どのような個人面接を行うとよいでしょうか。障害がある人たちとは，面接でどのような話題を取り上げることになるでしょうか。そしてどのようなチームのあり方が望ましいでしょうか。この章では，そうしたリハビリテーションのプロとしての「仕事」について，具体的に説明します。

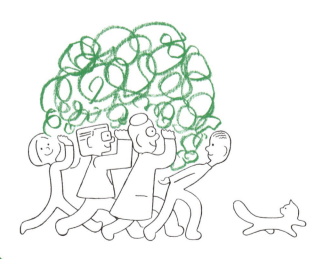

1 Personal support specialist

　リハビリテーションのなかでも個人対個人の支援を行ううえで参考となるのが personal support specialist です。聞きなれない用語だと思いますが，わが国では社会生活技能訓練（social skills training: SST）を紹介したことで知られている米国のロバート・P・リバーマンの言葉で，個人と個人の関わりにより支援する専門家のことを指します。一般的な用語ではケアマネジャーが一番近いと思います。しかしケアマネジャーという言葉が生活しやすくするための支援をアレンジするというニュアンスを強く持つのに対し，personal support specialist は当事者に伴走しつつ，その人生を支援し，生活のしやすさだけでなく，内面的な困難や生きがいの創出にも関わる支援者を意味します。

　当事者の客観的およびパーソナルリカバリーを支援すると言っても，当初から本人が何か目標や道筋を持っているわけではないことがほとんどです。むしろ挫折感や絶望に打ちひしがれていたり，願望のなかに逃避してしまっていることも多いです。生き生きした目標を持つためには，長期的に関わっていく伴走者——仲間や家族や専門家が重要です。この専門家が personal support specialist の役割を担います。Personal support specialist は，主治医，ケアマネジャー，福祉事業所のスタッフ，ピアサポーターなど，トレーニングを受けた支援者であれば，職種によらず誰もがなりえます。その具体的な役割は，内面的に深くつながって苦しみを支えながら，本人の持ち味とスキルと価値意識を把握し，家族や関係者の状況もつかんで，支援の道筋をチームとともに創っていくことです。生活支援においては地域・職場・ほかの支援者との間に入り，当事者のリカバリーの観点から全体的な目標の共有や連携を行うインターフェイスの役割も果たします。

　「リカバリーの過程には伴走者が必要」（向谷地生良，私信）であり，「困難を乗り越え普遍的な価値を内在化するためには，人間の脳は人という表象が必要」（福田正人，私信）です。「苦しいときには，『あの人がいてくれる』と思うと乗り越えられる」のです。近年は多職種チームによる支援が強調されますが，「顔を見るとほっとする，たくさん話したいことがある」という関係

性は支援の本質であり，最も大切にしなくてはならないものだと思います。もちろんこの「個人」による支援は，生活支援サポートチーム（筆者の造語：こころと生活とを支えていく多職種チーム）のなかで，チーム全員に支えられて機能するのです。生活支援サポートチームは，わが国の制度のなかでは，デイケアスタッフや訪問看護スタッフ，福祉事業所スタッフなどが中核となって形成されることになるのではないでしょうか。

◀ 第 1 節のまとめ ▶

人生の回復のためには，内面的に深くつながって苦しみを支えながら，本人の持ち味とスキルと価値意識を把握し，家族や関係者とともにさまざまな生活支援のインターフェイスの役割もする支援者が必要です。「個人」が関わるわけですが，その個人は，生活支援をするチームの一員であることが望ましいです。

リハビリテーションに携わる personal support specialist の視点

Personal support specialist の立ち位置について考える

Personal support specialist の役割について，表 6-1 にまとめました。統合失調症でも双極性障害でも，疾患や障害の否認がしばしばあるので，現実的な支援目標の合意を得にくいことがあります。衣食住など，目の前の生活支援をすることはできても，「いっしょに目標や生き方を定めて連携していくこと」がむずかしいのです。現状に甘んじることができず，夢を持って危険とも見える賭けに出やすい人，自身の殻から出ようとせず，空疎に見える自閉的な生活に閉じこもる人などがその例です。こうした人たちと「主体的な意思決定」を進めるには，専門的な視点とそれを身につけるためのトレーニングが必要だと思います。

> ①当事者・家族と連携し，リハビリテーションとリカバリーを支援する
> ②縦断的支援（人生の支援）と横断的支援（入院，外来，デイケア，アウトリーチなど回復のプロセスに応じて必要な支援）を行う
> ③当事者・家族の希望・価値観を重視した支援を行う
> ④回復のプロセスに応じて，エビデンスのある心理社会的プログラムを，可能な範囲で提供する
> （ただしニーズに応じた包括的支援を優先し，定式化したプログラムを厳密に行うことにはこだわらない）
> ⑥回復のモデルとなりまた支え手ともなる仲間をつくることを支援する
> ⑦地域のさまざまなサービスと連携し，自己完結しない

表 6-1 Personal support specialist が目指すこと

個人と個人との関わりのなかで人生の回復を支援する学問的な基盤

　専門的な視点を身につけるには，それを裏づける理論的基盤が必要となります。筆者の理論的基盤は，生活臨床と認知行動療法です。

　生活臨床というのは，群馬大学で1950年代より当時教授であった臺弘の主導で行われた，治療のために入院した統合失調症の人たちに対し再発を防止し，予後を改善する試みのなかから生まれました。臺らは退院後の地域生活を外来診療で支えるなかで，社会的な価値行動の特徴が再発の契機に関係することを発見します。そこで，価値行動に精神療法や生活療法の手法で働きかけを行うことで，再発を防ぎ，地域生活の豊かさや安定化を目指そうとしたのです。彼らはこの臨床的な働きかけを生活臨床と名づけました。

　生活臨床の理論的背景には2つの考え方があります。1つは，行動特性を把握してその改変を目指す（行動療法）とともに，患者の側からの生活学習を促すことです。行動療法は，個体がどのように新たな行動を学習するかという学習理論（条件づけ学習やオペラント学習）から出発し，それを応用して病的な行動を軽減し，適応的な行動を増やすことを目標とした技術体系です。

　もう1つは個人に内在する価値観がその人の行動を決定づけるという考え方で，こちらが生活臨床の主軸です。この考え方が生まれてきたのは，統合

失調症の人に対する行動療法が彼らの生きる場である市井の「生活」を舞台にして試みられてきたために，ただ行動の変容を促すというやり方ではうまくいかず，生活環境や生活歴などの個人の歴史や，人生の価値や意味など行動に内在する価値観についても配慮していくことが臨床上求められたからだと思います。ただし臺らの試みでは再発防止が目標であったので，個人の価値観と言っても，再発に結びつく価値観や行動特性が類型化されました。

　一方で行動療法でも，徐々に行動の学習における認知過程や自己コントロールの役割が重視されるようになり，他者が観察可能な行動だけではなく，主体である患者の内面が重視されるようになってきました。この動きが認知行動療法へとつながっていきます。そして地域での生活を援助する方向で精神医療が展開していくのと同時に，治療者と患者との協働という概念が生まれ，協働を実践するための技術も開発されます。患者の意欲を引き出し，協働で対人スキルを考え，身につける方向へと発展していったのです。ここでは自己効力感や主体的な学習が重視されています。

　筆者はパーソナルリカバリーの観点から当事者たちが回復していく過程を長期的に考えて支援するうえで，生活臨床は有用な方法であると考えています。しかしもともと生活臨床は，行動特性を本人が意識化して自ら修正するというよりは，治療者が再発を防ぐために患者の行動特性を理解し介入するという，治療者主導の方法でした。そこで筆者のなかでは，認知行動療法で使われる，本人と共有しつつ認知・行動を変えていく手法を，その不十分さを補う方法として位置づけています。適応的なふるまい方の認知・行動的な学習や，自己効力感の考え方は，本人と共有しやすく，本人のやりたいことの支援として協働しやすく，治療技術の幅を広げることに役立っています。

　回復していくうえで，当事者の希望や好みややりたいことを支援するのでなければ，結局のところうまくいかないことを，筆者は痛感しています。たとえば入院中に病棟という力のヒエラルキーが明瞭な場で，いったん治療者が方向づけを行ったとしても，外来では結局本人がよしとするものだけが取り入れられることになります。家族への介入でも，まったく同じことを感じます。それならば，本人の希望をよく理解し，その実現に協力して，よりよい方向性をともに考える姿勢が，実際には役立つという結論になります。

> ## CASE...6-1
> ### REさんは自分で試行錯誤しながらリカバリーの道をたどってきました
> 　REさんは40代の男性です。学校時代から周りと合わずにいじめなどで苦労したそうですが，「負けないぞ」とずっと思っていたと言っています。就職してさまざまな困難にぶつかって発症し，何年も病状が不安定な時期がありました。回復に向けて次々と自分なりのチャレンジをして，うまくいかなかったり，周囲とあつれきを起こしたりする，苦闘の時期が数年ありました。しかしある職場で，本人の工夫した仕事が周囲に評価されたころから，REさんは自信をつけて安定してきました。その職場での5年間を経て，「一生の仕事をしたい」と別の専門職にチャレンジしました。落ち着いて自分の判断を話すREさんは，職場での信頼も大きくなり，自分自身でも回復の手応えを強く感じているようです。

　REさんは，周囲からの評価を伴う，自分が納得できる生き方が見つかり，自分に自信をもてるようになり，安定したように思います。どういうプロセスで本人が納得できる生活にたどり着くかについては個人差があり，そうした社会的学習のあり方の違い（独自に自分が試みたなかで新たな学習が行われやすい人と，他者からの教示や示唆のなかから学習することが主である人など）については，なお深めていく必要があると感じています。社会的学習のあり方は，その人の客観的リカバリーおよびパーソナルリカバリーの機序に関わりますし，機序が明らかになってくれば，よりよい支援方法も開発されてくるからです。
　一方で，発症前の価値観（しばしば世間的な価値観にしばられていることが多い）に拘泥して，何回も再発し，もしくは挫折のなかで無為に引きこもってしまう人もいます。リカバリーしていく人を見ていると，たとえば神経認知機能や社会的認知機能に障害があって，周囲の状況認識や課題処理に不十分さがあったとしても，自分なりの世界観を持ち，周りと相互に交流し助けあえる関係性を保ち，その揺るぎなさがあることが安定の鍵であるように感じています。

CASE...6-2
病院に来たくない,自分は病気と違う,と言い続けていた AG さん

　　AG さんはずっと幻聴があります。当初入院治療を受けましたが,「他の人の『声』は幻聴だと思うが自分は違う」と言っていましたし,外来で心理教育グループに参加したときにも,司会としてまじめに参加したのですが,「自分の場合は病気ではない」と言っていました。AG さんにとって家庭での居場所がおびやかされたり,社会的役割のなかで立場が傷つけられると感じられる出来事があると（実際には本人の誤認識であることが多いのですが）,妄想が活発になり,そのたびに外来主治医に「もう病院には来ないから」と言っていました。しかし生活の様子や趣味の話,ペットの話などはいっしょに楽しく話して,そのあと処方箋を受け取って帰るという状態でした。もちろん主治医は,家族と話をしたり,本人の病状が悪化する出来事について家族や本人と共有し,その対応策を話しあうことを繰り返していました。

　　もう 15 年以上たちますが,AG さんは外来通院しています。今は障害者就労をしていますが,幻聴は続いています。「私に聞こえてくる声はほんとうのことだ」と思うこともあるようですが,「やはり病気かも」と感じることのほうが増えてきました。職場で立場がおびやかされていると感じると妄想が活発になるのですが,外来主治医も心得ていて,職場の上司やハローワークの職員と連携を取りあい,繰り返して本人の仕事ぶりを評価してきました。職場で働きやすくする工夫も関係者で話しあっています。生活支援をしていくこと,本人の気持ちに寄り添うことで信頼を得ることができ,いやなはずの病院が安心できる場所になっていると思います。どうして幻聴が聞こえてくるのか,ということについて,本人は自分のこころのなかにあるきっかけにうっすらと気づいているように感じます。

CASE...6-3
病気や薬の説明なんかちゃんと受けていないと,治療中断してしまう ZC さん

　　ZC さんは建築会社の社員ですが,「前の病院で統合失調症の説明もされないで,薬だけ出された」と言って,転院してきました。話を聞くと,

活発な幻覚，妄想，自我障害があり，診断は間違いないようでした。ZCさんは，発症に至ったいきさつとして，過去に婚約者と三角関係になり，もめた相手が暴力団員でさまざまな脅しを受けたこと，婚約者からいろいろつらい仕打ちを受けたことをこと細かに話してくれました。どこまでが事実か判然としない話でしたが，そのあとで「ちゃんと話を聞いてくれた。自分がなぜ調子が悪くなったか話を聞いてくれる治療を受けたい。婚約者から受けたこころの傷についてカウンセリングを希望します。薬は必要ありません」ということでした。家族からは，会社で仕事はしているが，かなり生活が乱れており，いつまで仕事が続くかとても心配であること，幻聴や妄想ではないかと思う言動が多いことが伝えられました。

　その後は発症時の話を聞くことと並行して，3回にわたり外来で，本人と家族に統合失調症についての心理教育を行い，薬物療法が役に立つこともパンフレットを使って説明しました。ZCさんは「わかりました」と言っていましたが，その後の情報では薬を飲んだり飲まなかったりしているようでした。そのため心理教育終了後に主治医からZCさんに伝えていた，「お試しの少量投薬からはじめてゆっくり増やします」という計画が実行できず，結局薬物療法の効果も十分発揮されない状態でした。そうこうするうちにZCさんは外来に来なくなり，家族だけが心配だといって受診する状態が続きました。家では「ちゃんとした説明がないのに薬だけ出されても困る」と言っているとのことでした。説明はしましたが，納得できなかったのだと思います。ZCさんには，病名に対し彼のこころの傷を否定されたような印象があるのでしょうし，統合失調症という，しばしばネガティブな印象を伴うラベルに対しての拒否感もあると思います。

　その後のZCさんは，外来にひょっこり現れて，初診時と同じような話をし，仕事が大変であることや職場を変わったことなども話して帰り，何回か通院しているうちにまた外来に来なくなることを繰り返していました。ZCさんにとって，精神疾患の治療を受けるという状況がどうしても納得できなかったのだと思います。家族が粘ってつないでくれていましたが，お父さんの病気などがあって続かなくなり，通院が中断して数年たちました。

ある日，救急病院から，ZC さんが飲食店でのトラブルをきっかけに興奮状態となり，措置入院となったので，診療情報提供書がほしいという連絡が来ました。強制的な治療の体験が，精神医療への拒絶的な気持ちにさらに追い打ちをかけるのか，しっかり治療を受けることで新たな治療の出発点になるのか，心配な状況です。

　ZC さんのようなケースは残念ながらまれではありません。精神疾患についての知識もかなり偏ったものであることが多いのですが，そもそも本人の生き方や価値観を否定されるように感じて，治療が受け入れられないのだと思います。治療者が嫌気がさしたり，どう手立てを講じていいかわからないまま関係づくりをあきらめてしまうことも起こります。主治医がひとりで抱えこまざるをえない状況では続けることはできませんので，仲間やチームで共有しながら，根気よく関係を模索することが必要と思います。また家族への支援，生活状況によってはアウトリーチ支援も選択肢に入ると思います。

第 2 節のまとめ

　Personal support specialist は，当事者・家族の希望・価値観を重視しつつ，人生の支援を，回復のタイミングに応じて行っていきます。筆者の場合には，生活臨床の考え方を基盤にしながら，本人と認知・行動の特徴や修正を共有していく方法が，有用であると感じています。リカバリーしていく人は，周囲と調和できる自分なりのゆるぎない世界観を持てていくように思いますので，その支援をしていくわけです。

3 定期的な個人面接

個人面接で行うこと

Personal support specialist の仕事のひとつは定期的な面接を行うことです。この面接のなかで，当事者のこころの内面とふだんの生活をつなぎます。（図6-1）

面接では，本人の述べる主観的なこころの内と，表情などの客観的な表出，さらに支援者との関係性のあり方が大きな情報源となります。そして，家族などの関係者から聞く日常生活の情報と照らしあわせることで，生活の様子がつかめます。

対人関係の能力と，仕事や家事などの処理能力はまた別の次元であると考えられます。自分の感情に気づいたり，自分のありようを内省したりする能力もまた別物です。実際に脳の異なるシステムがそれぞれを担っていると考えられるからです[2]。障害 disability の影響を見ていくときに，少なくともこれらの異なる軸をとらえておかないと，全体像が見えてきません。

面接のほかに，家庭を訪問したりして，実際の生活の様子の情報を集める

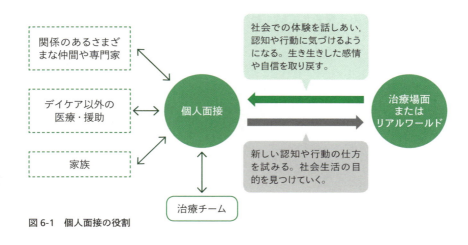

図6-1 個人面接の役割

ことが役立ちます。さらにレクリエーションやミーティング，作業療法などにおける様子を心理士や作業療法士から聞くと，治療の場という特殊な状況をふえんして社会生活の様子や実務処理能力をかなり想像できます。家庭の様子や職場の様子をつきあわせると，その人が周囲の状況にどう反応し，どう対処するのかがかなりつかめるようになります。これはたとえば抗精神病薬の効果と副作用を評価するうえでも，本人の主観的な飲み心地とともに重要で，精神症状の消長とも相関することが多いです。医師による薬物の多剤大量処方などはそれによってかなり避けられるでしょう。

　その人のありようは時間軸に沿って変化しますので，ていねいに生育歴，生活歴，家族歴を聞いていくことによって，職場や学校や家庭などの全体的な生活における姿が明らかとなり，障害や本人への深い共感的な理解が可能になります。「なぜ今困難があるのか」ということは時間軸に沿って見ていかないとわからないことが多いです。そして大きな生活の変化があれば，疾病の影響を読み取れるかもしれないし，大きなライフイベントの影響かもしれません。ストレスにもろくなったり，ゆっくり生活全体が縮小していくなど，老化の影響も見て取ることができます。

面接で表現されていない本音に支援者が気づくために

幻聴や妄想などの体験症状の奥底にはどのようなこころの体験があるか

　「現実には存在しないものを知覚している」ことが幻覚の定義ですし，「ほかの人とは一致しない，現実と異なる認識をしており，それを修正することができない」ことが妄想の定義ですので，本人の認識は周囲の人たちの状況認識とはそもそも異なっていることになります。本人は，「誰かが部屋の窓の外に来て何かうわさ話をしている，自分のことをいろいろ言っているに違いない。誰がそんなことをしているのか突き止めたいが，窓を開けるとさっと姿を隠してしまう。録音したものがあるので聞いてほしい」などと真剣に訴えます。こうした体験症状について，伝統的な精神医学の教育では，「否定も肯定もしない，中立的な立場で話を聞く」「幻聴や妄想については，話を聞くとかえって病状が悪化したり，妄想の固定化などにつながるので，訴えを聞くだけにする」という扱いが一般的でした。

　統合失調症を持つ人が，精神病症状を主体的に受け止めて，能動的な対処を行っていることは，すでに20世紀の後半に米国の高名な精神科医シル

ヴァーノ・アリエティ[1]などが指摘していましたが，この自己対処についての考え方やその援助技法が発展してきたのはここ30年ほどだと思います。「いろいろな対処法を試して，自分にあった対処法を身につけている」といった観察です。こうした観察からはじまり，内的な幻覚や妄想をコントロールするために，個人が身体活動や環境や周囲の刺激を操作することが，治療者側からの働きかけとして，もしくは本人の学習によって試みられ，症状自己対処の技術は開発されました。専門家による認知行動療法の技法としても発展しています。

認知行動療法ではその前提として，健康な人の心理との連続性が仮定されます。妄想に対しても「修正できない事実と異なる信念」と見るのではなく，情報の誤った認識により，現実からすればゆがんだ世界観がもたらされると考えます。そしてその根底には，特定の認識がゆがみやすい思考や，その人の個人史から想定できる誤った情報処理の傾向など疾患特異的な特徴が推定されます。そして治療者はなぜゆがんだ認知・行動が引き起こされるのかを了解しようとします（修正可能性）。これまでの「誤った認識で修正不可能なので，治療者にも了解不可能であり，中立的な態度をとる」という伝統的な対応からの大きな転換です。

こうした考え方の発展のなかで，幻覚や妄想は「根拠のない認識」とは異なることがわかってきました。Rommeら[13]はその調査を通じて，街中の「聴声体験者」（幻聴のある人たちを彼らはこう呼んでいます）のなかには，問題なく暮らしており，1度も精神科にかかっていない人が多くいることに気づきました。そして幻聴や妄想は個人の内面に関わる体験であり，その人の生活史や社会的・情緒的問題のなかから生み出されるのだと考えるようになったのです。その人の人生のなかで必然的に生じた個性の一部としてとらえ，共存していこうとする見方と言えます。

わが国で独自な発展を遂げているのが，浦河べてるの家の人たちによる当事者研究[11]です。べてるの家では当事者が集まって昆布の販売などを行っていましたが，1991年にSSTが導入され，自分たちの手で自分たちの目標を追求する手段として活用されるようになりました。SSTでは対人関係などの生活課題に対して，「起きている問題」と「対処に困難を抱えている当事者」を分けて考え，自分が抱えている課題や苦労を自己観察しながら，よりよい方法を練習していくやり方が行われます。べてるの家の支援構造がこれに

よって大きく変化したと言われています。その後徐々に，当事者自身が「自分で自分を助ける」「皆とともに行う」やり方が明確になるとともに，自分のなかでなぜ「問題」がつくりだされていくのかを探求する当事者研究が発展してきたのです。当事者研究で，多くの当事者たちは自己のさまざまな体験を整理していきますが，怒りや不安などの感情がもたらされる契機として，生活上のつらい出来事があること，その結果幻聴や妄想が惹起されること，生活史における抑圧的な体験がそこに介在していることなどが，当事者研究に共有されている基本的な考え方だと思います。当事者たちが切実で苦しい体験を語りながらも，そのなかに笑いと生きる希望をにじませて，仲間による共感とエネルギーを引き出していく力によって，当事者研究は精神疾患に関わる専門家や当事者に大きな影響を与え，支持を受け，全国各地で同様の活動を目指す動きが広がっています。

　このように見てくると，精神病体験は当事者の「本音」と連なっていることが理解されると思います。しかしそうした「本音」はふだんは隠されており，おだやかで感情に乏しい人としてふるまっていることも多いです。ひとたび「本音」が語り出されると，深刻な幻覚妄想状態へと駆り立てられていく前兆のことが多いのです。平常と精神病症状と行きつ戻りつしながら，「本音」を安全に話していくためには，認知行動療法の治療的な枠組みや，べてるの家のように仲間とともに探求する構造が必要になるのだと思います。

📄 CASE...6-1
しばしば妄想を訴える LS さん

　長い入院のあと，実家のそばでひとり暮らしをはじめた LS さんは，慣れない寂しいひとり暮らしから来る不安をいつも抱えています。実家で夕食を食べることや，入浴をさせてもらうことがほっとする時間のはずなのですが，LS さんはいろいろなことを被害的に受け止めやすいので，家族もいらいらして，「いつまでも親に頼らないでね」「来年からはもう面倒見ないから」と怒ってしまいます。そうすると LS さんは入院中に出現した妄想が再び出てきて，眠れなくなり，そのたびに主治医の外来を受診します。主治医は，LS さんがひとり暮らしをがんばっていること，ほんとうは仲よし家族で LS さんのことをとても心配していること，仲がよすぎるとけんかになるので，甘えすぎないほうがいいこと

などをいっしょに話しあいます。そうこうするうちに気持ちが落ち着いてくると，LSさんの妄想も治まってきます。
　LSさんにとって，自分の気持ちや家族との関係をわかってくれ，自分の味方になってくれる主治医は，暗い海を航海する船にとっての灯台のような存在ではないでしょうか。

本人にはしばしば自覚されない，現実のどのような体験が精神病症状と結びついていくのか

　統合失調症の人たちは大きくこころを揺さぶられる体験に遭遇して病状が悪化します。それをストレス脆弱性と呼び，本人はそうした契機となる体験（自分がおとしめられると感じたり，強い恋愛感情を抱くが相手の内心がわからず不安であったりする）については意識できなかったり，語れなかったりすることが多いです。「皆が自分に嫌がらせをしてくるし，うわさ話をしているのも聞こえる。きっと自分の秘密を知っているからなのではないか」といった体験は，しばしば直感的な共感や理解が困難です。しかし本人とつきあっているうちに，背景にある揺さぶられた体験に支援者が気づくことがあります。
　デイケアやアウトリーチなどでともに生活の場をいっしょに体験すること（shared experience）も「こころのなかで起こっていること」を理解するうえで重要です。統合失調症に限りませんが，自己の生活のなかで体験したことを，十分に言葉で表現できる能力を持つ人は，精神疾患を持つ人では多くないと思います。

本人の認識に影響する機能障害

　第1章で精神疾患に伴う「障害 disability」について述べましたが，統合失調症の人は社会的な状況認識についても，事物の認識や自己認識についても特徴的なゆがみを生じやすいことが知られています。そのために周囲の状況認識と統合失調症の人の認識とは食い違うことがあり，周囲を戸惑わせることがあります。そうした特徴的なゆがみを知っておくことで，なぜ本人がそうした「本音」を持つのか理解しやすくなります。

関係性のなかで語られる「本音」がある

　ふだんの日常生活のなかでも当然のことながら，置かれる場，対する相手

によって語られる中身は異なってきます。その場での「本音」は，違う場では異なって当然ではないかと思います。面接のなかでの関係は特殊なものですので，その影響を意識することが必要です。たとえば服薬をしていくかどうかは，支援者との関係性に大きく左右されることはよく知られています。支援者には「ちゃんと飲んでいますよ」と伝えたり，またそうしたことはまったくふれないままに，密かに薬を減らして飲んでいることは時々起こります。きちんと服薬してほしい，という支援者の思いをわかっているからこそ，密かにそうした行為をするわけです。簡単に，病識が足りないといって，当事者のせいにするだけではこの事態は解決しません。退薬による思いがけない病状の悪化に驚かされることがありますが，そのときは自身の支援を振り返ってみてください。薬を飲まない状態，すなわちふつうの健康な人になりたいという思いや，伝えにくい薬の副作用などについて，思いをはせる必要があります。また薬物を通してなんらかの影響力を行使しているという，専門家側からは意識しにくい意図についても，気づいていく必要があるように思います。

日常生活の視点をどうリハビリテーションに生かすことができるか

　脳・こころの機能の悪化や改善は，日常生活の変化（周囲の環境との相互作用でもある）と連動しています。そこから，面接のなかで，日常生活の改善を目指す試みが役立ちます。こうした試みは，さほど時間をかけない外来やデイケアでの定期面接などの枠組みのなかで可能です。対人関係や日常の生活の様子や自己対処のあり方などを聞いていくなかで，その人なりにできそうな，改善につながる変化があれば，それをサポートします。参考になるような変化を提案してみることもできます。逆に調子を崩すきっかけがあれば，そこにどう対応できそうか話しあってみます。こうした枠組みのなかでは，認知行動療法の自己対処の考え方[7]が役立ちます。

　リハビリテーションのいろいろなプログラムはそうした生活の変化を起こしやすくするための，人工的な仕掛けだと考えるとわかりやすいです。やりやすい活動を通して自分の特徴（強さやもろさ）を知り，どのようなきっかけで調子を崩すのか，どう対処していくとよいかを学び，学んだことを実行してみる場なのです。その人なりの対処へと進んでいければ，学習内容が定着

していくことになります。たとえばデイケアは，安心できる環境を提供して，回復に向かう心理社会的な行動をあと押しする装置です。環境をスタッフの手である程度つくっていくことができるところがミソです（図6-2）。

　ここまで述べてきたような試みは，多職種協働チームで行うとより広範かつ徹底して行うことができます。日常生活に関わっていく専門家がそろっているからです。多職種協働チームについては本章第6節でくわしく述べます。そのなかで personal support specialist は，こころのなかに入って寄り添いつつ，いっしょに生活の変化を伴走する大事な役割を持っています[8]。

◀ 第 3 節のまとめ ▶

　Personal support specialist は定期的な個人面接のなかで，こころの内面とふだんの生活をつなぐ役割を果たします（図6-1）。そのために家族やほかのスタッフとふだんの様子を情報共有したり，環境に働きかけることもします。幻聴や妄想を持ちやすい人は，特徴的な現実認識のゆがみを持っていますが，それは実際の出来事と連動していますので，何が本人のこころを深く揺さぶるのかを見て取ることができますし，そうしたことがわかるようになると，体験症状が日常生活の苦労とつながってきます。そして面接で苦労への対処の工夫を話しあったり，やれていることを評価してあと押しすることで，本人の力を伸ばすのです。リハビリテーションプログラムはそうしたことを人工的に行う仕掛けと言えます。

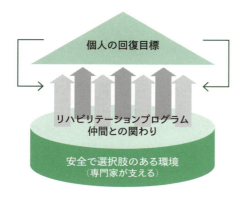

図6-2　リハビリテーションの枠組み

リハビリテーションやリカバリーのプロセスのなかで，最も重視すべきは個人の回復目標（たとえば仕事を続けられるようになる）です。それを支えるのが，個別のリハビリテーション（心理教育などのプログラムや仲間との交流）となります。さらに個別のリハビリテーションを支える土台となるのが，安全で選択肢のある環境です。しっかりした土台が効果的なリハビリテーションを生み出しますので，専門家は安全で楽しめるリハビリテーションの「場」をつくることが求められます。なお，個人の回復目標とリハビリテーションは相互に影響を与えあう関係です。

4 リハビリテーションの専門家として知っておきたい技術

　Personal support specialist として個人支援をしていくのに加えて，さらに多職種協働チームとともに，エキスパートとして精神障害リハビリテーションを行っていくスキルについてふれておきます。

精神科病棟やデイケアなどの治療環境をリハビリテーションの視点から活用する知識・経験・技術

　生活していく環境での行動を観察することの必要性を先に述べましたが，そこから一歩進んで，そうした治療的環境を意識的に運用していく知識や技術です。安心して過ごせる居場所の提供，患者同士のあたたかい交流をサポートし，回復のための治療の場での生活のステップを用意する，などの工夫です。これはスタッフとチームとして協働しなければ実現できず，日々の細やかな介入が実る地道な作業です。そしてそうした目で見なければ，何をやっているのかがなかなか気づかれない仕事であるかもしれません。

リハビリテーションプログラムを実施する技術

　心理教育，SST，認知行動療法などの専門的なプログラムを実施する技術です。当事者や家族といっしょに，新しい対処方法を切り開いていくセッションは創造的な場ですので，回復に関心がある人にとっては誰でもやりがいを感じるものとなるでしょう。回復のためのインテンシブな手段が提供できるだけでなく，個々の技術を習得することで，ふだんの面接に生かしていくことができます。

環境支援の技術，特に就学・就労支援や家族支援

　当事者が生活する環境を支援する技術は，精神障害リハビリテーションの中核的な技術のひとつですが，特に就労支援の近年の発展は特筆に値します。生活環境や，その背景にある社会制度や文化が変わるとき，日常生活の障壁であったはずのものがそうでなくなることをしばしば経験します。就労支援

については複雑な制度の知識や複数の連携機関との協働が必要であり，専門的なトレーニングが必要となります。具体的なプロセスは第5章で述べました。

　家族支援も，精神疾患・こころの病を持つ人たちに関わる専門家は，誰でも知っておく必要があると同時に，さまざまな援助の理念や技法の存在する専門領域です。家族は社会人としての豊かな経験を持っていることも多く，家族との交流によってたくさん学ぶものがあります。

CASE...6-5
LFさんのお母さんは娘の妄想に悩んでいましたが，ほかのお母さんから素晴らしいヒントをもらいました

　LFさんのお母さんは，娘がなかなか幻覚や妄想がよくならず，引きこもりの生活をしているため困っていましたが，スタッフに勧められて家族心理教育のグループに参加しました。ある回で，妄想を持つ子供にどう対処するか話しあいが行われていましたが，LFさんのお母さんは，「娘が街中で小さな子供を見かけると，自分の子供だと言うので，何か行動してしまわないか不安になる。買い物も子供のおもちゃだといっていろいろ買い込み，ロッカーいっぱいにたまっている」と訴えました。

　LFさんは30代の女性でしたので，ほかのお母さんたちから，「きっとLFさんは結婚にあこがれているのだと思う」という声が上がりました。お母さんは，「LFはよく自分は結婚できるかな，と言っています。でも外出も親としかできないし，家事ひとつできないんですから無理ですよね」と話しました。するとほかのお母さんたちは口々に，「きっと結婚できるようになるわよ，と言ってあげたらどうかしら。なかなか自分の子供には言えないけれど。そう言ってあげるとこころのなかではほっとするかも」といったことを話されました。

　このやりとりは，親たちのピアグループの優れた相互助けあいの模範例だと思います。

多職種協働チームを運用する技術

現在の精神科医療では多職種協働チームはなくてはならないものですが，そのチームが治療的であるためには，運用する専門的な経験を要します。チームの理念をどう掲げるか，スタッフミーティングやカンファランスの持ち方，患者や家族との連携のありよう，他職種同士のそれぞれの持ち味の尊重などです。

客観的なエビデンスとパーソナルリカバリーを統合して回復を支援する技術

精神障害リハビリテーションの領域では，精神症状の改善や，社会生活の回復などの客観的なリカバリーだけではなく，主体価値の向上や自己価値観の回復など，主観的なリカバリー（パーソナルリカバリー）が重要な目標となっています。そうしたパーソナルリカバリーを支援する姿勢や技術と，エビデンスのある支援を統合的に行っていくことが，専門家には求められると考えています[9]。

第 4 節のまとめ

Personal support specialist であるとともに，多職種協働チームの一員として精神障害リハビリテーションを行っていくときには，
・環境をリハビリテーションの視点から治療的に活用する知識・経験・技術
・リハビリテーションプログラムを実施する技術
・就労，家族など環境支援の技術
・チームの運用の技術
・客観的なエビデンスとパーソナルリカバリーを統合する技術，
をみがいてください。

5 精神障害リハビリテーションについて深く学ぶ

　ここでは，前節で述べた技術をどのようにして身につけることができるかについて述べたいと思います。

回復に伴走すること

　筆者が一番勧めたいのは，当事者の回復に寄り添う体験を，危機，そしてそこからの回復の過程，さらには就労などの社会生活の復権まで，いっしょに経験してみることです。急性期病棟の経験だけでは，薬物療法の当座の効果は体験できても当事者のほんとうの回復は体験できません。長い過程のなかでは，さまざまな人が関与し，さまざまな生活の契機があり，徐々に本来の姿を取り戻し，成長していく姿が見られます。急性期の状態から，別人のように生き生きと自分の人生を歩み出す姿をぜひ目の当たりにしてほしいと思います。そのなかでこそ，社会参加の持つ意味が理解できるでしょう。

生活場面を共有すること

　前述の，いわば時間軸に沿った伴走とともに，デイケアやアウトリーチなどで生活の場を横断的にいっしょに体験すること（shared experience）も重要です。統合失調症に限らず，自己の生活のなかで体験したことを，十分に言葉で表現できる能力を持つ人は，精神疾患を持つ人では多くないと思います。なぜこのごろデイケアを休んでしまうのか疑問を感じていても，その理由について本人は自覚できていないこともしばしばです。いっしょにデイケアの場に参加していると，居心地の悪さを感じていることが伝わってきたり，本人の価値観からしてデイケアが不満足なのだろうと感じられたりします。

　1回の体験ではそれはむずかしく，いろいろな場面を共有したり，他のスタッフの感じていることを総合したりするなかで見えてくるものがあります。それを言葉にして本人と共有することを繰り返していくと，本人のこころのなかと生活での出来事がつながってくるようになります。それまで急にデイケアを休んでいたり，幻聴が悪化していた人が，実は日常的な生活の苦

労から端を発していることがわかってくると，一気に具体的な支援の方策が見えてきます。筆者の手応えとしては，それまで抽象的な症状としてあった精神障害が，実体化して日常的な，介入可能な苦労に変わってくるのです。

モデルとなるエキスパートの存在

　生活にアンテナを張りめぐらすことが上達するためには，本の上で学ぶだけではなく，できれば「師」が必要です。精神科医でも，ほかの職種でもモデルになります。筆者はデイケアのスタッフたちから学んだことが大きかったです。

スーパーバイザーのもとで，リハビリテーションプログラムを実施する体験

　心理教育，SSTなどのリハビリテーションプログラムを実施するためには，本で学ぶだけでは不十分で，実際に自分でやってみる「場」と，それを指導してくれる人が必要です。これは個人精神療法などと同様です。ワークショップなどへの参加も役立ちますが，やはり実地体験は積まなければなりません。リハビリテーションが盛んな施設への見学や，「内地留学」などが実際的ではないでしょうか。

精神科リハビリテーションが徹底して行われている地域・施設に身を置いてみる体験

　浦河べてるの家などの環境に身を置いてみる体験がその例です。1，2日の見学でも，目的は達するかもしれません。どんな生活の場で，どんな周囲との関わりがあると，精神障害を持つ人も元気で生活し，交流を楽しむことができるかという見聞です。

　海外に出かけると，制度や文化の違いも加わって，物の見方が大きく転換する体験となることがあります。背景事情を勉強していかないと，「何が起こっているか」わからないので注意が必要です。もう20年近く前になりますが，筆者がニューハンプシャー州に見学に行ったとき，長らく州立病院に入院していたあとに，高齢者のための週数時間のヘルパーの仕事をしている方から直接お話をうかがう機会がありました。自分の仕事を誇りにしていること，それが初老期のひとり暮らしの身には生きがいとなっていることが語

られて，働くことの意義とその支援のやり方について筆者は深く考えさせられました。機会があれば，リハビリテーションの先進地域への見学を勧めたいと思います。

第 5 節のまとめ

リハビリテーションを深く学ぶために推奨したいこと。
- 危機から回復まで伴走すること
- 生活場面を共有すること
- モデルとなるエキスパートの存在にふれること
- リハビリテーションプログラム実施をスーパーバイズしてもらうこと
- 先進地域・施設に身を置いてみること

多職種協働チーム

多職種協働チーム運営のポイント

繰り返し述べてきたように，チームで共有する基本理念は，よいリハビリテーションの提供とリカバリー支援です。チームが共通の理念を持って活動していくためには，以下のことが大切です。
- ケースをともに経験するなかで成功した支援の具体的なやり方を言葉にして共有していく。ケースカンファランスが重要。
- 新たな考え方や技術に触れてチームの文化や技術がいつも更新される体制である。
- 自己完結しない。外からの批評も受けられる体制である。
- チームメンバーがそれぞれの思いを率直に話せる，開かれた関係性が保証されている。
- 経験の浅いメンバーに対して教育や支援が行われている。
- チームの力量を超えたケースロードや課題とならないように，リーダーが

運営をコントロールしている。休養やライフワークバランスの尊重も必要。
- 個人の失敗はチームで受け止め，皆で対応を考えていく。
- "堤防の小さな穴をいつも見守る役目"の人がチームのなかに存在する。

　当事者が主体であることも大切な基本理念です。支援する側が障害をいっしょに背負って，その困難さに絶望的な気持ちになることは，経験の浅い真摯な専門家であればしばしば体験すると思います。そして結果的に専門家が力んで主客転倒することも起こります。専門家はさまざまな力を提供するけれども，荷物を背負うのは本人です。われわれは前進可能性をそばで信じる役割であることを忘れないでください。

多職種協働チームの成長をどう保障するか

チームが有効に機能し，そして成長を続けていくためのポイントを考えてみたいと思います。

① Responsibility: 関係づくり，アセスメント，支援まで一貫したサービスに責任を持って関われる体制

　これまでの医療はしばしば，医師を頂点とした意思決定過程があり，潜在的には医師対看護師集団という構造が多く，メディカルスタッフは治療の中枢になかなか入り込めないことが多かったように思われます。わが国ではデイケアで初めて多職種協働チームが機能したと思いますが，それでも個別の治療計画を立てて，長期的な転帰に関わるところまで行われることは少なかったように思います。しかし多職種協働チームが機能するようになるためには，ケースへの援助の責任を一貫して負っていく経験が必要ですし，そうしたチームの個々人がケースに責任を持って関わることのできるシステムであることが望ましいです。

② Evaluation: 援助に責任を負うには，生活や生きがいを含めた，支援するケースの内面に踏み込んだ評価を行っていく力が要請される

　さまざまな職種が，個別のケースに即して日常的に治療の進行について情報交換できる力量や，多面的な改善を把握する力が必要になります。

③ Training: チームに要請されるリハビリテーションとリカバリーの技術を身に
　　つけていく

　知識学習もさることながら，指導を受けつつの体験学習が大切になります。まずは定式化された標準的なリハビリテーションプログラムに参加して，基礎から学び，指導者といっしょのセッションのなかで経験を積むことが有用です。たとえば家族心理教育プログラムが運用されていて，そこに研修中のスタッフが参加し，慣れてきたらリーダーの役割を経験し，スーパービジョンを受けます。こうした基礎学習がしっかり積まれると，ふだんの臨床場面で適宜，家族心理教育の技術を応用できるようになるのです。

④ Audit: 全職種が集まる運営委員会などの組織において，リハビリテーショ
　　ンの実施状況や問題点を把握し，運営を計画していく

　こうしたサービスモニターの組織には，なんらかの形で当事者，家族，および第三者が参画できるようにします。

　スタッフの育成にあたっては，知識・技能・態度の獲得すべき3水準を考えておくことが役立ちます[5]。知識の獲得は比較的容易ですが，リハビリテーションにおいては，技能の獲得について工夫が必要で，研修会への参加，他施設の見学などに対する時間的，経済的保証により，すぐれたモデルにふれる機会が重要です。同時にリカバリーを支援する価値観や態度（職業的な人格）をチームとして保持していくことは，多忙であったり，夜勤・救急・訪問などのストレスにさらされる現場では特に重要な課題です。過酷な現場であればなおさら，紙に書いてある治療目標と，現場の実質的な運用や態度との間に乖離が起こりやすいですし，モラルを維持してサービスを形骸化させないためにも不断の努力が必要となります。そのためにはメンターやよき治療者モデルの存在が必要ですし，医師層，看護層など職種毎のリーダーの育成，よい先輩・後輩関係の醸成が役立ちます。そしてこうした態度と，チームの理念とは深く結びついている必要があります。

多職種協働チームが就労支援の力量をつける

　チームに就労支援を専門とするスタッフ（employment specialist: ES）が加わると，就労支援の質・量ともに高まります。ESが単独で業務を行うのは，ひとり

職種に伴う現実のさまざまな困難が予想され，ピアレビューもむずかしくなるので，ほかの機関に所属する ES 数名とユニットを構成し，連携するやり方があるでしょう。ES を医療機関に配置する経済的基盤としては，ジョブコーチがそうであるように，労働行政側の資金を充てる方法もあるのではないでしょうか。長らく医療機関では，訪問などを例外として医療施設内での行為が前提となっているので，チームが自由にアウトリーチできる体制と，医療機関外での支援の計画を立てて実行する裁量権をどう付与できるのかが課題となると思います。

CASE...6-6
支援者として力量をつけてきた SK さん

　SK さんはソーシャルワーカーとして働いています。若いですが穏やかで控えめな人柄と誠実さで，チームの皆から好かれています。患者さんにも好感を持って受け入れられることが多いのですが，本人は自分の判断に自信が持てず，いつも先輩に相談したり，迷ったりしていました。

　SK さんはたまたま入院のときから関わった C さんという患者について，主治医やコメディカルスタッフのリーダーから，その後のデイケアでの主担当を任されました。C さんは依存的なところがあり，なんでも SK さんに訴えるので，とても大変だったようです。SK さんは毎週 C さんと面接し，主治医やデイケアスタッフとも連携して，C さんのリカバリーの道筋を模索しました。C さんはデイケアでも他のメンバーとけんかをしたり，トラブルがありましたが，徐々に SK さんと話しあって，対処法を見つけることができるようになり，とうとう卒業の日を迎えました。卒業したあとも，C さんは福祉事業所に通いながら，隔週で SK さんと面接しています。それまでの積み重ねがあるので，問題解決がずいぶんスムーズになり，面接も楽になったと SK さんは感じています。

　その後も何例か主担当を経験し，精神症状悪化の局面を乗りきったり，就労支援をしたりするうちに，SK さんには貫禄が出てきました。自信がついてきたのだと思います。権限をゆだねられて，主担当として，アセスメントや支援計画を作り，定期的な面接をし，リアルワールドへの挑戦をいっしょに体験することは，支援者を大きく成長させると感じています。責任と信頼の重みが人を育てるのでしょう。

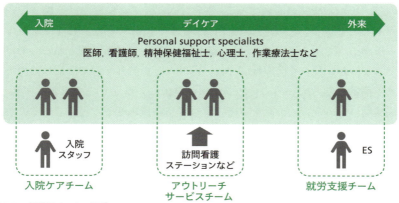

図6-3　多職種チームの構造

> **第 6 節のまとめ**

　多職種協働チームで共有すべき理念や，提供できることが望ましいプログラム，そしてチームがどのように健康に機能し成長していけるかについて述べました。いろいろな職種の人たちが平等に，リカバリーについての責任とサービス提供の権限を持っていること，自分たちなりに計画や工夫ができることが何より重要だと思います。そしてわが国のこれからの発展を考えるとき，チームの活動について，当事者や家族が意見を述べる機会が保障されていることが，望まれていると思います。図6-3に望ましいチームの概念図を掲げました。

第 6 章のテイクホームメッセージ

リハビリテーションのプロの「仕事」について書いてきました。「大変そうだなー，私にもできるかな。」「面倒になってきちゃった。」いろいろな声が聞こえてきますが，大丈夫。リカバリーに伴走する人は，その人自身もリカバリーして成長していきます。はじめはやれるところから，です。

引用文献

1) シルヴァーノ・アリエティ（著），殿村忠彦，笠原 嘉（監訳）：精神分裂病の解釈Ⅰ，Ⅱ．みすず書房，東京，1995
2) 福田正人，他：認知機能障害としての統合失調症．こころの科学 120：20-28，2005
3) 池淵恵美：知識・専門技能・治療（援助）態度・倫理の伝達．精神科臨床サービス 5：11-16，2005
4) 池淵恵美：統合失調症の治療に認知療法はどのような貢献をしたか．認知療法研究 1：33-44，2008
5) 池淵恵美：Personal Support Specialist としての精神科医．精神神経学雑誌 118：242-248，2016
6) 池淵恵美：エビデンスに基づく実践（EBP）とパーソナルリカバリーの時代．精神障害とリハビリテーション 21：117-126，2017
7) Kreyenbuhl J, et al: The Schizophrenia Patient Outcomes Research Team (PORT): Updated Treatment Recommendations 2009. Schizophr Bull 36: 94-103, 2010
8) 向谷地宣明：当事者研究――自分自身で，ともに．精神科臨床サービス 10：531-535，2010
9) 夏苅郁子：心病む母が遺してくれたもの――精神科医の回復への道のり．日本評論社，東京，2012
10) Romme MAJ, et al: Empowering people who hear voices. In: Haddock G, et al(eds): Cognitive-Behavioural Interventions with Psychotic Disorders. Routledge, London, 1996, pp137-150
11) 臺 弘（編）：分裂病の生活臨床．創造出版，東京，1978

本章の理解を深めるために

・福田正人：生活がうまくいかないわけ．In：もう少し知りたい統合失調症の薬と脳 第2版．日本評論社，東京，2012，pp91-116
・長谷川寿一（監），笠井清登，他（編）：思春期学．東大出版会，東京，2015
・池淵恵美：デイケア治療の導入から卒業まで．In：安西信雄（編）：精神科デイケア実践ガイド．金剛出版，東京，2006，pp59-92

第 **7** 章

精神障害リハビリテーションをゆたかにする研究

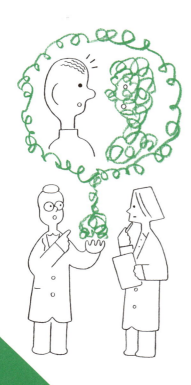

point

身体障害リハビリテーションでは，たとえば膝関節の機能異常に対して，具体的な治療やリハビリテーションが提案されます。精神疾患の場合には，脳機能の複雑さや環境からの影響を大きく受けるところから，シンプルな図式は成立しませんけれども，障害 disability のメカニズムや環境との関係を明らかにすることは，精神障害リハビリテーションをゆたかに発展させていくために大切なことだと思います。この章では，障害の解明，改善のためのリハビリテーションの開発や効果研究，エビデンスのあるプログラムの普及，ノーマライゼーションを可能にする社会への変革などの研究について，現状を概説し，未来への展望を考えます。

1 障害 disability の解明

　精神障害リハビリテーションは，精神疾患・こころの病に伴う日常生活の「障害 disability」を解明し，その改善を行うことと，社会における「障害を持つ個人」の生き方や社会への支援のあり方を明確にし，障害を持ちつつも有用な人生が送れるようにすることを目標としています。ここではまず障害の解明について，どのように研究が進んでいるか述べたいと思います。

　熱があって，寝込んでしまうときに，熱の原因がはっきりしていること，それに対する治療法が明確になっていることは，安心感や先の見通し（たとえば，3日ほど休めば熱はよくなり，そのあと生活に支障はなくなる，など）に役立ちます。ところが熱の原因がわからなければ，不安になりますし，もしかしたら新型のインフルエンザかもしれない，と思うとなおさら心配になってきます。そしてよい治療（たとえば有効な抗ウイルス薬）がない場合に，暖かくして，栄養をとり，睡眠と休養を十分にする，という生体の回復を促すやり方は，もちろん有益だとは思いますが，いつよくなるかはっきりしないし，これもまた不安になるかもしれません。

　これまで精神疾患・こころの病は，機能や活動の障害の原因が明確でなく，結果として社会生活や人づきあいができなくなるところから，多くの不安や偏見を引き起こしてきました。過去の時代に，理由のわからない伝染病が，人々の偏見と恐怖の対象になってきたように，です。しかし少しずつ，障害の原因がわかってきています。この節ではそうした研究への期待や，今後さらにどのような研究が進んでいってほしいかについて述べます。

脳科学の進展や環境との関連

　脳科学は進展しています。1950年代ころは知覚や知的機能の理解が進み，その後は感情や情動の理解へと進みました。1990年代には社会脳が大きなテーマとなり，対他関係や集団における脳機能など，ヒトとして存在するために必要な脳機能のあり方の理解へと進んできました。2000年代に入ってからは自己や自我が脳機能によってどう担われるかに関心が集まり，近年は

さらに内発的な意欲や価値観や，行動し生活する主体を担う「生活脳」へと関心が広がっています。こうした領域は，社会学，心理学，神経生理学，神経化学，遺伝学などの広い領域で学際的に検討されています。脳科学がいよいよ私たち精神障害リハビリテーションの領域に近づいてきたのです。

こうした脳科学の発展が，障害の明確化と介入方法に結びついている例として，神経認知機能の研究に基づく認知機能リハビリテーション，社会脳の知見に基づく新たな介入，メタ認知の広範な基礎的研究とその改善のための介入方法の開発などを挙げることができます。これらについては，第1章，第2章ですでに述べました。

統合失調症の陰性症状

統合失調症の人が社会参加を目指すうえで，しばしば障壁となるのが陰性症状です。陰性症状には，感情の平板化，言語の貧困，失快楽症，社会性の喪失，意欲・発動性の低下などがあります。周りから見て表情や言葉が乏しいように見える，楽しめなくなってしまう，周りに興味や関心が持てない，何かやろうとすることが減ってしまうなどの病態から，せっかくリハビリテーションの機会があっても本人が参加しなかったり，自宅での引きこもりになってしまうことが見られます。なぜ陰性症状が引き起こされるのか，最近になってその機能障害の研究が進んでいます。

陰性症状のひとつ失快楽症は「楽しいと感じない」など，本人の大きな苦痛となっています。失快楽症についての自記式評価（患者が自分の状態を調査表に記入する評価方法）では，統合失調症の早期から慢性期までいずれの時期においても，「社会的な交流や身体的刺激から快楽を体験する能力」が一貫して減弱していることが明らかになっています。ところが，感情刺激を行う心理実験による検討では，日常生活で快楽の体験が減少していると報告する患者においても，十分な範囲かつ強度の快楽感情を体験することが可能であると報告されていました。これは失快楽症のパラドックスと呼ばれています。この逆説はどうして起こるのでしょうか。

Strauss[20]はこれまでの研究をレビューして，統合失調症では，実際に快楽をもたらす刺激への情動反応は減少していない一方で，過去ないし未来の体験を想定した場合の自己報告の低下が認められると結論しています。つまり過去・未来の体験の低い見積もりや，快楽体験が得られないとする信念の存

在，快体験を求めていく行動の減弱があるのではないかと考えています。こうした現象が起こる原因として，Straussら[21]は統合失調症に見られる動機づけの障害が関係していること，その動機づけの障害には，段階的な強化学習をサポートしたり，報酬獲得につながる手がかりを予測する，ドーパミンによる大脳基底核システムなど4つの皮質線条体回路が関与しているとしています。

失快楽症はこうしたこれまでの研究から，統合失調症患者が現在以外の感情についての報告を求められるときの機能障害や，ふだんの生活の困難さから形成される楽しめないに違いないというゆがんだ信念と，目標指向的な行動を開始する内発的動機の低下から，楽しい体験を求める行動がそもそも低下していることに集約できるだろうと考えられています。

Greenら[6]は191例の統合失調症または統合失調気分障害の患者を調査しましたが，初期視覚情報処理→社会的認知→非機能的な認知→意欲発動性・社会的興味→日常の役割能力という流れで，機能障害が社会参加の障害へと結びついていく可能性を報告しました。神経認知機能および社会的認知機能は社会機能に直接影響を与えるのではなく，自分はきっとうまくいかないだろうという，ふだんの生活機能に悪い影響を与えるゆがんだ認知や，陰性症状のうちの意欲・発動性の低下症状が，両者の結びつきを媒介していることが示されたのです。認知機能障害や陰性症状がどのように実際の日常生活に影響を与えることになるか，という疑問に対するひとつの成果と言えます。

障害 disability のさらなる解明に向けて

脳科学の進展によって，神経認知機能の低下，社会脳の障害など，精神疾患・こころの病の障害disabilityにつながる知見が得られてきました。また自己効力感やセルフスティグマなどの非機能的認知や，陰性症状群(ことに意欲・発動性の低下)が相互に絡みあって，社会機能の低下をもたらすこともわかってきました。こうした解明が進み，障害がわかりやすく明確になることで，スティグマが減ったり，有効な介入方法が開発されたりすることが期待できます。

もうひとつ重要なことは，疾患からもたらされる障害disabilityという方向とともに，社会的に不利な環境からもたらされる機能障害や活動障害があるという事実です。わかりやすい例は，身体における廃用性萎縮ですが，同様のことが，しかしより社会的で複雑な事象として精神機能にも起こります。

精神医療や福祉サービスなどの環境変数が，認知・意欲・社会機能に影響を与えうることは，よく知られています。こうした社会と個体との相互作用の解明や，個体に障害をもたらしにくい社会のありようの研究，脆弱性を抱えた個人への望ましい環境のあり方などについては，発展が待たれる重要な研究領域です。

第1節のまとめ

「障害がなぜ起こるのか」の解明は，「では，どうしたら障害を改善することができるか」という次の課題につながります。**神経認知機能障害など，基本的な脳の機能障害の解明が進んできていますが，それが環境などとも相まってどのように実世界 リアルワールド の障害につながるかという研究が進んでいくことが期待されます。**

2 障害 disability を改善するためのリハビリテーションの開発と効果検証

前節ですでに述べたように，脳機能の低下が関係していることがはっきりしてきた障害があります。それに対して，障害の原因がわかることによって，その障害を改善したり代償する介入方法が開発され，効果が検証されることにより，エビデンスのある介入プログラムが開発されてきました。その現状とこれからの課題についてみてみたいと思います。

認知機能リハビリテーション

脳科学の知見を取り入れた新たなリハビリテーションプログラムの例としては，認知機能リハビリテーションがあります。統合失調症では知覚入力とそれを統制する前頭前野との情報処理のループに障害がありますが，トレーニングすることで情報処理機能をある程度改善できることがわかっています。実際に，言語記憶，ワーキングメモリ，処理速度，遂行機能などの向上がすでに報告されています。

Vinogradovら[26]は認知機能リハビリテーションについてレビューしていますが，これまでの神経認知リハビリテーションの40研究のメタ解析では総合的な認知機能改善のエフェクトサイズは0.45（中規模の効果量）でした。彼女は，社会機能の改善を目指すには，戦略の明確な教示と，ブリッジング（獲得された認知機能の改善や代償するための方法を，リアルワールドで実施していけるようにするための介入方法）を行うと効果が高くなるというWykesら[27]の見解を紹介しています。

　一方でVinogradovらのグループ[22]は，情報処理段階の初期入力のトレーニングを通して，神経可塑性に基づく脳機能の修正が可能であるとの仮説をもとにした介入プログラムを開発しています。認知機能への確実な効果を得るためには，知覚・前注意段階の処理機能（刺激を受けたときに，意識に登らない段階で脳が行う処理で，刺激を受けてからほぼ0.1秒以内で行われています。たとえば今受けた刺激が前の刺激と同じかどうかを弁別するなどの処理です）に焦点を当てるべきであると，彼女たちは考えています。つまり外部刺激を的確に把握する過程が，その後の情報処理段階である長期記憶との照合，予測，判断，実行の過程の律速段階になる，という考え方です。こうした仮説に沿って，Subramanianら[22]は，31名の統合失調症を介入群とコントロール群に分け，介入群には80時間のトレーニング（視覚・聴覚の弁別，表情・情動認知，こころの理論課題など徐々に複雑な課題へと進行する）を行ったところ，介入群ではreality monitoring（与えられた刺激が現実に正しいと判断できるかどうかをモニターする機能）を行う内側前頭前野の活動性が向上して健常者に近づき，6か月後の社会機能QLS（quality of life scale）の向上も見られたとしています。

　筆者ら[10]の行った認知機能リハビリテーション（注意，実行，記憶，処理スピードなどの6つの認知機能領域について，反復練習や，うまくやるための方法を学習する介入）についての検討では，非介入群に比べ，介入群で言語記憶，ワーキングメモリ，総合的な認知機能に有意な改善を認めるとともに，対人能力や課題遂行能力の改善が見られました。こうした介入は実際の社会生活の向上に結びついてこそ意義がありますので，援助つき雇用と結びつけるリハビリテーション（Vocational and Cognitive Ability Training by Jcores: VCAT-J）を開発して効果を検証しています。くわしくはVCAT-Jのウェブサイト（http:vcat-j.jp/）をご覧いただければと思います。

　認知機能リハビリテーションは，「どうしてうまく仕事が続かないんだろ

う」「なかなか友達ができなくて苦しい」といった「生活のしづらさ」を認知機能の視点からわかりやすく把握したうえで，機能回復の具体的な手段を取り入れてトレーニングすることができ，また改善の状況も認知機能という客観的な物差しで測ることができるため，治療者と患者が共通の認識を持ちやすく，協働作業がしやすくなると感じています。またどうしたらうまく課題がやれるようになるか，自分の処理方法はどういう特徴があるかなどのメタ認知を通して，当事者が自覚的に対処していくことを促す点も特徴です。また，就労支援において課題遂行能力を強化することや，自身の障害への気づきが得られにくいケースにおいては，これまでのリハビリテーションでは十分な改善が得られてきませんでしたが，認知機能リハビリテーションでは多くのプログラムでコンピュータゲームを用いてトレーニングしているので，パソコン上の課題処理という「仮想現実」を利用して，安全に気づきを促していけるなどの特徴があります（図7-1）。

　すでに第5章2節で，就労支援のエビデンスについて述べました。重い精神障害がある人でも，すぐれた就労支援をすることによって，一般の仕事につける人がたくさんいることが実証されているのです。それに認知機能リハビリテーションを加えることは，はたしてどんな意味があるでしょうか。

　筆者たちの研究グループは，神経認知機能障害がある人たちに対して，認知機能リハビリテーションと援助つき雇用型の就労支援をすることで，わが国における伝統的な就労支援モデルに比べて，有意に一般の企業に就職する割合が高まることを報告してきました[28]。しかしそれはほんとうに認知機能の改善によっているのでしょうか。

　筆者たちはそれを調べてみました[11]。仕事をしたい希望があるが，認知機能障害があり，重い精神障害を持っている人たち47名に対して，認知機

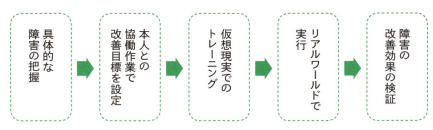

図7-1　認知機能リハビリテーションの有用性

能リハビリテーションと援助つき雇用を実施して，一般企業に就職できた人と，そうでなかった人とでどこが違うのかを調べました。ロジスティック回帰分析という手法を使いましたが，もともとの性別や年齢，病前の推定知能，精神症状の重さや社会機能水準，服薬している薬物量などは，就職できたかどうかには関わりがありませんでした。認知機能リハビリテーションの前後でどの程度認知機能が改善したかをBACS-J（brief assessment of cognition in schizophrenia 日本語版）というテストで評価していますが，認知機能が改善した程度とも関係していませんでした。これは，もともとの能力や状態にかかわらず，すぐれた就労支援の専門家がいれば，精神障害が重度であっても一般就労が可能であるということを示していると思います。

ところが，就職後に働くことができたトータルの日数や，それによって得られた賃金の合計額については，BACS-Jで評価した認知機能の改善量が有意な影響を与えていました。その一方で，もともとの性別や年齢，病前の推定知能指数，精神症状の重さや社会機能水準，服薬している薬物量などの影響はありませんでした。つまり就職した後の「仕事の質」については，認知機能リハビリテーションの効果が影響しているということです。

この研究によって，もともとの生活の障害や症状の重さにかかわらず，よい支援により就職が可能になること，そしてどんな仕事がどれくらい続けられるかには，認知機能リハビリテーションが影響を与えていることが示されました。認知機能障害があってもよい仕事を続けたいという希望を持つ人には，認知機能障害リハビリテーションを積極的に勧めることができます。

社会認知へのリハビリテーション

広汎性発達障害においては，社会脳についての知見を踏まえて，定型的な発達を促すためのトレーニング，養育者が本人の苦手なことをカバーして，よりよい発達を促していけるようにする支援，障害者雇用などの社会制度による支援とともに，薬物療法の可能性も検討されています。オキシトシンは母子間の愛着や社会行動に影響を与えるホルモンですが，トレーニングとの併用の可能性が期待されています。

統合失調症では，青年期までに発達した社会性が発病によって障害される点で発達障害とは異なりますが，社会脳の障害がみられることはすでに第1章で述べました。表情認知の障害（十分目や口元を見ない，認知の障害は不快刺激

の際に起こりやすい，はっきりした怒りや喜びではなくあいまいな表情の認識が苦手など），情報を十分に吟味せず結論を急ぐ傾向，問題解決で選択肢が十分出せないなどの特徴に対して，介入プログラムが開発されています。

たとえば Penn らは，認知行動療法などの技術を用いて，社会認知を直接の標的とする総合的なトレーニングを開発し，Social Cognition and Interaction Training（SCIT）と名づけています。SCIT においては，すでに第 1 章で述べたさまざまな社会認知の障害，具体的には表情認知，結論への飛躍傾向，原因帰属，およびこころの理論についての心理教育を実施するとともに，これらの認知の仕方を改善する練習を行います。その効果として，一部の社会認知についての改善が報告されています[3]。SCIT は日本語訳が出版されていて[18]，日本語版の効果についての共同研究も行われ，その成果が近々出版されると思います。SCIT と同様に，社会認知を改善するためのプログラムは，世界的にはほかにも複数公表され，効果研究が行われています。総じて社会認知は複雑で広範な社会生活に関わる機能ですので，1 回 1 時間，週 2 回，合計 3 か月間程度のトレーニングでは，表情認知など比較的要素的な社会認知は改善するものの，全体的に社会認知そのものが大きく改善することはまだむずかしいように思います。おそらくは社会生活技能訓練（social skills training: SST）など，リアルワールドの生活をもとにしたトレーニングとの併用の工夫などが必要になるのではないでしょうか。

また，メタ認知によるセルフモニタリングにより，自分の持つ結論への飛躍傾向など認知のゆがみに気づき，自分自身で社会的認知のあり方をコントロールできるようになる可能性も考えられますので，メタ認知の改善を目指すトレーニングも効果があると考えられます。Moritz ら[15]は，妄想を持つ統合失調症を対象に，メタ認知のトレーニングを提案し，メタ認知改善の効果を報告しています。ただし一般論として知識学習できることと，実際に自身の体験の認知を修正できることとは異なる脳機能が関わっている可能性がありますので，メタ認知によるセルフモニタリングを，個々人の認知の内容を修正していく認知行動療法などと組みあわせることで，メタ認知トレーニングの効果を強化する可能性があると思われます。

神経認知⇒社会認知⇒社会機能という低次から高次への流れを想定する考え方から，bottom up 方式（反応速度や注意機能などのより要素的な機能から，問題解決などのより複雑な機能へと練習を進める）を用いている介入プログラムがあり

ます。たとえば Hogarty ら[8] の Cognitive Enhancement Therapy は 2 年間のコースで，当初の 3 か月はペアで基本的な認知機能のトレーニングを週 2 回，次の 3 か月はグループで引き続き認知機能のトレーニングを行い，残りの期間はさらに週 1 回社会的認知のトレーニング，および SST を加えます。このプログラムの結果は，開始 12 か月目で，処理速度と概括的な認知機能が有意に改善し，24 か月でさらに認知スタイル，社会的認知，社会適応も有意に改善していました[9]。終了 1 年後もこれらの改善が維持されており，当初の処理速度の改善が全般的な改善をよく予測していました。同時に前頭－側頭ネットワークの改善と問題解決技能や情報処理機能の改善とが関連していることが示されました[4]。こうした統合的なプログラムはほかにも複数報告されていますが，手間と時間がかかり，技術も多岐にわたるため，実際の現場に普及していくかどうかむずかしいところです。今後の課題と言えるでしょう。

意欲・発動性の低下に対するリハビリテーション

統合失調症の陰性症状である意欲・発動性の低下は，脳機能の低下が関与していることが知られていますが，陰性症状全般の改善に向けた治療・リハビリテーションの可能性が試みられています。

NMDA タイプのグルタミン酸作動系はさまざまな知見から，統合失調症の機能障害に関連していると考えられています。そして NMDA 受容体作動薬が統合失調症の次世代の治療薬として注目され，認知機能や陰性症状への効果が期待されていました。しかし，なかなか開発がうまくいっていません。そのひとつの候補薬である bitopertin は，NMDA 受容体機能調整薬として期待され，大規模な第 III 相の治験が国際的に実施されました。しかしその結果は，bitopertin 群とプラセボ群ともに，陰性症状および社会機能の改善が示され，有意差がみられませんでした。効果的な治療薬の開発につながらなかったのですが，中等度以上で持続的な，意欲・発動性の低下などの陰性症状がある場合でも，プラセボ効果すなわち「改善する可能性がある」という環境に置かれ，周囲が絶えず支援の目を向けていることが陰性症状の改善につながることから，心理社会的な機序による改善可能性があると考えられます。

Grant ら[5]は，ふだんの生活の困難さから「楽しめない」というゆがんだ認知が形成されていて，それが失快楽症へとつながると考え，「楽しめない」

という誤った信念への認知行動療法を開発しました。具体的には，ふだんの活動をモニターして楽しい体験をしているデータを集めてもらったり，目標志向的行動を強化するための言語的賞賛やトークン（代用貨幣）などの強化子を用いた学習，具体的・直接的・生き生きとした関わりにより楽しい活動に集中することを目指す試みを行っています。60例の社会機能の低下が明らかな統合失調症に対し18か月間の介入で，コントロール（通常治療）と比較し概括的な機能，意欲・発動性症状，陽性症状が有意に改善したと報告しています。

Velligan ら[25]は，MOVE と名づけた陰性症状とその社会的な影響を標的とした統合プログラムを提案しています。認知行動療法が骨格となっていて，**表 7-1**に示した5つのトレーニングが行われます。

MOVE を陰性症状を持つ51例に9か月実施して，通常の地域ケアと比較したランダム化比較試験では，社会的な活動や意欲の有意な増加がみられました（感情表出，処理速度，コミュニケーションなどには変化なし）。このようなプログラムは，実施にかなり時間と熟練を必要とすることや，効果が生活全般から見ると大きくないところから，まだ開発途中と考えられると思います。

認知機能リハビリテーションの効果についてのメタ解析で，陰性症状が改善するという報告があります[1]。また SST の効果のメタ解析でも，最近陰性症状の改善効果が報告されました[24]。これらは陰性症状を直接の標的としないプログラムでも，興味を持ち，自分でもやれるという感情が起こり，生活能力の改善が見られるなかでは，意欲や内発的な動機が向上することを示

- 先行刺激の統制
  環境的サポート，代償方法
- 情動処理の強化
  情動の認識や表現の強化，内発的動機づけの強化
- スキルの形成
  日常生活スキル，社会生活技能
- 「楽しみを期待することの欠落」への介入
- 「自分は何をしてもうまくいかない信念」への認知療法

表 7-1　陰性症状とその社会的な影響を標的とした統合プログラム（MOVE）[25]

しているように思います。つまり，リハビリテーションで社会参加の向上を目標に掲げつつ，パーソナルリカバリーが促されるような支援を続ければ，陰性症状の改善も同時に起こってくるのではないかと筆者は考えています。もちろん，長い目で見れば脳機能の回復を直接の目標とする治療やリハビリテーションの開発が期待されていますが，その実現を待つ間においても，私たちにはできることがあるということです。

障害を改善・予防するための治療と
リハビリテーション研究への期待

　21世紀の脳科学は動機や希望など，生活する個体として求められる機能領域へと研究の関心が広がっています。希望のなさ，意欲の乏しさ，社会的関心の乏しさに対して現在の薬物療法は効果が不十分ですので，リハビリテーションで，当事者の障害への無力感や，精神疾患に対して抱く絶望感に，支援者は関心を寄せながら関わり，ゆっくり改善を引き出していくことや，環境への働きかけをしていくことが役立ちます。今後は生物学的な治療手段の開発とともに，生物学的な基盤をもとにした，心理・社会的治療プログラムを開発していくことが，課題ではないでしょうか。

　障害の発生・進展を防止することも今後の大切な課題です。社会生活上の障害を考えるうえでは，脆弱性のある個人を早くから同定して行う早期介入や，そもそも発症を引き起こしにくい環境のあり方など，予防的なリハビリテーションは重要と思われます。予防的なリハビリテーションというと，少しぴんと来ない方もいるかもしれませんが，もともと人づきあいが苦手でなかなか社会経験をつめず，周囲との対応で大きなストレスを感じるような，精神医学的にみて脆弱な人に対し，学校での仲間とのつきあいをサポートすることなどがそれに当たります。社会参加を支援し，自己価値観や自尊心が高まるような体験を提供したり，サポートしてくれる仲間や先輩を紹介したりといった具合です。最近では，若い人に対して，学校でのメンタルヘルスの教育や，社会的スキルの練習なども行われるようになってきました。また生育環境に恵まれない人や，いじめに遭うなど，社会的な弱者の人も，脆弱性が高いと考えられています。実際に，不適切な養育やいじめを受けた人では，幼児や児童期の行動障害だけではなく，思春期・青年期以後の精神障害の発症が増えることが知られています。そして，それを防ぐ力として，周囲

の大人の愛情や，近隣の密接なつきあいが挙げられています。

　重い精神症状を発症するリスク状態にある人（at risk状態にある人と呼ばれ，弱い，または断続的な精神病症状が存在したり，社会機能が大きく低下したりすることで同定されます）に対する介入研究が世界的に広く行われており，わが国でも複数の大学で取り組まれています。これは，発症を予防したり，早い段階から介入することでその後の経過を改善しようとする目的で行われています。発症のメカニズムを解明したり，それを通じて精神病の病態に迫りたいという研究的な意図もあります。たとえばカナダのトロント大学では，リスク状態にある人に対して，デイケア（学校の授業に近い要素を取り入れたプログラム）を提供しています。ストレスのある環境から自分を守るなど，精神保健の知識を勉強するほかに，仲間とともにいろいろな活動に参加することで社会機能の回復を図ることや，実際に学校の勉強についていけない人のための学習塾的な機能も持っています。複数の研究によって，発症していく人を減らす上で大切なことは，リスク状態にある人に対し，個別の状況に応じて心理社会的なサポートをすることと，実際の社会生活のあと押しをすることであることがわかっており，そのための認知行動療法が開発されています。

　統合失調症の専門誌が統合失調症について2008年当時の「わかっていること」を「Just the Facts」と題した総説[23]にまとめていますが，それによれば心理社会的治療について「わかっていること」は，家族および患者心理教育の再発防止効果，認知行動療法による精神病症状の減少，SSTの転帰改善効果，包括的地域生活支援（assertive community treatment: ACT）の再入院率減少効果，認知機能リハビリテーションによる認知機能改善効果，という5項目でした。それに続くエビデンスが集まりつつある介入として，リスク状態になる人や発症早期の人への介入プログラムの効果が上げられています。

　精神疾患・こころの病を発症したあと，なるべく早期の支援による，障害進展の防止もまた，近年関心を集めています。高校時代に統合失調症を発症した人が，そのまま医療や福祉サービスにとどまるのではなく，なるべく当たり前の学校生活を続けられるように，友達づきあいや学業を支援するなどの試みです。予防的な関わりや発症早期の介入によって，その後の経過が改善するという研究が積み重ねられています。こうした分野にも精神障害リハビリテーションの持つ，社会参加を目指し，個体の機能をより促進するとともに，代償方法を見いだす技術や，個体の機能障害が目立たない環境を設定

する技術が役立つはずです。予防と早期介入治療とともに，社会参加を目指すリハビリテーション学も，今後の発展が期待される重要な分野です。

▎　第 2 節のまとめ　▶

障害 disability が解明されてきた分野では，認知機能リハビリテーション，社会認知の改善プログラム，意欲・発動性の低下への介入プログラムなどが開発され，効果研究が行われています。また脆弱性の高い個人への予防的な支援や，障害発生早期からの介入は治験が積み重ねられており，治療とともにリハビリテーションを早期から行っていくことは今後の発展が期待される研究領域です。

「主体」の意欲を育て，パーソナルリカバリーを支援するための研究

第 1 章で，心身の機能・活動・参加を担う主体（個人としての因子）について，着目する必要があることを述べてきました。ここではその主体に働きかけ，回復を目指していくための支援について，現在わかっていることや，これからの開発に期待されることを述べたいと思います。

内発的動機をどう育むか

脳科学の分野で面白い研究が報告されています。「外からの（本人の希望や価値観を考慮しない）介入」は，むしろ本人が面白いと感じる内発的な動機にマイナスの影響を与える可能性についてです。Murayama ら[16]の健常者を対象とした研究では，課題そのものに面白さがあり内発的動機づけが得られる場合は，自発的に実行する割合が高いが，それに対して金銭という外発的動機づけが与えられるとむしろ内発的動機を阻害する効果がみられると報告されています。同時に行った，脳の各部位の活動の程度を測定する機能的MRI の検討では，前部線条体と前頭前野の活動低下がこの阻害効果と関連

していました。さらにMurayamaら[17]は，反応手段について自己選択の余地が与えられている状況では失敗しても次の成功につなぐことができる，つまり失敗に対する抵抗性が高まること，そして腹内側前頭前野の活動性の程度は失敗に対する抵抗性と関連し，成績の向上と有意な相関がみられたとしています。

　こうした知見は，パーソナルリカバリーを支えるリハビリテーションの方法に大きなヒントを与えています。つまり，当事者が主体であり，本人の価値観や意欲が尊重されること，自己選択ができる状況であることが大事だということです。パーソナルリカバリーを重視する考え方を発展・普及させる運動のなかではしばしば，専門家の側からのお世話や保護がかえって当事者の回復を阻害する可能性があることが語られてきました。これは多くの人たちの体験に基づく共有認識ですが，それが実証的に証明されるようになったわけです。

　しかしその一方でSilverstein[19]は，こうした治験の多くは内発的動機についての生物学的障害がないと考えられる健常者を対象としたものであること，他者と関係を持つことができる環境や，自己能力を促進するような環境のなかで外発的動機づけが存在すると，課題目標の内在化により内発的動機づけが引き出されるという関係にあるという知見があることを指摘しています。そのうえで，外発的動機づけを活用した支援方法の必要性を論じています。かつてトークンエコノミーは米国で多くの知見を得て隆盛となりましたが，地域ケアの時代となってあまりかえりみられなくなりました。それは病棟や訓練施設など治療者が主導の場で行われるトークンエコノミーの成果は，地域という，より当事者の主体性の発揮が求められる場では効果を表さなかった（外発的動機づけの限界）ことが関係しているのではないでしょうか。地域ケアの時代に，新たなやり方が求められていると思います。

達成感や満足感を獲得する

　筆者は長らく精神障害リハビリテーションを専門としてきましたので，当事者の自分なりの達成感や満足感がその人の回復の分水嶺となることを体験してきました。その達成感や満足感は，本人がやりたい，できたらよいと望んでいるような社会的な体験に向かって努力し，その成果を味わうことができたときに生み出されるものです。そこに自信の回復，社会参加と機能の改

善，自己のこれまでの人生の振り返りと挫折体験の再位置づけ，精神症状の回復などが伴います。つまり失敗して，もう自分の人生は絶望的である，などの見方から，自分なりの挫折体験の意義やそこからの回復がイメージできるようになるのです。その人の持っている価値意識に沿っていることが肝要な点であると同時に，達成感とともに成長が図られ，より成熟した，いろいろな状況のなかで周囲と共有できる，普遍性の高い価値意識への転換がみられることがあります。たとえば人生早期に，伝統的な家族の価値意識に影響されて，「よい大学に入らなければ人生は成功しない」と感じていた人（そうした価値観は本人はあまり意識していないことが多く，しかし受験競争に駆り立てられる形で無意識に潜む価値意識の影響は現れます）が，大学入試の失敗から精神疾患を発症し大きな挫折を体験しても，その後のリカバリーの過程で，自分の描いてきた人生の軌跡をその人なりの意義を持ってとらえなおし，人としての価値を出身大学に縛られずに判断できるようになることなどが例として挙げられます。このような体験を高い確率で提供できるリハビリテーションプログラムの開発に向けて，これからの研究はなされるべきだと思います。

「主体価値」や希望の科学

生活臨床（p.210 参照）で言う行動特性や行動特徴とは，人格の方向性を形づくる価値観であり，他方で揺さぶられることで再発をきたす脆弱性にもつながるものだと思いますが，その形成過程や実態は何でしょうか。笠井[12]は，生活臨床を基礎に置きつつ，脳・身体・精神を持つヒトが，家族や友人や社会との相互作用のなかで人生という長期目標を歩むモデルを提案しました。ヒトとしての個体は，脳とこころと身体が統合されたものであることや，その場の利害だけではなく長期的な自己の形成や存在基盤の獲得を目指すものであるという理解です。そして思春期から発症のプロセスをたどるさまざまな精神疾患の特徴として，脳とこころと身体を持つ個体の発達過程での脆弱性や，発症したことによるダメージが想定されています。この考え方は，医学だけではなく，社会学，人類学，心理学などの多領域にまたがる，新たな学問の必要性を示唆しています。笠井は，成長とともに確立され，個体内における短期的・長期的行動選択の動因を「主体価値」と呼びました。「主体価値」は神経回路に基盤を持つことが推定され，観察される個体の価値観だけではなく，無意識下に行動の動因となる価値体系も含んでいます。

「主体価値」の成長や回復は，パーソナルリカバリーの過程を説明する可能性があり，これはリハビリテーションを，脳機能や個体の成長としてとらえ実態を明らかにようとする創造的な視点です。概念化が進めば，主体価値確立の困難がある個体への支援も行いやすくなると思います。

パーソナルリカバリーすること，すなわち自発的な意思や希望に基づいて人生を生きていくことは，脳の成熟・発展可能性としてとらえることもできます。また，脳科学をはじめとする複数の学問が関わる学際的な研究領域だと思います。こうしたさまざまな科学は，リアルワールドのリカバリーと希望を目指すリハビリテーションの発展の基礎となりますし，障害を抱えた当事者の客観的リカバリーおよびパーソナルリカバリーの実現という形で役立つことが期待できます。リカバリーのなかで希望は重要な役割を持っていますが，なぜ希望が必要なのかを理解するうえでも多領域での研究が必要です。希望学のなかで，「希望は不安な未来に対峙するためのフィクションとしての物語性である」と定義づけられていますが，その物語性を脳の機能としても，こころのはたらきとしても，社会からの影響としても理解し，希望の意義や成り立っている仕組みを解明することが今後期待されています。

第 3 節のまとめ

内発的な動機づけの脳基盤が明らかになってきましたが，さらに進んで，人が長い人生のなかで主体的に価値観を持って行動する仕組み──脳と身体とこころを基盤とする主体価値についても解明が試みられています。こうした研究をもとにした，やりがいや希望をもたらすリハビリテーションの開発が期待されます。

有用なリハビリテーションの実装・普及研究とサービスの効果研究

有用なリハビリテーションをどうしたら実装・普及できるでしょうか。またそうして普及したリハビリテーションが，実際に多くのリアルワールド

で生活する人たちの役に立っているかどうかを，どのように検証できるでしょうか。

マス（集団）としてのエビデンスから，個別サービスの科学へ

　繰り返しになりますが，エビデンスのある心理社会的プログラムやリハビリテーションプログラムについてよくある誤解は，そのプログラムを実行すれば，誰に対してもそれで満足すべき治療となるという考え方です。どのプログラムもそれぞれ標的となる臨床指標があるので，全員に役立つわけではなく，個々人によって必要なプログラムは異なると思います。現場で必要とされるのは，個々人の多様なニーズに応えられるように，個別化したプログラムを提供するにはどうしたらよいかということです。適切にモニターする方法や指標の開発や，当事者の視点で効果を評価する patient-reported outcome などが求められていると思います。

　診療情報を用いたビッグデータの解析がいくつかの医療分野ではすでに行われていて，一般の診療における治療状況やその効果，医療経済などの解析が試みられるようになっています。精神医療の分野でも，ビッグデータに基づき一般の医療サービスが効果的・効率的に行われているかどうかの見直しと，それに基づく新たな個別のニーズに添った医療サービス提供が可能になってくることが期待されています。たとえばうつ病に対し，特定の抗うつ薬が効果を上げる場合と上げない場合があることがわかっていますが，どのような特徴（社会的属性・脳機能・合併する疾患など）を持つ人に対して効果があるか示せるようになれば，これまでの治療ガイドラインと異なり，第一選択薬で効果がなければ第二選択薬を試みるというやり方ではなく，当初から治療薬の選択がより適切なものになると思われます。

リハビリテーションの基本理念や
技術を普及させる方法の開発・発展

　精神障害リハビリテーションの理念や技術が普及するということは，専門的な技術がよりわかりやすく，長期間の訓練なしでも使えるようになるということですので，しばしばマニュアル化という方向性を含んでいます。それは「精神医療のマクドナルド化」と揶揄されることがありますけれども，多くの人にサービスを一定の質を担保して届けるために，避けて通れない課題です。

「人手と時間と技術が必要なエビデンスのあるプログラムがはたして普及するか」という疑問は多くの人が持っていると思います。Lehmanら[13]が米国で行った調査でも，719名の統合失調症患者を調査して，22%の外来患者のみが就労のための職業リハビリテーションを受けているか，または治療計画のなかにそれが含まれていたと述べています。多くの人たちが，仕事を持ちながらの生活を希望しているのにもかかわらず，です。就労支援が回復につながることには，すでに述べてきたように多くのエビデンスがありますが，そのエビデンスを見いだしてきた米国においても，必要な人に就労支援が十分行き渡っていない現状があります。わが国ではどうでしょうか。米国精神医学会が発表した統合失調症の治療ガイドラインでは援助つき雇用が推奨されていますが，実際の臨床現場の実態とガイドラインとの乖離の問題もそこには存在しています。

　普及とともに支援の「質」を保つうえで重要な影響を与えるものとして，専門家集団の「文化」があります。すでに第6章で述べましたが，教科書的な知識と実際の支援との乖離はしばしばみられます。そこには十分に言語化されない支援者の態度があり，それは専門家集団のなかで醸成される「文化」に影響されているのです。人格障害についても「やっかいなことを引き起こす人たちなので，深く関わらないほうが安全」という治療文化があると，精神療法の知識も結局役立てられなくなります。統合失調症の長期的な転帰についても，どの程度回復可能性を信じて関わるかという，専門家本人が言語化しない態度におおいに影響されます。こうした治療文化の育成には，これもすでに第6章でお伝えしましたが，理念を明示するとともに，人であれ，組織であれ，優れたモデルの存在が大きいように思われます。そこにふれて，感情的な価値観と絡めて学習されるものだと思います。普及は，こうした理念の浸透と文化の醸成も視野に入れなければならないでしょう。研修会に参加するだけでは，なかなか新しいリハビリテーション技術は実行されないこと，すぐれた専門家が現場に入って実際のケースをもとに，リハビリテーションの技術と背景となる理念を示すこと，つまりon the job trainingによって，知識や技術とともに態度を伝えていくことが新しい技術を実施するに当たって役立つことがすでにわかっています。

リハビリテーションの妥当性および質の検証方法の確立

　現在広く行われているリハビリテーションの妥当性や，質の検証を行うことは大切な課題です．そのためには，以下の方法を組みあわせて行う必要があると思います．

・**当事者と，家族などの関係者による満足度の評価**

・**一般の臨床の場での効果研究**（effectiveness study）　リハビリテーションプログラムを開発するために行われる，対象や介入方法を限定した効能研究（efficacy study）とは異なり，開発されたプログラムが，リアルワールドで実施された場合に，どのような効果があるかを検討する研究です．

・**コスト・ベネフィットの検証**　リハビリテーションを実施するコストと，それによってどのような見返りが得られるかを，経済的な視点から検討したり，コストと治療効果との比を既存のプログラムと比べたりするものです．

・**リハビリテーションの社会に与える影響についての疫学的な調査**　わが国では長らく，精神障害者への就労支援など，良心的な実践が多く行われてきています．それに対して，科学的な検証を行い，わが国での妥当なサービスのあり方を導き出すことで，個々の良心に依存するのではない，確固としたリハビリテーションサービスの確立を目指すべきでしょう．例えばオーストラリアでは，IPSモデルに基づく援助つき雇用の手法をデイケアに導入することで，どの程度一般就労率が増加するか，それによるコストと経済的利益はどの程度かが試算されています[2]．その結果はコストに見あう経済的利益は生まれないとするものでしたが，一方で障害者本人や家族の満足度や，生活の質の向上が得られることがわかっています．サービスを提供する資金が税金であるとすれば，その結果を国民がどのように受け止めるでしょうか．またサービス利用者に自己負担が発生するとして，どの程度の自己負担であれば，利用者側と提供者側と双方の合意が得られるでしょうか．こうした現実的なデータをもとに，関係者や国民の冷静な議論が求められると思います．

精神障害リハビリテーションは，生活・脳機能・精神症状・福祉制度や社会のあり方と切り離すことができないと思いますし，脳科学や精神医学や社会制度の進歩とともに，診察室や研究室のなかでは収まらない，実践的な科学としての精神障害リハビリテーションが創出されてくる可能性があると筆者は考えています。そして，それが広く一般の医療機関や福祉施設にも広がるためには，さまざまな職種への啓発や，実施を可能にする経済的な基盤の整備が必要になるでしょう。

第4節のまとめ

　有用なリハビリテーションの実装・普及研究や，リアルワールドで実施されているサービスの効果研究は，わが国ではまだ立ち遅れていますが，重要な研究領域だと思います。マスとして効果があるかどうかのエビデンスを検証するこれまでの手法とは別に，それを個々の人にどうやって提供していくかという個別化の科学や，理念や実施態度も含めた普及をどう保障していくかという方法や，コスト・ベネフィット調査など，リアルワールドでの効果検証研究が今後発展していくことを期待したいと思います。

どのような社会のあり方が，障害を持つ人の社会参加を促し，ノーマライゼーションにつながるか

さまざまな個性を包容する社会実現の可能性を追求する

　いじめられる体験をした人は，その後精神障害のリスクが高まることが，症例としてもコホート研究としても実証されています。しかし残念ながらいじめの問題は蔓延しています。パーソナルリカバリーにおいて，既存の価値意識から離れて主体価値を確立することを，障害を持つ困難のなかで成し遂げていくためには，仲間や環境，リカバリーしていくことができるという理念とモデルの存在が必要です。その理念を社会に広げて行くために，私たち

は何ができるでしょうか。

　理念がなかなか社会に実体化されないから，私たちが理念を必死で掲げたり，求めたりするというのでは困ります．具体的な普及の方法論が必要です．理念の普及にあたっては，当事者や家族の力が大きいのかもしれません．たとえばお笑いコンビ，松本ハウスのような社会のなかのモデルの重要性が大きいと思います[7, 14]．ハウス加賀谷は統合失調症であることを公表して元気に活動していますので，その存在はリカバリーのモデルですが，何よりも彼の「お笑い」活動が多くの人から好感を持って受け入れられて，社会的な価値があることを示しています．また相方である松本キックのさりげない支援の様子は，周囲の者がどうサポートするとよいかというすばらしいモデルとなっています．こうした人たちの社会的活躍が，社会の文化や価値観を変えていくのだと思います．私たちはその応援団の位置づけです．

　今，日本各地では，多くの地域での活動が当事者や家族のリカバリーを支えています．それらの活動は，多様な生き方・働き方が社会のなかで可能となることを示しています．たとえば英国での先進的な取り組みを参考に，近年わが国でもリカバリーカレッジが開設されています．運営母体は福祉事業所であり，国の助成金をもとに行われますが，リカバリーカレッジの，授業内容は，障害や疾患についての勉強に限定されず，社会参加に役立つことであれば参加者からの要望に応じて何でも取りあげてよいこと，また一般の人と障害を持つ人とが机を並べて勉強すること，授業内容の決定や運営にも，障害を持つ人が参画することなどの特徴があります．リカバリーカレッジは社会のなかでリカバリーを推し進めるシステムとして，注目されるようになっています．

　リハビリテーションの社会参加の目標のなかで，精神医療と福祉サービスとが，理念においても実際の支援のなかでも，相互に連携していけることは，何をおいても当事者や家族が強く望んでいると思います．そうした共同創造の基盤を私たちはつくっていかなければならないでしょう．社会の変革が求められていると思います．地域で当たり前に障害を持った人が生活できるような制度設計や，文化の創造を行うことについて，具体的なマスタープランを開発し，普及していくことが求められています．そしてそのことが，どのような社会の変革につながるのかを，実証していくことが，精神障害リハビリテーション学のひとつの責務として残されています．

第 5 節のまとめ

ノーマライゼーションを実現していくために，当事者や家族の力は大きいと思います。またすでに各地で行われている社会参加の実践が広がっていくことも，ノーマライゼーションの実現に大きく貢献しています。精神医療と福祉とがスムーズに連携できる制度づくりも目指すべき方向です。どのような社会が，障害がある人もそうでない人も生きやすいのか，生きやすい社会に向けてどのような変革がなされるべきかを検証することは，精神障害リハビリテーション学がほかの学問領域と協働して行う重要な課題だと思います。

第 7 章のテイクホームメッセージ

多くの若い人たちに，精神障害リハビリテーションの研究に携わってほしいと思っています。具体的には，障害の解明とそれに基づく新たな支援方法の開発や，パーソナルリカバリーのメカニズムの研究や支援方法の開発，リアルワールドでのリハビリテーションの検証，ノーマライゼーションを実現する社会の在り方研究などです。興味とやる気のある人たち，集まれ！

文献

1) Cella M, et al: Cognitive remediation for negative symptoms of schizophrenia: A network meta-analysis.Clin Psychol Rev 52:43-51, 2017
2) Chalamat M, et al: Assessing cost-effectiveness in mental health: vocational rehabilitation for schizophrenia and related conditions. Aust N Z J Psychiatry 39: 693-700, 2005
3) Combs DR, et al: Social Cognition and Interaction Training（SCIT）for inpatients with schizophrenia spectrum disorders: preliminary findings. Schizophr Res 91: 112-116, 2007
4) Eack SM, et al: Cognitive enhancement therapy improves resting-state functional connectivity in early course schizophrenia. J Soc Social Work Res 7: 211-230, 2016
5) Grant PM, et al: Randomized trial to evaluate the efficacy of cognitive therapy for low-functioning patients with schizophrenia. Arch Gen Psychiatry 69: 121-127, 2012
6) Green MF, et al: From perception to functional outcome in schizophrenia: modeling the role of ability and motivation. Arch Gen Psychiatry 56: 1216-1224, 2012
7) ハウス加賀谷，松本キック：統合失調症がやってきた．イースト・プレス，東京，2013
8) Hogarty GE, et al: Cognitive enhancement therapy for schizophrenia: effects of a 2-year randomized trial on cognition and behavior. Arch Gen Psychiatry 61: 866-876, 2004
9) Hogarty GE, et al: Durability and mechanism of effects of cognitive enhancement therapy. Psychiatr Serv

57: 1751-1757，2006

10）池淵恵美，他：精神障碍者の認知機能障害を向上させるための「認知機能リハビリテーション」に用いるコンピューターソフト「CogPack」の開発とこれを用いた「認知機能リハビリテーション」効果検討に関する研究．厚生労働科学研究費補助金　障害者対策総合研究事業（精神障害分野）報告書，2011

11）Ikebuchi E, et al: Does improvement of cognitive functioning by cognitive remediation therapy effect work outcomes in severe mental illness? A secondary analysis of a randomized controlled trial. Psychiatry Clin Neurosci 71: 301-308, 2017

12）笠井清登：リカバリーを科学する．第 21 回 SST 経験交流ワークショップ in 広島（2015 年 7 月 17 日〜 18 日，広島国際会議場），抄録集，p22，2015

13）Lehman A, Steinwachs D: Patterns of usual care for schizophrenia: initial results from the Schizophrenia Patient Outcomes Research Team（PORT）client survey. Schizophr Bull 24: 11-20，1998

14）松本キック：相方は，統合失調症．幻冬舎，東京，2016

15）Moritz S, Woodward TS: Metacognitive training in schizophrenia: from basic research to knowledge translation and intervention. Curr Opin Psychiatry 20: 619-625，2007

16）Murayama K, et al: Neural basis of the undermining effect of monetary reward on intrinsic motivation. Proc Natl Acad Sci U S A 107: 20911-20916，2010

17）Murayama K, et al: How self-determined choice facilitates performance: a key role of the ventromedial prefrontal cortex. Cereb Cortex 25: 1241-1251，2015

18）デイビッド・ロバーツ，他（著），中込和幸，他（監訳）：社会認知ならびに対人関係のトレーニング（SCIT: Social Cognition and Interaction Training）治療マニュアル．星和書店，東京，2011

19）Silverstein SM: Bridging the gap between extrinsic and intrinsic motivation in the cognitive remediation of schizophrenia. Schizophr Bull 36: 949-965，2010

20）Strauss GP: The emotion paradox of anhedonia in schizophrenia: or is it? Schizophr Bull 39: 247-250，2013

21）Strauss GP, et al: A review of reward processing and motivational impairment in schizophrenia. Schizophr Bull 40（Suppl 2）: s107-s116，2014

22）Subramaniam K, et al: Computerized cognitive training restores neural activity within the reality monitoring network in schizophrenia. Neuron 73: 842-853，2012

23）Tandon R, et al: Schizophrenia, "just the facts": what we know in 2008. Part 1: overview. Schizophr Res 100: 4-19，2008

24）Turner DT, et al: A meta-analysis of social skills training and related interventions for psychosis. Schizophr Bull 44: 475-491，2018

25）Velligan DI, et al: A randomized pilot study of MOtiVation and Enhancement（MOVE）training for negative symptoms in schizophrenia. Schizophr Res 165: 175-180，2015

26）Vinogradov S, et al: Cognitive training for impaired neural systems in neuropsychiatric illness. Neuropsychopharmacology 37: 43-76，2012

27）Wykes T, et al: A meta-analysis of cognitive remediation for schizophrenia: methodology and effect sizes. Am J Psychiatry 168: 472-485，2011

28）Yamaguchi S, et al: Cost-effectiveness of cognitive remediation and supported employment for people with mental illness: a randomized controlled trial. Psychol Med 47: 53-65，2017

終章

時代の精神を越えて

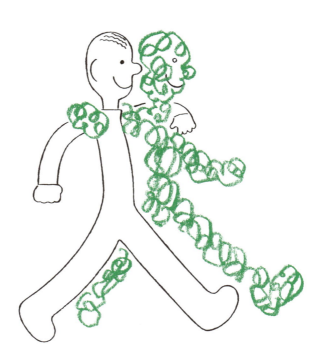

この本を最後まで読んでいただいてありがとうございます。
　人が回復するということについて，そして精神障害リハビリテーションの持っている考え方や方法論について共感いただけたとしたら，筆者として大変うれしいです。
　筆者は研修医になったときからもう40年以上もずっと，精神障害リハビリテーションとともに歩んできました。
　「違うことをやろうとはしなかったのですか？」と聞かれる方もいるかもしれません。途中で道が見えなくなったり，迷ったりしたことはたくさんありますが，どこかに希望をずっと持ち続けてくることができました。それはやはり，元気になっていく人たちをたくさん見てきたからだと思います。実際いろいろな人と出会いました。

　混乱して，こころここにあらずという感じで落ち着かない人。
　苦しい体験症状をぼそぼそ不安そうに語る人。
　猜疑的な目で見つつ，どうせわかってもらえないだろうと言いたそうな人。
　ほとんど何もしゃべろうとしない人。
　とても苦しかっただろうに，まったく感情がこもらない，どうつながっていけばよいかわからないような人。

　ある人は，はじめて出会った面接で筆者が，「また仕事ができるようになりますよ」と言ったときに，暗闇に手を差しのべてもらう感じがした，と言っています。差しのべた手を握り返してもらえるとき，こちらもとてもうれしいです。彼／彼女らから聞ける話はほんとうに少しずつ少しずつで，リカバリーの道筋が見えてくるには，たくさんの時間が必要でした。さらに話を聞くだけでなく，多くの時間を実際の生活のなかでいっしょに過ごし，お互いに創造的な工夫を出しあうことでようやくリカバリーへの道をつけることができました。

　ずっと苦しい症状のただ中にいて，やっと外出ができるようになり，いっしょに散歩しながら日の光を浴びて，道ばたの花をいっしょに眺めた経験。
　いっしょにSSTをやりながら，手探りでどうしたら自分の気持ちをわかってもらえるかを試した，充実した時間。

家族と一緒に，ひとり暮らしをしたほうがいいかどうかを話しあった末に，皆の気持ちを十分聞いたうえで本人が「ひとり暮らしをしてみたい」と話したときの前を向いた表情。
　学校時代はうまく友達がつくれずにいて，デイケアで皆とバレーボール大会で奮闘している，真剣な表情。
　「仕事探ししましょう」とこちらが提案したときの，うれしそうな表情。この人はそれまで順調に回復の階段を上っていたのですが，「ずっと悪い夢を見ていて，目が覚めたら病気のない自分になるんじゃないか，という思いがずっとあった。仕事に行けるのはふつうの自分に戻る第一歩」と感じたのだそうです。
　職場で，上司にがっちり評価されたことを伝えてくれる誇らしそうな表情。
　好きな人ができたと伝えようとする，まぶしい初々しさ。
　結婚を決めた相手といっしょに面接に来て，子供を産むことについて，相手が真剣に質問するのを，不安そうに，恥ずかしそうに，そして頼もしそうに見守る表情。
　家族会の皆さんと，年を重ねていく家族の思いを語りあうときの，人生の仲間と話しているという信頼感。

　いずれも，人の回復を支援しているからこそ感じる充実の瞬間です。
失敗や挫折や，どうしてもうまくいかないもどかしさもたくさん経験してきました。

　なかなか回復していかないので，別の治療を求めて去って行った人たち。
　回復の仕方について，だんだん意見がかみあわなくなり，なんだかお互いに信頼感が持てなくなってしまい，何かのきっかけで去ってしまった人。
　ずっと症状や障害がよくならないことの苦しさを本人が訴えるとき。
　「何で自分だけがこんな病気になったんだろう」と話す人の無念さに，こちらの無力感を感じるとき。
　本人の絶望的な状況のなかで，いっしょに絶望感を感じるとき。
　思いがけないことから悪化して，本人の意思に反した入院になったとき。
　悪化の勢いが止められないなかで，隔離や拘束をせざるを得ないときの専門家としての無念さ。

自分が年をとってきたせいか，自分の体の健康を失うことや，ひとりで暮らしていく孤独，身近な人たちが去って行く寂しさなどに強く共感するようになりました。社会制度がずいぶんよくなっていますが，こうした孤独は制度だけでは埋められません。

　こうした体験がたくさんあるからこそ，精神障害リハビリテーションはまだまだ発展しなければならないし，そのための研究が進んでほしいと感じます。筆者はそういうときに，研究活動をしたり，他の人たちの先駆的な試みを勉強したりしているのだと思います。

　精神障害リハビリテーションは今後どういう方向で発展していくでしょうか。エビデンスに基づく実践（EBP）とパーソナルリカバリーが時代の精神だと書いてきましたが，その次に展開していくものはなんでしょうか。

　今の医学では，まだ乗り越えることのできない障害の壁がたくさんあります。たとえばすでに述べてきたように，陰性症状で内発的な動機が損なわれるところから，回復していくうえでの深刻な障壁となる点が挙げられます。リハビリテーションにしても認知行動療法にしても，内発的な動機がなければ新たな生き方は学習されません。前にも触れましたが，筆者は統合失調症のセカンドオピニオン外来をしており，幻聴などがよくならず，多量の抗精神病薬を服薬している人が，もっとよくならないかと尋ねてくることがあります。そして減量によって，かなり「よくなる」ことがあります。眠気がとれ，日常生活がしやすくなり，幻聴への対処方法を一緒に試みるようになるのです。これは今の精神医学の限界のなかで，なんとかしたいという精神科医の熱意かもしれないですが，医療の限界への認識と，生活への配慮が足りないという見方もできます。第7章で述べたように，筆者は未来の夢として，精神医学が進んで，多くの精神疾患が障害を残さずに「治る」ようになり，多様な個性を受け入れる豊かな社会の創生が必要になることを夢想しています。しかし残念ながら，それは近い未来の話ではないと思います。

　私たちの当面の課題は，脳機能という医学的な視座とリカバリーや幸福とを統合する考え方や技術であり，それによって生物・心理・社会的領域に存在する垣根を取り払うことです。脳科学の発展に伴って，「生活脳」の視点が生まれてきて，自発的な意思や希望に基づいて，人生を生きていくこととはどういうことなのかを，科学しようとしつつあります。こうした過程を損なう精神疾患は，医学的治療・リハビリテーション・環境や社会への介入を

含む広範な支援が必要ですが，「生活脳」とリハビリテーションとの架橋は，リカバリーについての科学的な基盤を明確にし，回復を支援する技術を洗練することに役立つと思います。希望を目指すリハビリテーションの基軸のなかでこそ，脳科学は役立つのです。

　もうひとつ当面の課題として，精神医学や心理学のなかで発展してきた，こころに関わる知見を，精神障害リハビリテーションのなかでどう展開していけるか，ということがあります。人の回復は，人との関わりのなかで起こります。人のなかで愛情を受け，苦労し，経験し，学ぶことが人の成長につながります。

　そうした機微を，広く精神障害リハビリテーションの専門家たちが受けついで，生活支援のなかで生かしていけることは，次世代のリハビリテーションを考えるうえで大切な課題であると筆者は思っています。ピアサポーターの有用性が最近とても注目されています。サポートされる人の満足感や安心感などにとどまらず，たとえば再発を減らしたり，危機介入サービスの利用を減らすなど，一般医療のアウトカムで測られる有用性も，検証されるようになってきました。人とのつながり，支援者とのつながり，そして仲間とのつながりは，どのようなリカバリーを進める力があるのか，私たちは知りたいと思います。

　社会のなかで回復していく仕組みをつくっていくことも重要な課題でしょう。リハビリテーションに対して，当事者が抵抗感をもつことがあるのをこれまで述べてきました。それはリハビリテーションで行われている活動が，社会のメインストリームから離れているように感じられるからだと思います。ある病院のデイケアを見学したときのことですが，職員の方から多量のふきんをプレゼントされました。デイケアメンバーが作業療法で手づくりしたものだそうです。100円ショップで安くて便利なふきんがたくさん出回っているなか，そうした作業はなんだか社会から取り残されているように感じて寂しい感じがぬぐえませんでした。またある作業所では，もうずいぶん前に流行った手芸が盛んに行われていました。今流行っている手芸からすると，古めかしく感じられる手芸を，男性の人もやっています。もちろん，作業に集中するときの心身の充実感を味わったり，手芸の作品が完成する喜びを感じたり，他の人といっしょに活動する楽しさやそのなかでのちょっとしたお

しゃべりを楽しむなど，手芸に伴う作業療法としての効用はたくさんあります。しかしやはり，メインストリームから離れている感じはぬぐえないものだと思います。

　もちろん，症状のある人，障害のある人，疲れやすかったり調子を崩しやすい人が，いきなり生産性や効率を求められる社会のなかで生活していこうとすることには無理がありますので，本人が希望しても，一般就労に待ったをかける必要性が出てくる場合もあると思います。そうしたなかで，たとえばリカバリーカレッジのように，一般の人と同じ教室で，一般の人たちとともに生きていくための知識や経験を学び，さらにはその運営や監査にも関わることができるような，メインストリームになるべく近い活動を提供していくことは，専門家の責務だと思います。イタリアのトリエステでは，仕事にしてもスポーツにしても，障害を持つ人と，一般の人たちがいっしょに活動する仕組みがつくられていました。そうした智恵をどんどんわが国でも取り込んでいきたいと思います。

　社会のなかでのリカバリー活動が広がったときに，慢性期の病棟やデイケアや，居場所としての作業所で培われた，回復への考え方・プロセス・技術は，過去のものになってしまうでしょうか。わが国のリハビリテーションの歴史を振り返るとき，新しい技術が入ってくると，それまでのやり方が顧みられなくなり，旧弊として批判の対象となることがしばしば起こってきました。もともとの制度やシステムを存続させるための技術や考え方は，もちろん時代とともに置き去りになっていくかもしれませんが，これまでの方法のなかに，リカバリーのプロセスが本質的に含まれているからこそ，回復していく人たちもたくさんいたのだと思います。何が本質的なことであるのか，古いものと新しいものとの両方を味わって本質を見つけていく態度が求められているように，筆者は感じています。流行ではない，ほんとうの発展はそうした態度のもとで育まれるものだと思います。

　ピアサポーターについて先ほど触れましたが，サポーター自身のリカバリーに役立つことも大切な点です。回復してきた人たちは，しばしば「心理士になりたい」「作業療法士になりたい」などと述べます。それは自分の経験を生かしたい，同じ苦しみを持つ人を助けたい，という素朴な気持ちからなのですが，それに対して制度のうえでも，専門家の意識のうえでも，今までは大きな壁がありました。ピアサポーターはそこに突破口をつくったので

す。他にも，精神障害者の手帳を持った人が就労支援を受けるときに，まだまだ事務補助などの未熟練労務が多く，したがって賃金も安いことが多いです。正社員への壁もあります。「これでは結婚できません」という切実な声については，前にも触れました。なんらかの障害を持ちつつも，その人の持てる力を生かした社会での活動のあり方について，私たちはまだまだ研究し，開発していく必要があります。

　「時代の精神」の持つ，前の時代から継承したもの，新しく地平を切り開いた点を考え，そしてその限界が見えてくるなかで，次の展開が始まるだろうと思います。リカバリーしていく人たちは，まだ全員ではないのが現状でしょう。そのなかでどうやって私たち専門家も，家族や当事者も希望を紡ぎ，その人なりの豊かな人生を目指すことができるようになるでしょうか。そのためのリハビリテーションの科学と，実践と，そして社会に向けた営為が，私たちには求められています。

初出一覧

本書はこれまでに発表した下記論考をもとに、あるいは参照して執筆された。

第1章

- 池淵恵美, 中込和幸, 池澤 聰, 三浦祥恵, 山崎修道, 根本隆洋, 樋代真一, 最上多美子：統合失調症の社会的認知——脳科学と心理社会的介入の架橋を目指して．精神神経学雑誌 114：489-507, 2012
- 池淵恵美：統合失調症の「病識」をどのように治療に生かすか．精神神経学雑誌 119：918-925, 2017
- 池淵恵美：認知機能障害の視点は統合失調症の理解と治療に何をもたらしたのか？ 精神医学 59：1121-1128, 2017

第2章

- 池淵恵美：精神障害リハビリテーション．In：加藤進昌, 神庭重信, 笠井清登（編）：TEXT精神医学 改訂4版．南山堂, 東京, 2012, pp124-130
- 池淵恵美：統合失調症の回復を援助する心理社会的治療．臨床精神薬理 16：519-526, 2013
- 池淵恵美：リカバリーにはたす希望の役割．臨床精神医学 43：535-543, 2014
- 池淵恵美：エビデンスに基づく実践（EBP）とパーソナルリカバリーの時代．精神障害とリハビリテーション 21：117-126, 2017

第3章

- 池淵恵美：希望をもって社会生活するためのリハビリテーション．In：石郷岡純, 後藤雅博, 水野雅文, 福田正人（編）：統合失調症 第2巻——当事者・家族に理解・評価してもらえた治療説明．医薬ジャーナル社, 大阪, 2011, pp40-51

第4章

- 池淵恵美：治療計画の立て方．In：日本統合失調症学会（監）, 福田正人, 糸川昌成, 村井俊哉, 笠井清登（編）：統合失調症．医学書院, 東京, 2013, pp466-477

第5章

- 池淵恵美：統合失調症の人の恋愛・結婚・子育ての支援．精神科治療学 21：95-104, 2006
- 池淵恵美：統合失調症の人の恋愛・結婚・子育て——症例を通しての考察．作業療法ジャーナル 44：572-578, 2010
- 池淵恵美：わが国における就労支援モデルの構築．精神科臨床サービス 12：436-448, 2012
- 池淵恵美：統合失調症の人の恋愛・結婚・子育て支援．精神神経学雑誌 117：910-917, 2015
- 池淵恵美：統合失調症の人が働くことを支援する——精神科医にできること．精神神経学雑誌 119：428-434, 2017

第6章

- 池淵恵美：モデルプログラムとそれを支えるスタッフ研修の提案．精神神経学雑誌 114：42-48, 2012
- 池淵恵美：Personal Support Specialistとしての精神科医．精神神経学雑誌 118：242-248, 2016
- 池淵恵美：統合失調症の場合（特集「Clientの発言は本音か？——ギャップの可能性を補うために」）．精神科 33：149-153, 2018
- 池淵恵美：社会・生活療法の基本と応用——精神障害リハビリテーションの観点から．臨床精神医学 47：659-663, 2018

第 7 章
- 池淵恵美：精神医療の質と治療文化．精神医学 47：588-589，2005
- 池淵恵美，中込和幸，池澤 聰，三浦祥恵，山崎修道，根本隆洋，樋代真一，最上多美子：統合失調症の社会的認知——脳科学と心理社会的介入の架橋を目指して．精神神経学雑誌 114：489-507，2012
- 池淵恵美：脳科学と精神科リハビリテーションを架橋する——生物・心理・社会的治療の実現を目指して．精神障害とリハビリテーション 17：30-34，2013
- 池淵恵美：リカバリーにはたす希望の役割．臨床精神医学 43：535-543，2014
- 池淵恵美：「陰性症状」再考—統合失調症のリカバリーに向けて．精神神経学雑誌 117：179-194，2015
- 池淵恵美：エビデンスに基づく実践（EBP）とパーソナルリカバリーの時代．精神障害とリハビリテーション 21：117-126，2017
- 池淵恵美：認知機能障害の視点は統合失調症の理解と治療に何をもたらしたのか？ 精神医学 59：1121-1128，2017

索引

あ

アウトリーチサービス……83
アセスメント，リハビリテーションのための
　　　……79

い

医学的リハビリテーション……42
生きづらさ……2
医療技術評価……54
陰性症状……150

え・お

援助つき雇用……164
親亡きあと……199

か

外在化……99
学習……14
家族心理教育……**55**, 98

き

記憶……14
危機介入プログラム……82
希望学……85
客観的リカバリー……**47**, 48
教育的リハビリテーション……42
共同創造……44
共有体験……71
居住プログラム……82

く・け

グループホーム……76
ケアマネジメント……81
結論への飛躍……18
原因帰属バイアス……18

こ

行動療法……210
国際生活機能分類……24
こころの理論……18
個人面接……216
根拠
　── に基づく医療……54
　── に基づく実践……54

し

自己対処，症状……99, **112**
自己認識の機能……19
時代の精神……53
失快楽症……237
実行機能……15
社会生活技能訓練……47
社会的リハビリテーション……43
就労移行支援 A 型事業所……162
主観的リカバリー……47
主体価値……**26**, 250
障害……2
障害者権利条約……40
症状自己対処……99, **112**
職業リハビリテーション……**43**, 75
神経認知機能……14

す・せ

スティグマ……**4**, 29
生活臨床……210
生物 − 心理 − 社会モデル……70
脆弱性……3
セルフスティグマ……**29**, 149
セルフヘルプグループ……83
専門家に見られる悲観論や無関心……191

た

対人交流の機能……16
脱施設化……**8**, 80

単一家族心理教育（単一家族プログラム）
　……**99**, 143, 144

ち・と

治療的な集団……**78**, 102
注意機能……15
当事者の本音……217

な・に

内発的動機……63, **248**
日中の活動援助……82
認知機能リハビリテーション……**43**, 105, 239
認知行動療法……**56**, 112, 211

の

脳の可塑性……10
ノーマライゼーション……**32**, 255

は

パーソナルリカバリー……47
パーソナルリカバリー概念の限界……58
敗北主義的な信念……151

ひ

ピアサポーター……77
人と関わるための基本的な技術……72
評価，リハビリテーションのための……79
表情・情動認知のゆがみ……17

へ・ほ

べてるの家……**30**, 67, 174, 186, 218
包括的地域生活支援……**83**, 201
本音，当事者の……217

ら・り

ランダム化比較試験……54
リカバリー……45
　――，客観的……47
リカバリーカレッジ……**43**, 256

リハビリテーション……40
　――，医学的……42
　――，客観的……**47**
　――，社会的……43
　――，職業……43
　――のためのアセスメント……79
　――のための評価……79

わ

ワーキングメモリ……14

A

ACT……**83**, 201
assertive community treatment……**83**, 201

B

BACS-J……242
bio-psycho-social model……70
brief assessment of cognition in schizophrenia
　日本語版……242

C・D

co-production……44
defeatist beliefs……151
deinstitutionalization……8
disability……2

E

EBM……54
EBP……54
empowered SST……63
evidence based medicine……54
evidence based practice……54

H

health technology assessment……54
HTA……54

I

ICF……24
individual placement and support……164
International Classification of Functioning
　　　……24
IPS……164

N

NMDA 受容体……244
normalization……32

P

patients reported outcome……78
personal support specialist……208

S

SCIT……243
shared decision making……147
shared experience……71
Social Cognition and Interaction Training
　　　……243
social skills training……47
SST……47
　――, empowered……63

V

VCAT-J……165, **240**
Vocational and Cognitive Ability Training by
　　Jcores……**165**, 240